2018 개정판

해부·병태생리로 이해하는

SN 성인간호학

STEPS TO ADULT HEALTHY NURSING

의학 편저 연세대학교 의과대학 교수 최 규 헌

간호 감수 단국대학교병원 UM 이 창 숙

5 Nephrology 신장

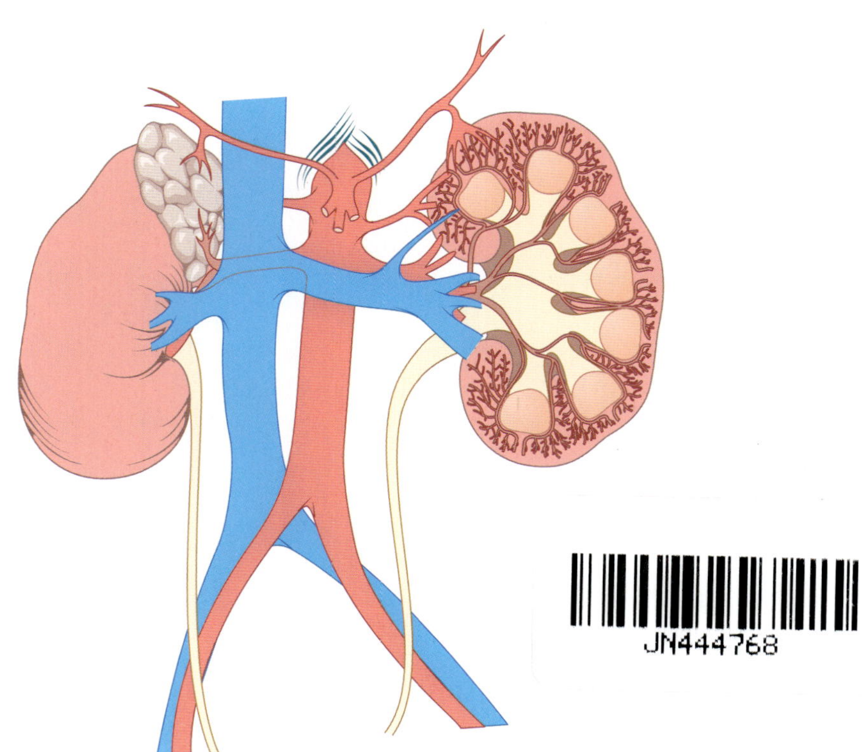

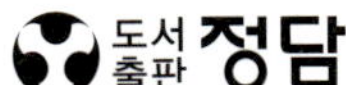

해부·병태생리로 이해하는

SN 성인간호학 5 신장

1판 발행 / 2009년 9월 9일
2판 발행 / 2018년 1월 30일

발행인 김정찬
편집기획 손지현
편집디자인 최민수

발행처 도서출판 정담
주소 서울특별시 송파구 송이로17길 50-27 (가락동 13-10) 2층
전화 02-443-2791
팩스 02-430-7370
홈페이지 www.jdb.co.kr
등록 제 22-135호

정가 29,000원
ISBN 978-89-8085-840-8
978-89-8085-835-4(set)

의학편저자 머리글

의학이라는 험산준령에서도 그 본령을 이루는 것이 내과학이라고 할 수 있다.

내과학은 거대한 퍼즐이다. 양적으로나 내용적으로도 결코 만만치 않은 분야이다. 여러분들이 그동안 배워온 해부학, 조직학, 생리학, 생화학, 약리학, 병리학 등의 각종 기초학 지식들을 머릿속에서 퍼즐처럼 맞추어 임상현장에서 적용하기 위해서는 암기보다 질환에 대한 이해가 우선시되어야 한다.

결국 임상현장에서의 적용은 단순한 암기만으로 도달할 수 있는 경지가 아니다. 인체와 질병에 대한 기초의학에서 배웠던 모든 지식을 임상적인 지식에 접목시키고 그것을 다시 환자에 적용시킬 수 있는 수준으로 끌어올리기 위해서는 질병을 종합적으로 이해해야만 한다.

의과대학 본과생들 가운데는 참고서의 모든 것을 달달 외우려 했던 학생들도 더러 있었다. 그러나 아무리 기억력이 우수하다고 해도 암기만으로는 모든 내용을 기억할 수도 없으며, 아무런 연관성도 없는 의학용어의 나열만 암기한다고 해서 그 노력만큼 성적이 따라주지도 않았다.

이렇게 된 가장 큰 원인은 그들이 기초의학을 제대로 이해하지 못하였고 이를 임상의학과도 융합시키지 못했기 때문이다. 정상적인 인체의 구조, 생리, 병리에 대해서 잘 알지 못하면 각종 질환이 어떻게 초래되는지도 이해하기 힘들기 때문에 결국에는 책 속의 모든 내용을 외우려고 하는 악순환에 빠져버리는 것이다.

그렇다면 어떻게 해야 할까?

현실적으로 학교에서 임상의학을 공부하면서 다시 기초의학을 처음부터 공부한다는 것은 너무 어려운 일이다. 그렇기 때문에 기본으로 돌아가 그동안 공부했던 기초의학인 해부생리와 병태생리를 질환과 연계하여 다시 정리할 수 있도록 공부해야 한다.

이 책은 그동안 공부해왔던 인체의 해부학, 조직학, 생리학, 병리학 등의 각종 지식들을 리뷰할 수 있도록 간결하면서도 꼼꼼하게 서술하고 있다.

인체의 어떤 부위에서 어떠한 원인과 기전에 의해 질환이 발생하는지 이해하기 쉽도록, 또한 다양한 질환의 진단·증상·검사·치료 등에 대한 각각의 핵심내용을 명확하게 파악할 수 있도록 그림과 사진을 적절하게 활용하여 요점을 간결하게 서술하였다.

그렇기 때문에 이 책으로 공부하면 질환에 따른 병태생리와 증상, 치료 및 간호 모든 부분이 저절로 퍼즐이 맞춰지듯이 이해될 것이며, 따라서 자연스레 암기할 내용도 확연히 줄어들 것이다. 그리고 당연히 임상실습과 국시에도 반드시 필요한 지침서가 될 것이다.

2018년 편저자 일동

간호감수자 머리글

병원간호사회는 미래의 간호사인 학생들의 학습에 도움을 주기 위하여 정담 출판사에서 요청한 <성인간호학>의 간호관리와 포인트 리뷰 부분을 감수하기로 결정하였다. 감수과정에서 간호 파트 내용의 오류를 정정하였고 또한 간호 과정에서 누락된 핵심내용을 보충하여 감수하였다.

간호 과정(Nursing Process)의 목적은 환자의 질병을 올바르게 이해하고 질병의 치유 및 회복 과정에 따라 환자의 신체적·정신적·사회적 문제를 해결하는 과정에 초점을 맞추는 것이다.

학생들이 교재를 통해 학습된 간호 과정을 임상 현장에서 실제로 어떻게 적용하면 좋을지 판단하는 것은 매우 어려운 일이다. 이 교재에서는 학생들이 체계적으로 간호과정을 적용하기 위하여 간호 과정의 흐름을 한눈에 파악할 수 있도록 간호문제, 간호진단, 간호목표, 간호수행 항목을 일목요연하게 정리하여 실었다.

또한 포인트 리뷰의 '셀프 복습문제'를 통해 스스로 리뷰할 수 있도록 하였고, 이 리뷰가 끝난 뒤 '핵심 정리 문제'를 풀면서 향후 국시를 위한 확실한 길라잡이가 될 수 있도록 하였다. 뿐만 아니라 임상실습에서도 학생들은 환자 개개인의 간호문제에 따른 간호과정을 쉽게 적용할 수 있게 되어 학습효과를 더욱 실감할 수 있을 것이다.

이 교재가 성인간호학의 주요 참고도서로 폭넓게 사용할 수 있을 것으로 생각하며 감수 글을 마감한다.

2018년 감수자 일동

편저·감수 명단 (가나다순)

의학편저

김 세 규
연세대학교 의과대학 호흡기내과

김 준 명
연세대학교 의과대학 감염내과

문 영 명
연세대학교 의과대학 소화기내과

이 꽃 실
관동대학교 의과대학 감염내과

이 수 곤
연세대학교 의과대학 결합조직내과

정 남 식
연세대학교 의과대학 심장내과

고 윤 웅
연세대학교 의과대학 혈액내과

차 봉 수
연세대학교 의과대학 내분비내과

최 규 헌
연세대학교 의과대학 신장내과

최 일 생
연세대학교 의과대학 신경내과

홍 천 수
연세대학교 의과대학 면역·알레르기내과

간호감수

김 연 희
서울아산병원 간호부원장

박 희 라
경희대병원 간호팀장

오 경 환
세브란스병원 간호수석부장

이 명 해
경희대병원 간호본부장

이 순 행
서울아산병원 간호팀장

이 창 숙
단국대병원 UM

장 창 섭
서울대병원 수간호사

조 문 숙
분당서울대병원

최 경 옥
서울성모병원 간호부장

일러두기

공부를 시작하기 전에 우선 이 책이 어떤 방식으로 구성되어 있는지 알아보도록 하자.

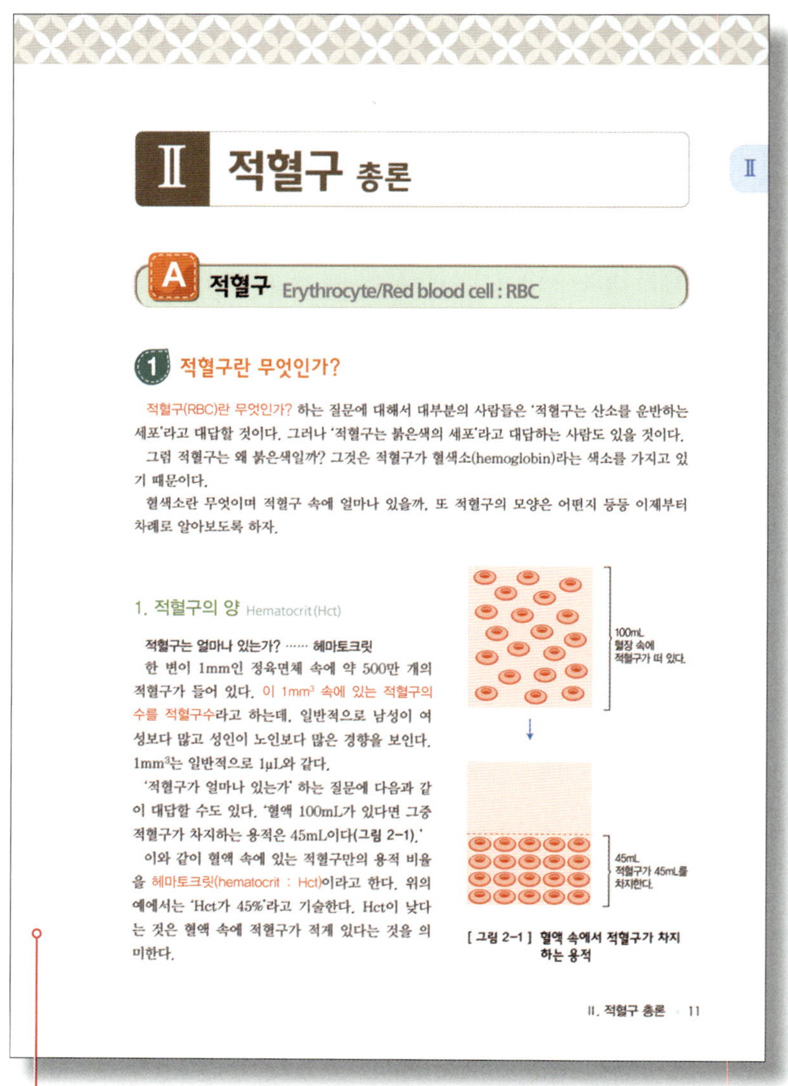

Ⅱ 적혈구 총론

A 적혈구 Erythrocyte/Red blood cell : RBC

1 적혈구란 무엇인가?

적혈구(RBC)란 무엇인가? 하는 질문에 대해서 대부분의 사람들은 '적혈구는 산소를 운반하는 세포'라고 대답할 것이다. 그러나 '적혈구는 붉은색의 세포'라고 대답하는 사람도 있을 것이다.

그럼 적혈구는 왜 붉은색일까? 그것은 적혈구가 혈색소(hemoglobin)라는 색소를 가지고 있기 때문이다.

혈색소란 무엇이며 적혈구 속에 얼마나 있을까, 또 적혈구의 모양은 어떤지 등등 이제부터 차례로 알아보도록 하자.

1. 적혈구의 양 Hematocrit(Hct)

적혈구는 얼마나 있는가? …… 헤마토크릿

한 변이 1mm인 정육면체 속에 약 500만 개의 적혈구가 들어 있다. 이 $1mm^3$ 속에 있는 적혈구의 수를 적혈구수라고 하는데, 일반적으로 남성이 여성보다 많고 성인이 노인보다 많은 경향을 보인다. $1mm^3$는 일반적으로 1μL와 같다.

'적혈구가 얼마나 있는가' 하는 질문에 다음과 같이 대답할 수도 있다. '혈액 100mL가 있다면 그중 적혈구가 차지하는 용적은 45mL이다(그림 2-1).'

이와 같이 혈액 속에 있는 적혈구만의 용적 비율을 헤마토크릿(hematocrit : Hct)이라고 한다. 위의 예에서는 'Hct가 45%'라고 기술한다. Hct이 낮다는 것은 혈액 속에 적혈구가 적게 있다는 것을 의미한다.

[그림 2-1] 혈액 속에서 적혈구가 차지하는 용적

총론

각론에서 질환을 배우기 전에 그동안 기초학에서 공부했던 해부, 생리, 병리를 리뷰할 수 있도록 그림과 함께 간결하게 서술하였다. 이를 통해 각 질환의 이해가 더욱 빨라질 수 있다.

각론

총론의 해부, 생리, 병리를 토대로 각 질환의 병태생리에 대해 자세히 설명하고 있다.
질환에 대한 이해를 돕기 위해 그림과 표를 추가하여 쉽고 자세하게 설명함으로써
더욱 이해하기 쉽도록 하였다.

B 빈혈의 형태적 분류

1 철결핍빈혈 Iron deficiency anemia : IDA

소적혈구성저색소성빈혈의 대표적인 IDA는 임상에서 가장 많이 접하는 빈혈이다.

1. 철결핍의 원인

IDA의 2가지 중요한 원인은 ①체내에 들어오는 철이 감소하거나 또는 ②체내에서 밖으로 나가는 철이 증가하는 것이다. 또 정상적으로 일정량이 흡수되고 있어도 체내에서 수요가 증가하는 경우에는 상대적으로 철부족 상태가 되어 버린다. 좀 더 구체적으로 체내의 철이 결핍되는 원인을 살펴보자(표 3-2).

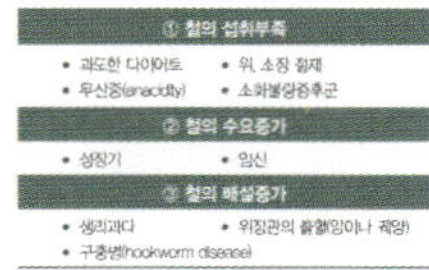

① 철의 섭취부족	
• 과도한 다이어트	• 위, 소장 절제
• 무산증(anacidity)	• 소화불량증후군
② 철의 수요증가	
• 성장기	• 임신
③ 철의 배설증가	
• 생리과다	• 위장관의 출혈(암이나 궤양)
• 구충병(hookworm disease)	

[표 3-2] 철결핍의 원인

1) 몸에 들어오는 철이 감소하는 경우

급격한 다이어트 등으로 인해 철의 섭취량이 감소하는 경우를 생각해 볼 수 있다. 그러나 철의 섭취량이 정상이었다고 하더라도 철의 흡수에 문제가 있어 철이 부족해지는 경우가 있다. 예를 들면, 수술로 위를 절제한 경우와 소장을 절제한 경우이다.

- **위가 없다.**
  - → 위산이 없다.
  - → Fe^{3+}를 유리형으로 바꿀 수 없다.
  - → 철을 환원할 수 없다.
  - → 흡수할 수 없다.

  (특히 전체위절제술(total gastrectomy) 후에 발생한다. 위부분절제술(subtotal gast-rectomy)에서는 잘 발생하지 않는다)
- **소장을 너무 많이 잘라냈다.**
  - → 철은 소장(십이지장~공장 상부)에서 흡수되기 때문에 흡수가 불가능해진다.

2) 철의 수요증가

성장기에는 골격근이 빠르게 발달함에 따라, 근육내의 미오글로빈(myoglobin)도 증가한다.

22 적혈구

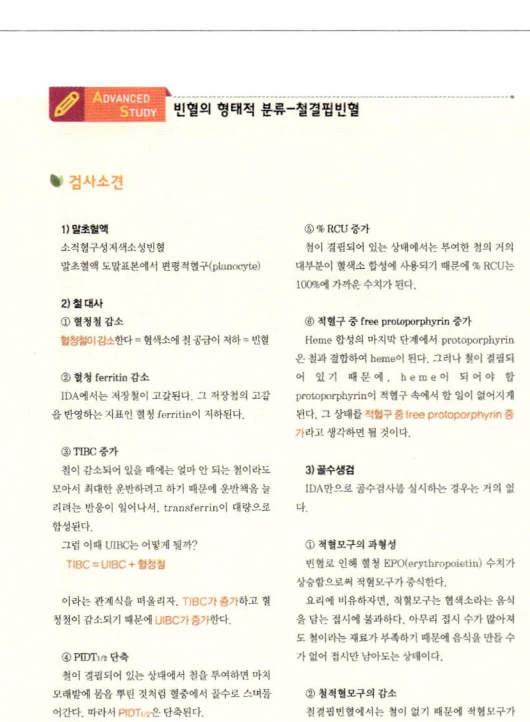

ADVANCED STUDY 빈혈의 형태적 분류–철결핍빈혈

검사소견

1) 말초혈액

소적혈구성저색소성빈혈

말초혈액 도말표본에서 편평적혈구(planocyte)

2) 철 대사

① 혈청철 감소

혈청철이 감소한다 = 혈색소에 철 공급이 저하 = 빈혈

② 혈청 ferritin 감소

IDA에서는 저장철이 고갈된다. 그 저장철의 고갈을 반영하는 지표인 혈청 ferritin이 저하된다.

③ TIBC 증가

철이 감소되어 있을 때에는 얼마 안 되는 철이라도 모아서 최대한 운반하려고 하기 때문에 운반책을 늘리려는 반응이 일어나서, transferrin이 대량으로 합성된다.

그럼 이때 UIBC는 어떻게 될까?

TIBC = UIBC + 혈청철

이라는 관계식을 떠올리자. TIBC가 증가하고 혈청철이 감소되기 때문에 UIBC가 증가한다.

④ $PIDT_{1/2}$ 단축

철이 결핍되어 있는 상태에서 철을 투여하면 마치 모래밭에 물을 뿌린 것처럼 혈중에서 골수로 스며들어간다. 따라서 $PIDT_{1/2}$은 단축된다.

⑤ % RCU 증가

철이 결핍되어 있는 상태에서는 투여한 철의 거의 대부분이 혈색소 합성에 사용되기 때문에 % RCU는 100%에 가까운 수치가 된다.

⑥ 적혈구 중 free protoporphyrin 증가

Heme 합성의 마지막 단계에서 protoporphyrin은 철과 결합하여 heme이 된다. 그러나 철이 결핍되어 있기 때문에, heme이 되어야 할 protoporphyrin이 적혈구 속에서 할 일이 없어지게 된다. 그 상태를 적혈구 중 free protoporphyrin 증가라고 생각하면 될 것이다.

3) 골수생검

IDA만으로 골수검사를 실시하는 경우는 거의 없다.

① 적혈모구의 과형성

빈혈로 인해 혈청 EPO(erythropoietin) 수치가 상승함으로써 적혈모구가 증식한다.

요리에 비유하자면, 적혈모구는 혈색소라는 음식을 담는 접시에 불과하다. 아무리 접시 수가 많아져도 철이라는 재료가 부족하기 때문에 음식을 만들 수가 없어 접시만 남아도는 상태이다.

② 철적혈모구의 감소

철결핍빈혈에서는 철이 없기 때문에 적혈모구가 흡수할 철도 감소하여 철적혈모구가 감소하게 된다.

Ⅲ. 적혈구 각론 25

Advanced Study

질환에 대한 기본적인 설명 이외에도 전문 간호사로서의 깊은 지식을 쌓을 수 있는 Advanced study 코너를 만들었다. 이를 통해 질환별 병태생리와 검사 및 치료법에 대해 더욱 깊게 알 수 있는 심화내용을 보충하였다.

플러스 코너와 Tip

총론 및 각론의 본문 내용과 연계되면서도 흥미롭게 읽을 수 있는 배경지식들을 선별하여 별도로 편집하였다.

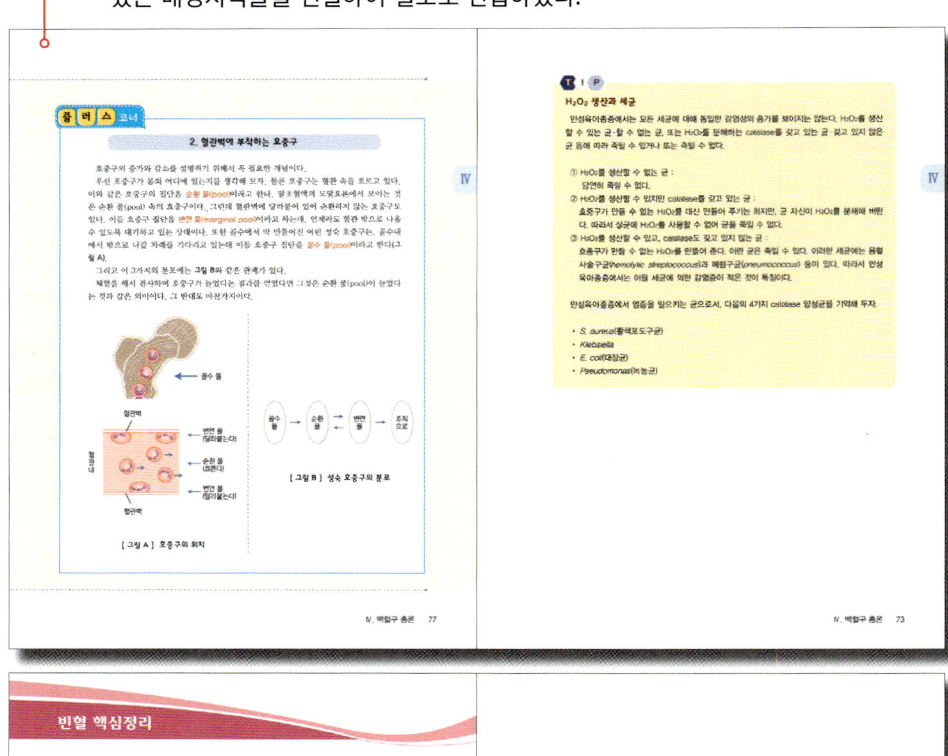

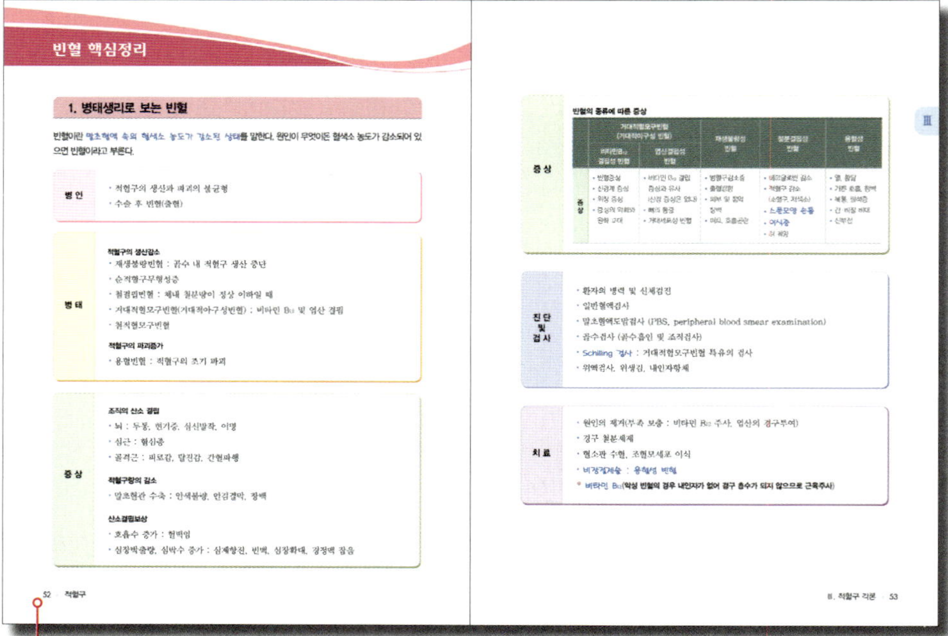

질환별 핵심정리

앞서 공부했던 질환의 핵심내용을 정리하여 한눈에 살펴볼 수 있도록 간결하게 서술하였다.

차례 신장

총론

Ⅰ. 신장의 구조와 기능

Ⅱ. 신장의 검사방법

각론

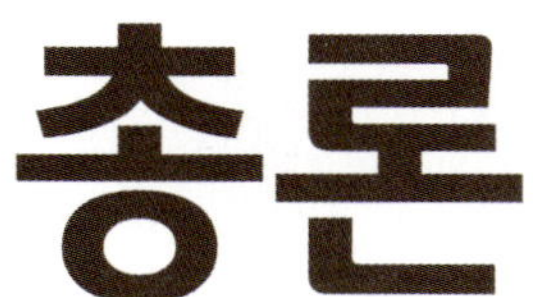
총론

I 신장의 구조와 기능

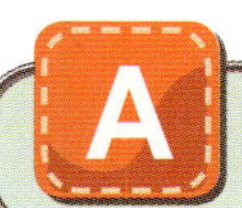

A 신장의 구조

신장은 완두콩 같은 형태의 장기로, 체액의 항상성을 유지하는 역할을 하고 있다(**그림 1-1**). 체액의 용량, 삼투압 및 세포내외액량 등의 분포를 포함한 내부환경의 구성을 일정하게 유지하는 것은 생존에 필수적이지만 일반적으로 식사량과 음수량은 매일 변동되기 때문에 내부환경을 유지하기 위해서는 섭취량에 따라 적당한 양을 배설해야 한다. 창자, 폐, 피부에서 배설하는 것도 여기에 포함되지만, 용질과 수분배설에 있어서 가장 큰 역할을 하는 것은 신장이다.

1 신장의 위치

신장은 좌우에 1개씩 있고 앞면은 후복막으로 덮여 있으며, 제11~12흉추에서 제3요추의 높이에 있다. 오른쪽 신장은 간 바로 아래에 있기 때문에 왼쪽 신장보다 2~3cm 아래쪽에 있다. 크기는 길이가 약 10cm, 폭이 약 5cm, 두께가 약 3cm이며 하나의 무게는 100~150g 정도이다.

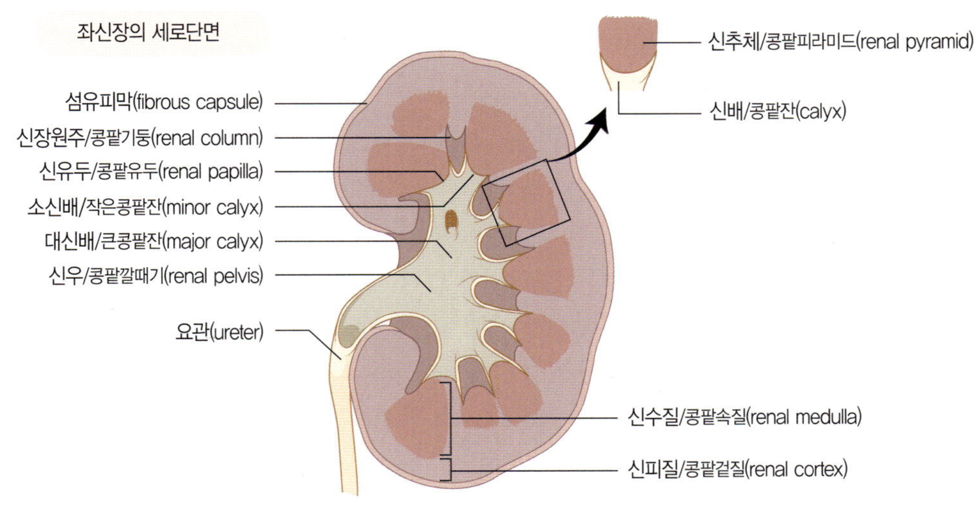

[그림 1-1] 신장의 구조

신장에는 좌우의 신장동맥에 의해 혈액이 공급되고 있다. 이 작은 장기에 전신의 혈액이 모여 심박출량의 20%에 해당하는 혈액이 보내진다. 신문/콩팥문(renal hilum)부분에서는 앞쪽에서 뒤쪽의 순서로 정맥, 동맥, 요관이 나란히 위치하고 있다(vein, artery, ureter : VAU 의 순서이다)**(그림 1-2)**.

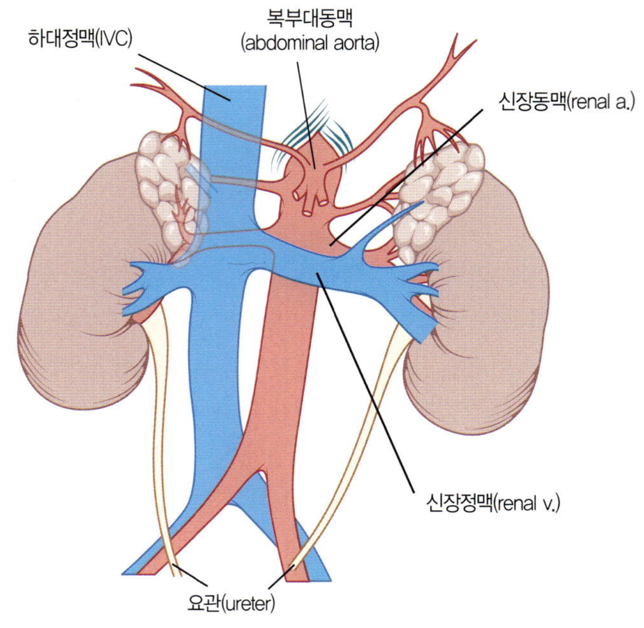

[그림 1-2] **신장에 출입하는 동정맥·요관의 해부학적 위치관계**

 신장단위 Nephron 란 무엇인가?

신장단위/네프론는 신장을 구성하는 최소의 기능단위이다. 1개의 신장단위는 사구체와 사구체주머니/보우만주머니(Bowman capsule)로 이루어진 신장소체와 요세관 2개로 구성되어 있다**(그림 1-3)**. 요세관은 근위요세관, 헨레고리/콩팥세관고리(Henle's loop), 원위요세관, 집합관으로 구성되어 있다. 1개의 신장에 100만개의 신장단위가 있기 때문에 양쪽의 신장에는 200만개의 신장단위가 있는 셈이다. 사구체에서는 혈장이 여과되는데 이것이 요세관을 통과하여 소변이 된다.

신장단위/네프론에는 신장의 표층 근처에 존재하는 피질네프론/겉질콩팥단위(cortical nephron)와 수질과의 경계부 근처에 존재하는 방수질네프론/속질곁콩팥단위(juxtamedullary nephron)의 두 종류가 있다**(그림 1-4)**.

사구체/토리에서는 혈장을 여과해서 소변을 만들고, 이것이 근위요세관으로부터 헨레고리, 그리고 원위요세관 · 집합관을 거쳐 소변으로서 배설된다.

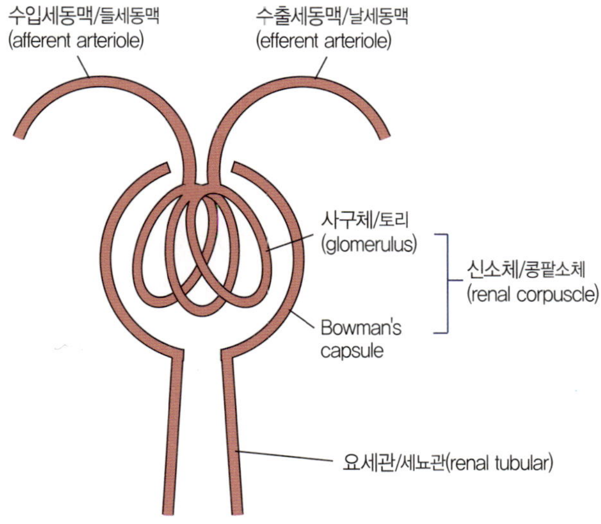

[그림 1-3] **신장단위(nephron)의 구조**

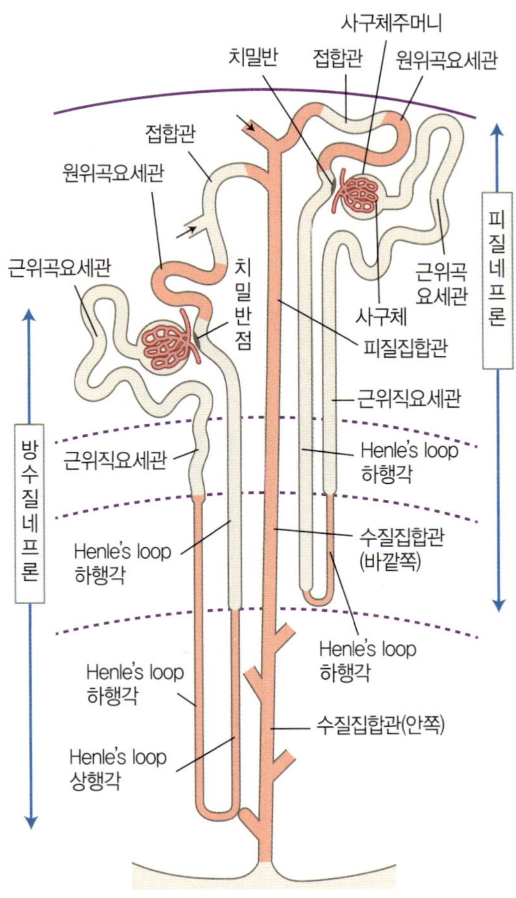

[그림 1-4] **두 종류의 신장단위**/네프론

3 사구체/토리란 무엇인가?

1. 사구체의 구조

신장소체를 구성하는 모세혈관의 실뭉치와 같은 덩어리를 사구체(glomerulus)라고 한다.

이것은 모세혈관이 아니라 모두가 동맥이다. 입구인 수입세동맥/들세동맥(afferent arteriole)이 5~7개의 가지로 나뉘어 그물모양을 나타내고 있지만, 고리(loop) 모양으로 회전한 후에 다시 하나로 모여 더욱 가는 수출세동맥/날세동맥(efferent arteriole)이 된다.

하나하나의 고리를 사구체 고리(glomerular loop)라 하는데, 이것은 사구체기저막(basement memb.), 내피세포(endothelium), 상피세포(epithelium)의 3가지 요소로 구성되어 있다.

이 사구체 고리가 각각 흩어지지 않도록 세포사이를 채우고 있는 것이 사구체간질(mesangium)이다(그림 1-5).

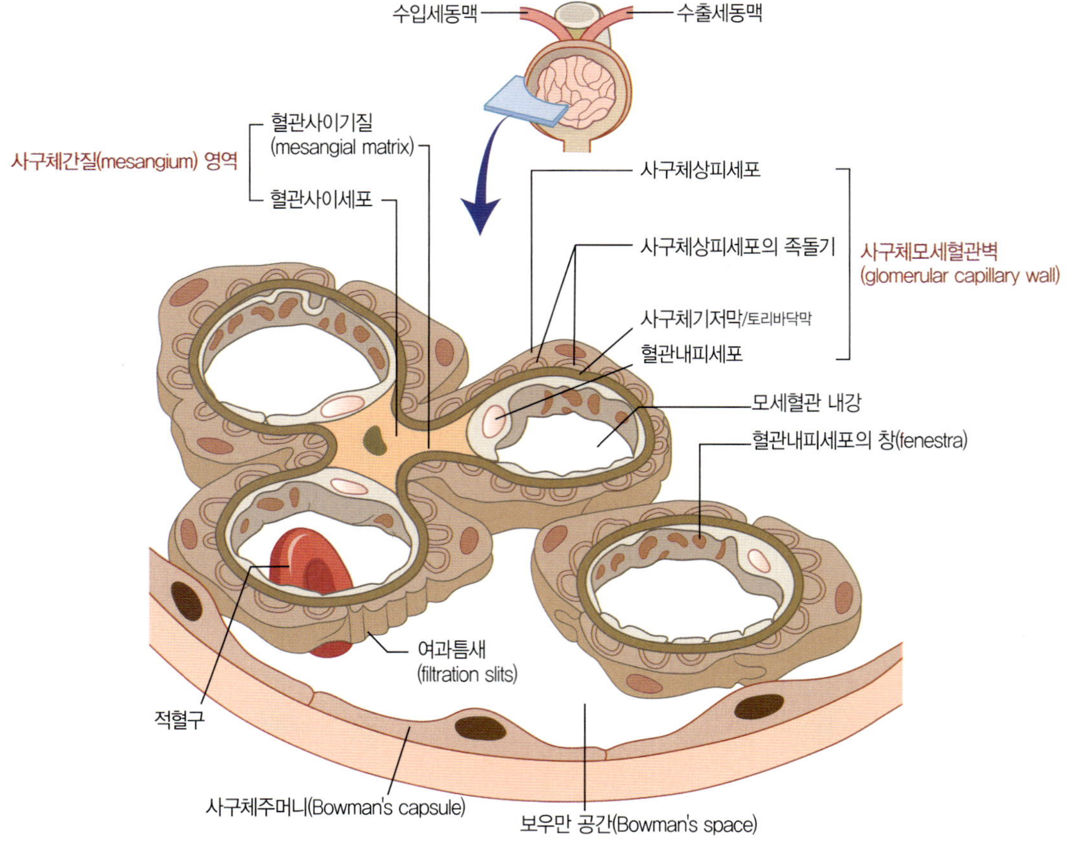

사구체에 있는 고리 모양의 가는 동맥에서는 내피와 족돌기층, 기저막에 부착된 혈관사이세포(mesangial cell)가 보인다. 사구체모세혈관 바닥의 압력은 다른 모세혈관보다 매우 높다. 혈관사이세포는 이러한 높은 압력에 견딜 수 있는 구조로 되어 있다.

[그림 1-5] 사구체의 구조

상피세포는 기저막을 외측에서 덮고 있는 세포로, 문어발처럼 족돌기/발돌기(foot process)가 뻗쳐 있다(그림 1-6).

내피세포에는 직경 50~100nm의 창이 있어서, 세포 이외의 혈장성분이 이 창을 통과한다. 그 외측에 있는 기저막/바닥막(basement membrane)은 당단백으로 구성된 두께 300nm의 막이다. 이것은 강한 음전하를 띠고 있으므로, 혈장 단백질처럼 음전하를 갖고 있는 입자와 전기적으로 서로 반발함으로써 기저막을 통과할 수 없도록 만들어져 있다.

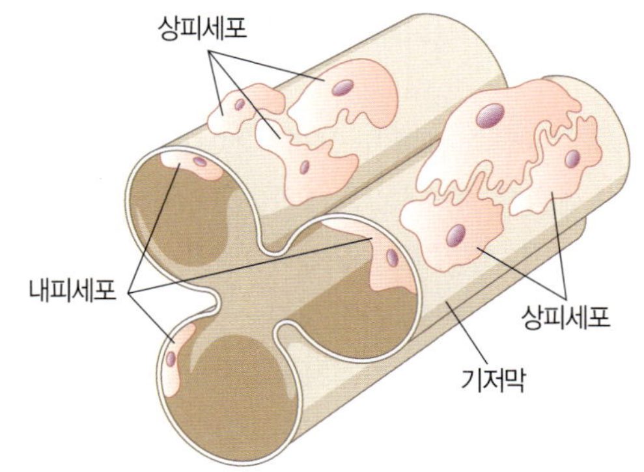

상피세포는 문어처럼 발을 뻗어 기저막의 바깥쪽을 감싸고 있다

[그림 1-6] 상피세포의 족돌기(foot process)

2. 기저막/바닥막 Basement membrane

내피세포에는 직경 50~100nm의 창이 있는데 이 창으로 세포 이외의 혈장성분이 통과한다. 그 바깥쪽에 있는 기저막(basement membrane)은 당단백질로 구성된 두께 300nm의 막이다. 기저막의 안쪽에는 내피세포만이 아니라 또 한 가지 사구체를 구성하는 요소인 혈관사이세포가 있다.

3. 사구체간질/토리사이질 Mesangium

혈관사이기질은 기저막과 연속되어 있다.

최근에 사구체간질에는 많은 기능이 있다는 것이 알려졌다. 예를 들어, 혈장성분의 생리적 통로로서의 역할, 혈관사이세포(mesangial cell)의 수축 등에 의한 사구체 순환의 항상성 유지, 또는 면역반응에 있어서 항원제시세포(APC)로서의 역할 등 매우 다양한 기능이 있다.

혈관사이세포의 95%는 본래 신장에 있던 세포이지만 5%는 골수에서 온 세포이다.

혈관사이세포가 평활근세포와 비슷한 기능을 가지고 있지만 골수유래세포의 기능도 가지고 있다는 것은 신장의 병을 생각하는 데 있어서 매우 중요하다. 사구체의 병이 신장순환장애로 인해서 발생하였는지, cytokine 등의 면역관련의 병태인지를 판단하는 것이 치료와 연관되기 때문이다.

혈관사이세포는 그 수축과 이완을 통해 사구체 속의 여과 가능한 표면적을 감소시키거나 증가시킴으로써 사구체의 여과량을 조절하고 있다. 혈관사이세포는 안지오텐신 II에 의해 수축과 증식을 한다. 사구체의 병이 사구체 순환과 연관되는 경우에는 안지오텐신 II를 조절하는 약제를 투여한다.

4. 요세관 Renal tubule 이란?

사구체에서 여과되어 생성된 원뇨는 요세관으로 흘러들어 간다.

요세관은 ① 근위요세관, ② 헨레고리/콩팥세관고리(Henle's loop), ③ 원위요세관, ④ 집합관의 4가지 성분으로 구성되어 있다. 근위요세관은 수질쪽으로 내려가다가 도중에서 헨레고리(Henle's loop)로 이행한다.

헨레고리/콩팥세관고리(Henle's loop)는 근위요세관보다 굵기가 약간 가는데, 그대로 아래로 내려가다가 어느 정도의 깊이에 도달하면 도중에서 머리핀처럼 꺾여 올라간다. 내려가는 부분을 하행각/내림다리(descending limb), 올라가는 부분을 상행각/오름다리(ascending limb)이라고 한다.

헨레고리(Henle's loop) 상행각은 이어서 원위요세관으로 이행한다. 원위요세관은 계속해서 올라가, 원래의 사구체 높이에까지 도달하면 수입세동맥과 만나게 된다. 이 만나는 부분의 원위요세관세포는 고밀도로 집합하여 "치밀반(macula densa)"이라는 구조를 갖는다.

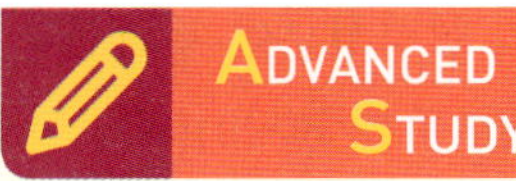

사구체/토리란 무엇인가?

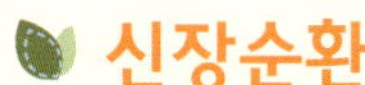

신장순환

신장동맥은 하대동맥에서 거의 수직으로 나와서 신문/콩팥문에서 신장으로 들어가지만, 신장으로 들어가기 직전에 보통 5개의 줄기로 나뉘어져 신장의 각 구역으로 들어간다. 구역은 다시 엽으로 나누어지는데 그 엽과 엽 사이에서 엽간동맥(interlobar a.)으로서 올라간다. 다음으로 수직으로 분지되어 피질과 수질 사이에서는 궁상동맥/활꼴동맥(arcuate a.)으로서 주행한다. 궁상동맥/활꼴동맥은 피질을 향해 소엽간동맥(interlobular a.)으로 분지되고 소엽간동맥에서 수입세동맥(afferent a.)이 나와 사구체를 구성한다. 사구체 고리에서 이어지는 수출세동맥(efferent a.)은 요세관을 따라 모세혈관망을 형성한다. 요세관을 따라 혈관이 존재하기 때문에 요세관으로부터 간질로 운반된 물이나 NaCl을 비롯해 다양한 물질을 재흡수할 수 있는 것이다. 이 모세혈관망은 소엽간정맥(interlobular v.)이 되어 궁상정맥(arcuate v.) 엽간정맥(interlobar v.)으로 되돌아간다(그림 1-7).

그러면 신장에는 도대체 어느 정도의 혈액이 흐르고 있는 것일까?

신장은 좌우를 합해도 400g 정도 밖에 되지 않는 작은 장기이지만, 심장으로부터 나온 혈액의 20%를 받아들이고 있다. 1분간의 심박출량은 약 5,000mL이므로, 그 20%인 1,000mL가 신장을 흐르고 있는 셈이다. 혈액은 50%가 적혈구이고 50%가 혈장이기 때문에, 1분간에 500mL의 혈장이 흐르게 된다. 신장을 흐르는 혈장은 사구체에서 여과되어 소변이 되는데, 그 500mL의 혈장 중 20%가 여과되어 매 분당 100mL의 원뇨가 만들어지고 있다.

1분 동안 신장을 흐르는 혈장량을 신장혈류량(renal plasma flow : RPF)이라고 한다. 또한 1분간에 사구체에서 여과되어 생성된 소변량을 사구체 여과율(glomerular filtration rate : GFR)이라고 한다. 정상치는 RPF가 500mL/min, GFR이 100mL/min이다.

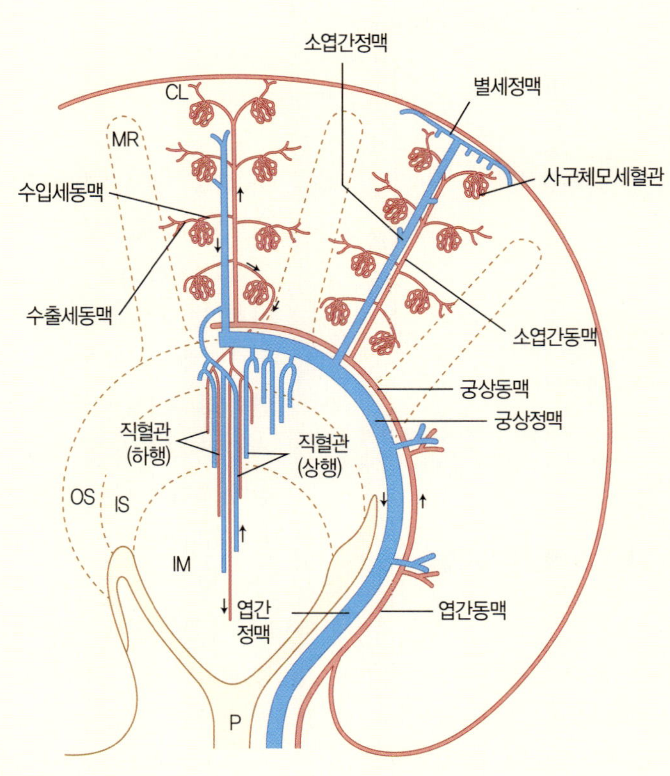

[그림 1-7] **신장혈관계의 구조**

신장순환의 조절

신장의 자동조절기능이란 무엇인가?

신장동맥압이 일정 범위(80~180mmHg)에 있으면 동맥압의 증감에도 불구하고 신장혈류량(RPF)은 변하지 않고 일정하게 유지된다(그림 1-8). 이것을 "신장의 자동조절기능(autoregulation)"이라고 한다. 일반적으로 관류압이 높아지면 그에 따라 혈류량과 여과량이 비례하여 늘어나는 것으로 보인다.

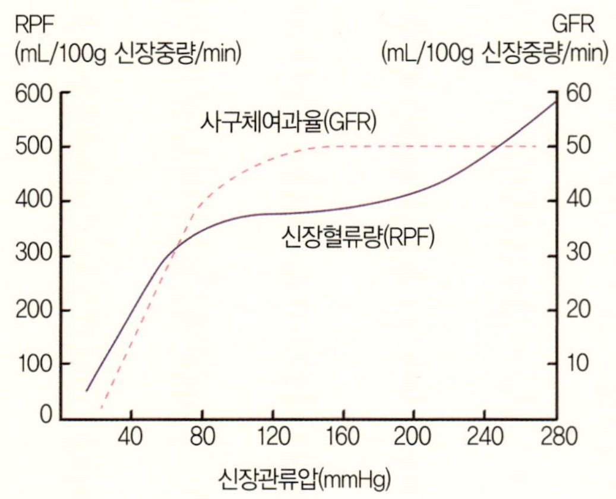

신장관류압이 20~280mmHg 사이에서의 RPF, GFR의 변화.
신장관류압이 80~180mmHg 사이에서는 신장혈류량(RPF), GFR은 거의 일정하다

[그림 1-8] 신장의 자동조절기능

그러나 신장의 일정한 범위의 관류압에서는 RPF도 GFR도 모두 일정하다. 이와 같은 자동조절은 신경계와 호르몬 등의 액성인자를 제외해도 볼 수 있기 때문에, 신장의 신장단위 속에서만 이루어지고 있는 조절이라고 생각된다. 이 조절에는 요세관사구체 되먹임(tubuloglomerular feedback : TGF)이 관여하고 있다.

신장에 자동조절기능이 있음으로써 GFR이 일정하게 유지되고 있는데, 그렇다면 왜 GFR을 일정하게 유지해야 하는지 간단한 예를 들어보자.

GFR은 100mL/min이 정상이라고 했는데, 이것을 하루로 환산하면 144ℓ/day가 된다. 그럼 여기에서 혈장 속의 Na^+에 대해서 생각해 보자.

Na^+ 농도는 140mEq/ℓ 정도가 정상이므로 하루에 여과되는 Na^+의 양은 다음과 같다.

$$144 \times 140\text{mEq}/\ell = 20,160\text{mEq}$$
$$= 약\ 20,000\text{mEq}$$

GFR은 일정하게 유지되어야 하는데, 만약 GFR이 1% 정도 증가했다면 사구체에서 여과되는 Na^+량은 20,000mEq의 1%, 즉 200mEq 증가한다는 계산이 된다.

사구체에서 여과된 Na^+가 그 후 요세관을 통과하면서 흡수 또는 배출되지 않는다면 200mEq/min는 모두 그대로 소변으로 버려지게 되는 것이다. 그런데 우리가 하루에 식사로 섭취하는 Na^+량은 약 150mEq가 정상이다. 따라서 GFR이 단 1% 증가하는 것만으로 하루에 섭취하는 Na^+량을 초과하는 Na^+이 몸에서 빠져 나간다는 계산이 된다. 이와 같은 중대한 위험을 막기 위해서는 두 가지의 방법을 생각할 수 있다. 한 가지는 사구체 여과의 자동조절기능을 완벽하게 유지시켜서 GFR이 항상 일정하게 되도록 관리하는 것이다. GFR이 쉽게 변동한다면, 우리는 GFR의 작용에 맞추어 식사의 종류와 양을 조절해야만 하는 번거로운 상황에 놓이게 된다. 마음껏 식사를 해도 몸이 마르거나 부어오르지 않게 하기 위해서는 하루 144ℓ의 혈장을 항상 일정한 비율로 계속

여과하는 것이 중요하다.

그리고 또 한 가지 방법은 다소 변화하는 GFR에 맞추어 요세관에서 Na^+의 재흡수량을 바꾸어 주는 방법이다. 즉, 사구체에서 여과되는 Na^+량이 증가했을 때에는 요세관에서 그 양만큼 재흡수하고 반대로 Na^+의 여과량이 줄어들었을 때에는 그 양만큼 적게 재흡수하는 방법이다.

좀 더 알기 쉽게 말하면 GFR에 변동이 있다고 해도 Na^+ 여과량의 일정 비율을 요세관(특히 근위요세관)에서 재흡수하는 방법이라고 할 수 있다.

이와 같이 근위요세관이 "항상 일정량의 Na^+을 재흡수하는 것이 아니라, 사구체에서 여과되는 Na^+량에 맞추어, 그 일정 비율을 재흡수하는" 현상을 G-T balance (glomerulotubular balance)라고 한다.

이 G-T balance 덕분에 GFR의 변동을 적절하게 완충시킬 수 있는 것이다.

앞에서 계산한 예를 인용하면 사구체에서 하루에 여과되는 Na^+량은 20,000mEq이다. 이 중 근위요세관에서 14,000mEq가 재흡수되고 있다고 하면 근위요세관을 여과한 후에 남는 Na^+량은 6,000mEq가 된다. 이 재흡수량이 항상 14,000mEq인 조건을 ①, 사구체에서 여과되는 Na^+량에 따라 그 일정 비율이 근위요세관에서 재흡수되는 조건을 ②라고 생각해 보면 ②의 조건에서는 근위요세관에서 재흡수되는 Na^+량의 비율은 14,000÷20,000=70%이다(그림 1-9, 10).

그런데 만약 GFR이 1% 증가했다고 가정해 보자. 사구체에서 하루에 여과되는 Na^+량은 20,200mEq가 된다. 여기에서 근위요세관을 통과한 후에 어느 정도의 Na^+량이 남게 되는지 계산해 보자. ①의 조건이라면 20,200−14,000=6,200mEq가 된다.

한편 ②의 조건이라면 20,200의 70%, 즉 20,200×0.7=14,140mEq가 근위요세관에서 재흡수되므로 근위요세관 통과 후에 남는 Na^+량은 20,200−14,140=6,060mEq가 된다. ①보다 ②의 조건에서 보다 많은 양의 Na^+이 근위요세관에서 재흡수되고 있다는 것을 알 수 있다. GFR이 증가하기 전과 증가한 후에서, 통과 후의 Na^+량을 비교해 보면 다음과 같다.

①의 조건에서는 6,200 − 6,000 = 200mEq

②의 조건에서는 6,060 − 6,000 = 60mEq

①에서는 GFR의 증가에 의해 늘어난 Na^+ 여과량 200mEq가 통과 후에도 그대로 남는 것에 비해, ②에서는 140mEq가 재흡수되어 있는 것을 알 수 있다. 즉, ②의 조건에서도 증가한 Na^+ 여과량 200mEq이 전부 근위요세관에서 재흡수되는 것이 아니라 증가분의 70%, 즉 140mEq만 재흡수되는 것이다. 남은 60mEq는 그 후 헨레고리/콩팥세관고리(Henle's loop), 원위요세관, 집합관에서 재흡수된다.

60mEq라고 하면 매우 적은 것처럼 보이지만, 하루 Na^+ 섭취량이 150mEq 정도인 것을 감안하면, 이것을 재흡수하느냐 버리느냐에 따라 체액의 균형은 상당히 달라지게 된다. 실제로 몸속의 Na^+ 균형을 유지하기 위해서 필요한 재흡수를 최종적으로 정확히 조절하고 있는 것은 헨레고리(Henle's loop) 이하이다. 이 조절을 주로 중개하고 있는 것은 알도스테론(aldosterone)이라고 추정되는데 이것에 대해서는 다음 항목에서 설명하도록 하겠다.

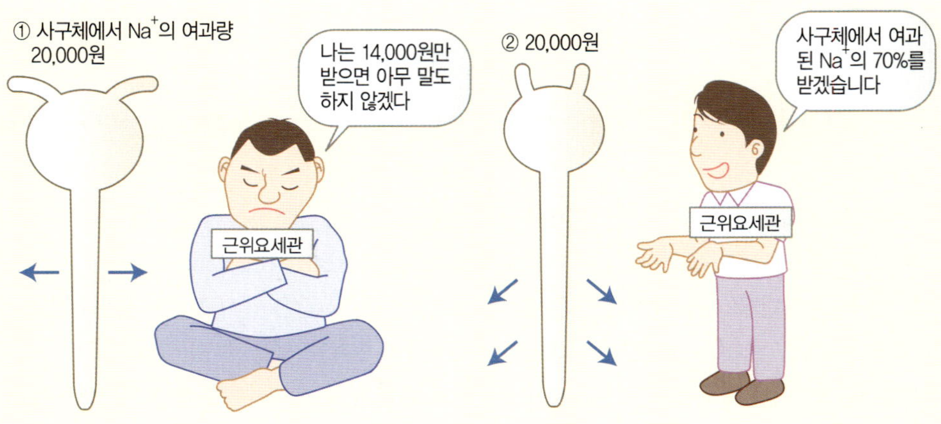

[그림 1-9] G-T balance의 이해

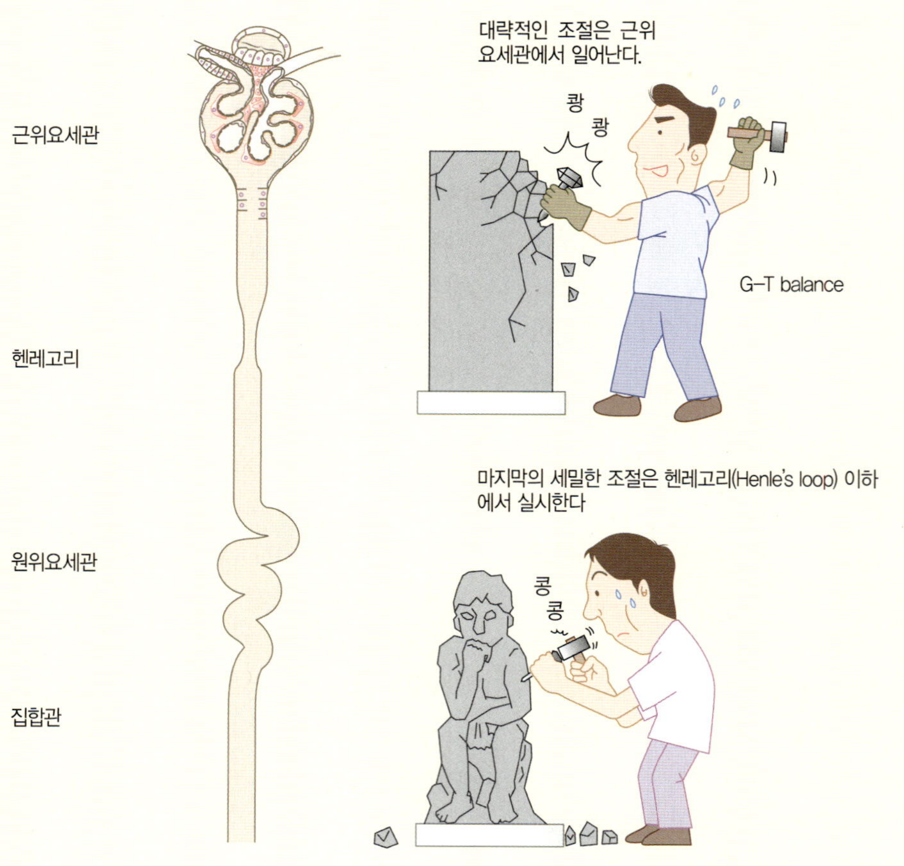

[그림 1-10] G-T balance는 근위요세관에서 조절

B 신장의 기능

신장은 체액의 항상성을 유지하기 위해, 수분 · 전해질 조절, 산염기평형 조절, 대사산물 배설, 호르몬 생산 · 조절 등의 네 가지 기능을 하고 있다. 이 가운데, 앞의 세 가지는 소변생성에 의해서 실현되고 있다. 임상적으로는 소변생성에 관련된 세 가지의 기능을 가리켜 신장기능이라고 하며, 그 평가에는 사구체여과율(GFR)을 이용하는 경우가 많다.

신장의 기능은 크게 아래의 2가지로 나눌 수 있다.

1) 배설기능

소변의 생성과 배설을 통해 체액의 양과 구성성분을 조절한다.

① 수분 · 전해질의 조절

체액의 양과 조성을 조절한다.

② 산염기평형의 조절

체액 pH를 일정하게 유지한다.

③ 대사산물의 배설

요소, 크레아티닌 등을 체외로 배출한다.

2) 내분비기능

호르몬의 생산과 조절에 관여한다.

① 레닌*을 생산함으로써 RA계, RAA계를 조절한다.

② Erythropoietin(EPO)을 생산함으로써 적혈구 생산을 증가시킨다.

③ 비타민 D3를 활성화함으로써 Ca 대사를 조절한다.

* 레닌과 활성형 비타민 D_3는 신장요세관에서의 전해질 수송에 관여한다. 레닌은 호르몬이 아니고 효소이다.

1 신장의 배설기능

신장에서의 소변 생성은 사구체에서의 혈액 여과와 요세관에서의 재흡수 · 분비의 관계에 의해 이루어진다. 요세관에서는 부위에 따라 재흡수 · 분비되는 물질이 다르다. 이들의 관계는 **그림 1-11**과 같다. 이 그림을 보면, 여러 가지 물질의 명칭이 많이 나와 있어 다소 복잡하게 보이지만, 기본적인 점부터 살펴보기로 하자.

소변은 사구체, 사구체주머니/보우만 주머니, 요세관으로 이루어지는 신장단위/네프론를 기본단위로 하여 생성된다. 신장혈류의 약 1/5은 사구체에서 여과되어 원뇨가 된다. 원뇨는 혈장과 거의 같은 조성이지만, 사구체주머니를 거쳐 요세관으로 들어가, 요세관에서 각 물질의 재흡수나 분비를 받아 마지막으로 소변이 된다.

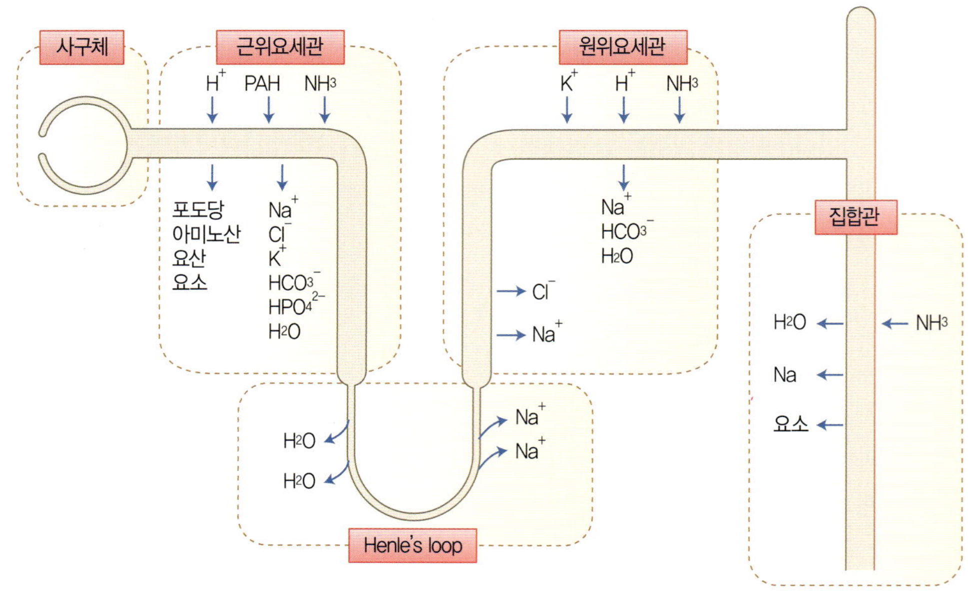

[그림 1-11] 신장단위/네프론에서의 물질의 재흡수와 분비

1. 소변 배설의 의미

왜 소변을 보는가?

먼저 신장의 기능에 대해서 기본적인 점부터 생각해 보자. 우리들은 왜 소변을 누지 않으면 안 되는 것일까? 몸 속에 쌓여 있는 노폐물을 버리기 위해서 소변을 누는 것일까? 확실히 그것은 맞는 말이다.

우리가 소변을 보는 이유는 여러 가지 단백질 대사의 결과로 생기는 질소 대사물과 요소(uera), 크레아티닌(creatinine), 요산(uric acid) 등을 소변을 통해 배설하기 위해서이다. 그러나 이것은 실제로 그다지 중요한 기능이 아니다.

예를 들어, 급성 신부전에서는 소변이 한 방울도 나오지 않는 경우가 있는데 이러한 급성 신부전이 3~4일 계속되면 사람이 죽게 된다. 그러나 이때의 사망 원인은 이들 대사산물의 증가 때문이 아니라 고칼륨혈증(hyperkalemia)과 대사산증(metabolic acidosis)인 것이다. 따라서 신장의 가장 중요한 기능은 체액의 양과 그 속에 함유되어 있는 전해질의 구성성분을 항상 균형있게 유지시키는 것이다. 우리는 음식 중에 포함된 수분이나 미세한 전해질의 양 등을 거의 의식하지 않고 먹고 있지만 신장의 기능 덕분에 체액의 조성이 항상 일정하게 유지되고 있는 것이다.

예를 들어 혈액 중의 칼륨 농도의 정상치는 4mEq/ℓ인데, 이 수치가 2배가 된다면 상당히 치명적이다. 수소 이온(H^+) 농도도 pH가 7.4에서 7.1로 0.3 내려가면 실제로 2배가 된다(−log1/2 ≒ 0.3이므로). 따라서 pH가 7.1이라고 해도 상당히 위험한 상태인 것이다. 그러나 크레아티닌은 정상치인 1mg/dL에서 2mg/dL가 되어도 거의 아무런 문제가 발생하지 않는다. 마찬가지로 요산 수치가 2배로 증가해도 통풍으로 괴로운 정도이고 바로 사망하지는 않는다.

신장기능에서 가장 중요한 작업

신장기능에서 가장 중요한 작업은 몸에 들어오는 물과 Na^+, K^+, Cl^-, HCO_3^- 등, 모든 이온을 넘치거나 모자라지 않게 조절해서 필요없는 것은 소변으로 내보내는 것이다. 그리고 이를 위해서는 GFR을 항상 일정하게 높은 값(100mL/min)으로 유지하는 것이 가장 중요하다**(그림 1-12)**.

우리가 하루에 배설하는 소변은 1.5ℓ이다. 그러나 사구체에서 만들어지는 소변은 144ℓ(100mL/min)이기 때문에 불과 1%밖에 배설되지 않는다. 나머지는 모두 본래 있었던 신체의 각 부분으로 되돌아가는데 이것을 재흡수라고 한다. 다시 말하면 몸속의 혈액을 신장으로 보내고(심박출량의 20%) 그것을 100mL/min의 비율로 여과해서 필요한 것만을 재흡수하는 시스템이 신장인 것이다.

소변이 요세관을 통과하는 사이에 재흡수와 분비가 일어난다.

필요한 것만을 재흡수 하는 데에는 다양한 통로(channel)나 전달체(transporter)가 필요하지만 여과하는 부분의 사구체세포에 그와 같은 다양한 기능을 갖게 할 수는 없다.

그래서 소변이 요세관을 통과하는 사이에 재흡수나 분비가 일어난다. 그러면 사구체에서 여과된 소변이 요세관에서 어떻게 처리되는지 살펴보기로 하자.

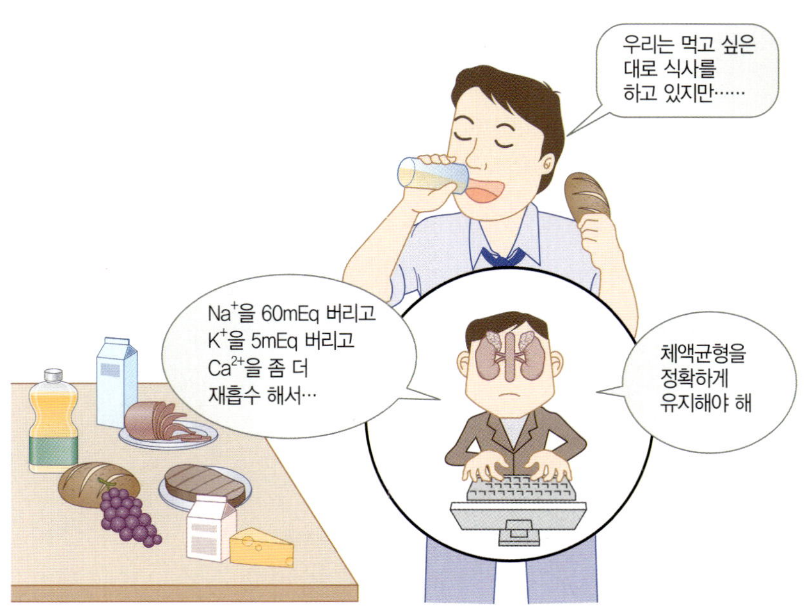

[그림 1-12] 신장의 치밀한 작용

TIP

물질 X의 FE(%)

$$= \frac{\text{X의 요중 배설량}}{\text{X의 사구체여과율}} \times 100$$

$$= \frac{\text{X의 요중 농도(Ux)} \times \text{소변량(V)}}{\text{X의 혈중농도(Px)} \times \text{사구체여과율(GFR)}} \times 100$$

(≒크레아티닌 제거율(Ccr))

$$= \frac{\text{Ux} \times \text{V} \times \text{크레아티닌의 혈중농도(Pcr)}}{\text{Px} \times \text{크레아티닌의 요중 농도(Ucr)} \times \text{V}} \times 100$$

$$= \frac{\text{Ux} \times \text{Pcr}}{\text{Px} \times \text{Ucr}} \times 100$$

1) 배설률 Fractional excretion

배설률(FE)이란 어떤 물질에 대해 사구체에서 여과된 양 가운데, 몇 %가 배설되는지 나타내는 지표이다. 요세관의 조절기능인 여과 후의 재흡수 · 분비라는 요세관의 조절기능을, 수분의 재흡수 영향을 제외하고 알 수 있다. 어떤 물질의 FE와 혈중농도로 그 물질의 섭취상황이나 신장의 상태를 추측할 수 있다(**표 1-1**).

FE	혈중 농도	병태	신장의 상태
↑	↑	• 물질의 섭취가 과잉되어, 신장은 물질을 배설하려고 한다.	요세관 기능 정상
↓	↑	• 신장의 배설 저하에 의해 혈중농도가 상승한다.	재흡수↑ 또는 분비↓
↓	↓	• 물질의 섭취가 부족하여, 신장은 물질을 배설하지 않으려고 한다.	요세관 기능 정상
↑	↓	• 신장의 배설 항진에 의해 혈중농도가 저하된다.	재흡수↓ 또는 분비↑

[표 1-1] FE와 혈중 농도에 의한 병태 추측

2) 사구체여과율(GFR)의 결정인자

GFR(glomerular filtration rate)이란 단위시간당 양쪽 신장의 사구체로부터 여과되는 혈장(원뇨)의 총량을 말하며, 다음과 같은 요인에 의해 결정된다.

① 여과의 구출력

사구체모세혈관 내압이 여과를 촉진하고 있어, 신장혈장유량, 혈압, 수입세동맥 저항, 수출세동맥 저항, 사구체모세혈관 내압 등의 인자에 의해서 결정된다.

② 여과의 대항력

교질삼투압, 사구체주머니압 등의 인자가 구출력에 대항하고 있다.

③ 전체 사구체의 혈관투과성(Kf)

사구체모세혈관벽(사구체계제벽)의 압투과계수와 총 여과면적이 투과성을 결정한다.

GFR은
Kf × (구출력－대항력)으로 나타낼 수 있다.

3) 사구체여과율(GFR)의 조절

신장에서는 혈압이 크게 변동(80~180mmHg)해도, 신장혈류량(RPF)과 GFR은 일정하게 유지되어 체액의 항상성이 유지된다. 이것을 신장의 자가조절기능이라고 한다. 이 조절에는 사구체옆장치에 의한 요세관사구체되먹임(tubuloglomerular feedback : TGF)과 레닌 · 안지오텐신(RA)계, 근원성 반응(myogenic response)이 관여하고 있다.

근원성 반응이란 수입세동맥(afferent arteriole)의 평활근세포가 혈관내압의 상승에 의해서 수축하려 하고, 내압의 저하에 의해서 확장하려고 하는 반사적인 반응이다. 근원성 반응은 TGF와 협조하여, 수입세동맥의 혈관반응을 제어하고 있다.

• TGF와 RA계

혈압이 저하되면 GFR도 저하되지만, TGF와 RA계가 작용하면 사구체모세혈관내압이 상승하며 이로 인해 GFR이 정상화된다.

혈압이 상승하면 GFR도 상승하지만, TGF와 RA계가 작용하여 신장혈장유량이 저하되며 이로 인해 GFR이 정상화된다. GFR의 상승 이외에, 요세관에서의 NaCl 재흡수가 저하된 경우도 원위요세관강 내의 Cl^-농도가 상승하기 때문에, TGF가 작용해 수입세동맥이 수축한다. 혈압상승 때에도 GFR은 거의 일정하게 유지되지만, 한편으로 최종 소변량은 크게 증가한다.

2. 요세관에서의 재흡수

p.10 「신장순환의 조절」부분에서도 설명했지만, 하루에 사구체에서 여과되어 생성되는 소변은 144ℓ나 된다. 체중이 60kg인 사람은 세포외액량이 12ℓ 정도 되므로 우리의 모든 세포외액은 하루에 12회나 사구체에서 여과되는 셈이다. 이처럼 사구체가 많은 양의 소변을 여과하고 또한 요세관이 재흡수하는 것은 체액의 항상성을 유지하여 자유롭게 마시거나 먹을 수 있게 하기 위해서이다.

그런데 우리들이 하루에 배설하는 소변은 1.5ℓ이다. 사구체/토리(glomerulus)에서 만들어지는 144ℓ의 소변중에서 불과 1%만 배설되고 있는 셈이다. 나머지 99%는 어디로 가 버리는 것일까? 나머지는 모두 원래의 체내로 되돌아간다. 이를 재흡수(reabsorption)라고 하는데, 이것은 근위요세관으로부터 집합관까지의 사이에서 이루어지고 있다.

도대체 어떻게 해서 143ℓ나 되는 대량의 체액을 몸으로 되돌려보내는 것일까?

재흡수를 위해서는 우선 요세관 속을 흐르는 물과 용질을 요세관 밖으로 퍼내야 한다. 퍼내어진 것은 간질/사이질(interstitium)에 저장되지만, 간질에는 혈관이 많이 지나고 있기 때문에 직접 혈액 속으로 재흡수된다. 이렇게 해서 사구체에서 여과된 혈장은 혈액 속으로 다시 되돌아가는 것이다.

그러면 요세관은 어떻게 물과 용질을 외측인 간질로 퍼내고 있는 것일까?

중요한 것은 용질이 우선적으로 수송된다는 점이다. 그리고 용질이 요세관 밖으로 수송됨으로써 생긴 삼투압 차이에 따라 물은 그저 수동적으로 확산된다 **(그림 1-13)**.

여기에서 말하는 용질이라고 하는 것은 **그림 1-11**에도 있는 것처럼 근위요세관을 예로 든다면 주로 NaCl과 $NaHCO_3$ 및 Na^+과 함께 수송되는 포도당(glucose)과 아미노산(amino acid) 등의 물질을 말한다. 이들이 어떠한 기전으로 수송되는가는 나중에 설명하기로 한다. 여기에서 중요한 점은 특히 Na^+의 재흡수가 가장 먼저이고 동시에 수동적으로 행해지고 있다는 것이다.

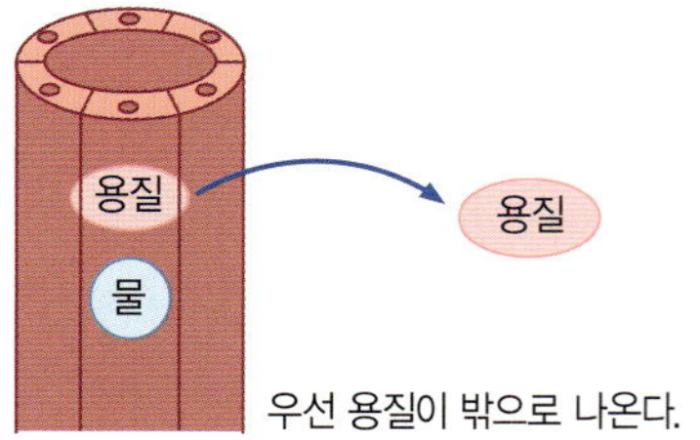

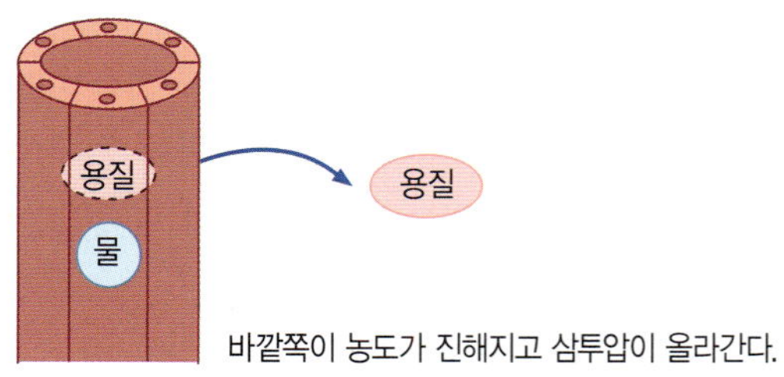

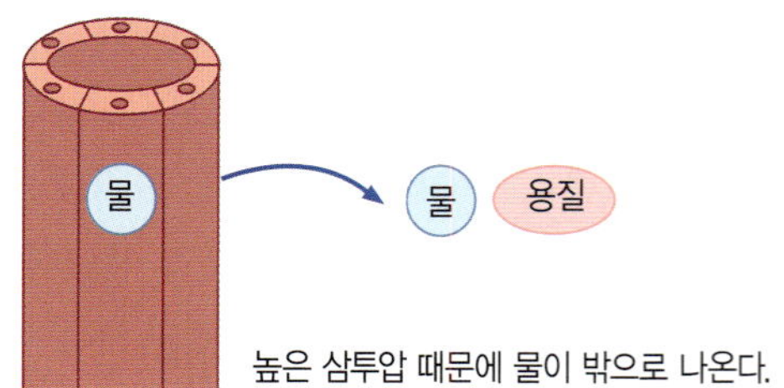

[그림 1-13] 용질이 먼저 나온다

3. Na^+의 재흡수

G-T balance를 설명한 부분에서도 언급했지만,

사구체에서는 하루에 20,000mEq나 되는 Na^+이 여과된다. 그러나 우리들이 하루에 섭취하는 Na^+은 150mEq이고, 소변으로 배설되는 Na^+도 마찬가지로 150mEq이다. 그렇다면 99% 이상의 Na^+이 재흡수된다는 것인데, 어디에서 어느 정도 재흡수되는 것일까?

그림 1-14는 정상 성인 신장에서의 Na^+ 재흡수를 나타낸 것이다. 근위요세관에서의 Na^+의 재흡수가 가장 많아, Na^+ 여과량의 70%가 그곳에서 재흡수되게 된다. 이 비율은 GFR이 변동해도 일정한데 이것을 G-T balance라고 한다.

4. 근위요세관에서의 재흡수 기전

근위요세관은 많은 물질을 재흡수하고 있다.

근위요세관(proximal renal tubule)의 세포는 Na^+의 재흡수에만 에너지를 사용함으로써 매우 복잡한 일을 해내고 있다. 즉 대부분의 화합물(포도당, 요산, 아미노산과 인 등)의 근위요세관에서의 운반은 Na^+에 의해 촉진되며, Na^+의 존재 없이는 일어나지 않는다.

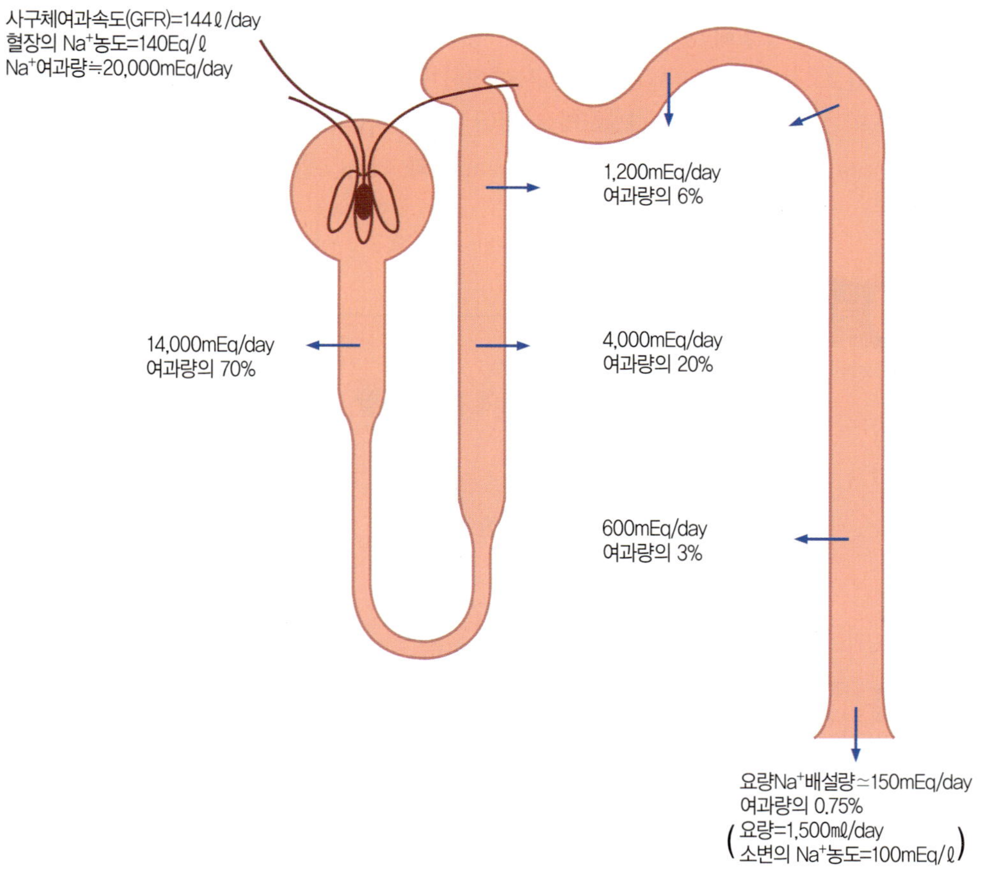

[그림 1-14] 정상인의 1일 신장/콩팥(kidney) Na^+대사

반대로 Na^+의 운반도 몇 가지의 화합물에 의해 촉진되는데, 이러한 현상을 공동운반(cotransport)이라고 한다.

그림 1-15와 같이 근위요세관 세포의 안쪽(관내강쪽)에는 각각의 물질에 대한 공동운반체(cotransporter)가 존재하고 있다. 이 공동운반체는 단백질로 만들어져 있고, 두 개의 구멍을 가지고 있다. 하나의 구멍에는 Na^+이, 그리고 또 하나의 구멍에는 재흡수되는 물질 X가 들어갈 수 있게 되어 있다.

이 공동운반체는 물질 X의 종류만 준비되어 있다고 생각된다. 예를 들어 어떤 공동운반체는 포도당이, 또 어떤 공동운반체는 HCO_3^-(중탄산이온)이 결합하는 구멍을 가지고 있다. 이 공동운반체는 평상시에는 관내강쪽을 향해 Na^+과 물질 X가 공동운반체에 결합되기를 기다리고 있다가, 두 가지가 모두 공동운반체에 결합되면 방향을 바꾸어 세포의 안쪽을 향한다. 그러면 Na^+과 물질 X 모두 공동운반체로부터 떨어져, 세포 속으로 흡수된다. 공동운반체는 다시 방향을 바꾸어 관내강쪽을 향해, 원래의 상태로 되돌아간다.

이와 같은 기전은 에너지를 이용하지 않고 물질 X와 Na^+의 농도 차이만으로 일어나고 있다.

그러나 이러한 상태가 오래 계속되면 세포내의 Na^+과 X의 농도는 상승하게 되어, 언젠가 농도 차이가 없어지는 것은 아닌가 하고 생각할 수 있다. 그래서 요세관세포의 바깥쪽(간질쪽)에, Na^+만을 세포 밖으로 내보내는 펌프가 존재한다.

이 펌프는 에너지를 사용해 능동적으로 Na^+을 내보낸다. 이렇게 함으로써 세포내의 Na^+ 농도는 낮게 유지되고, 요세관내와 세포내와의 사이에서 농도 차이를 유지할 수 있게 된다. 현재, 이 나트륨 펌프의 실체는 Na-K ATPase라는 것이 밝혀졌다**(그림 1-16)**.

Na-K ATPase는 분자량이 약 11만인 α-subunit와 약 3.5만인 β-subunit으로 구성되

플러스 코너

1. 요세관 부위에 따른 역할

사구체에서 여과된 원뇨는 근위요세관으로 들어가 헨레고리, 원위요세관을 거쳐 집합관에 이르는 과정에서 다양한 조절을 받아 소변이 된다.

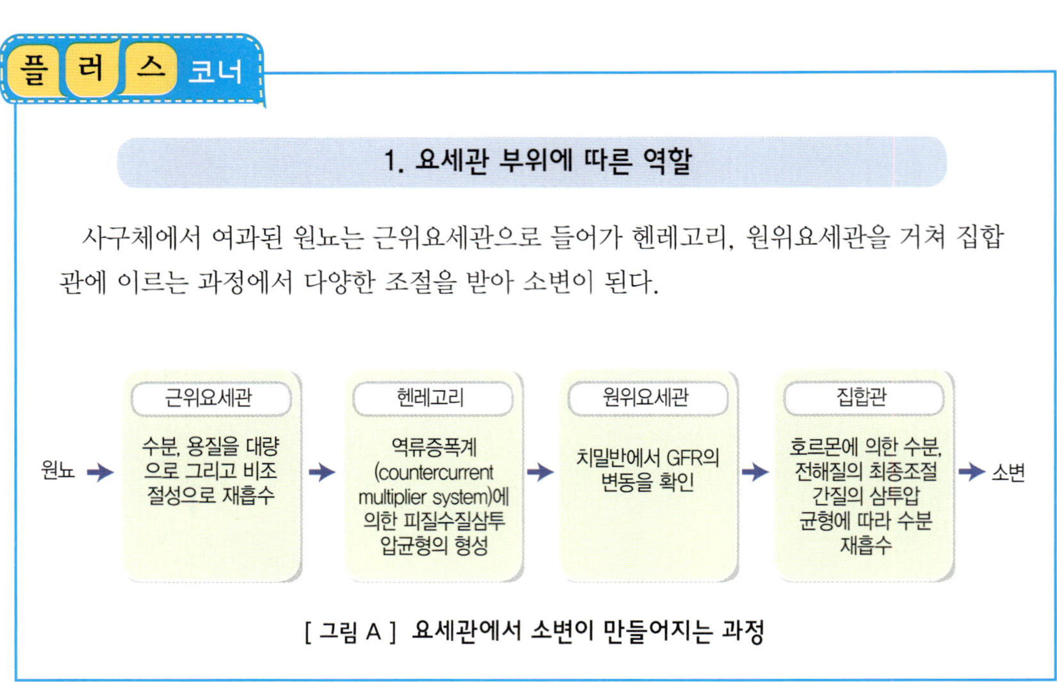

[그림 A] 요세관에서 소변이 만들어지는 과정

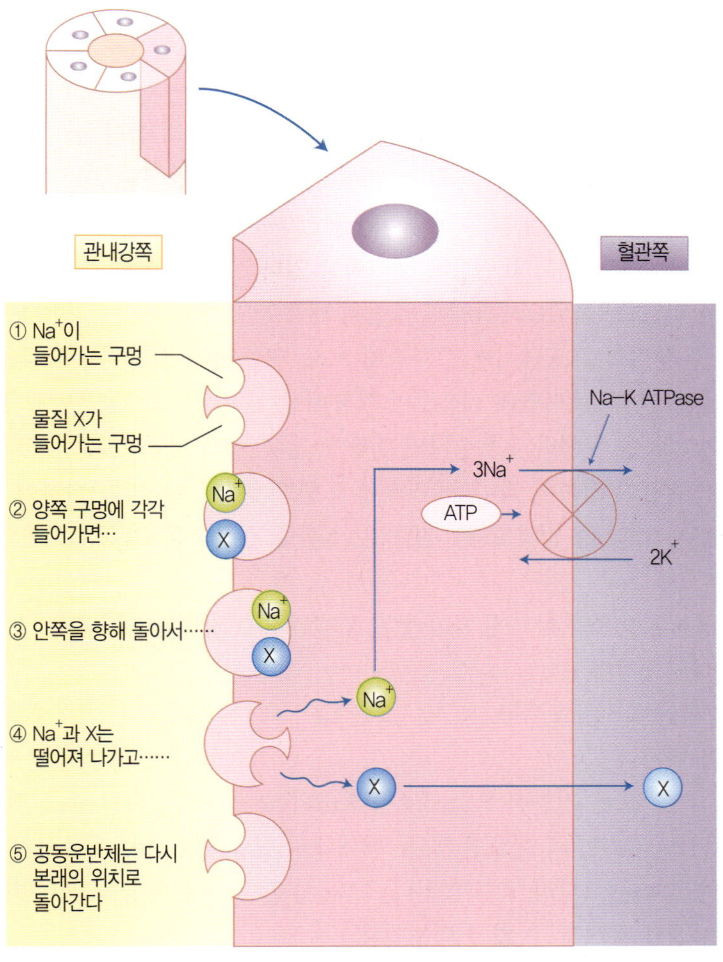

[그림 1-15] **근위요세관에서의 재흡수 기전**

며, 세포질 쪽에 Na^+과 ATP의 결합부위가 있고 또 바깥쪽에 K^+과 특이적 저해물질인 ouabain과의 결합부위가 있다**(그림 1-16)**. Na-K ATPase는 ATP를 분해하면서 생긴 에너지를 이용하여, Na^+ 3개를 세포 바깥쪽으로 내보내는 대신 K^+ 2개를 세포내로 들여온다. 한편, 물질 X는 능동적인 시스템에서 내보내지지 않고 세포내의 농도가 높아지면 농도 차이만의 힘으로 간질쪽으로 나온다. 세포 밖으로 나온 물질 X는 이번에는 간질로부터 혈관내로 흡수될 필요가 있다. 그렇게 하지 않으면, 간질에서 물질 X의 농도가 높아져 농도 차이가 발생하지 않기 때문이다.

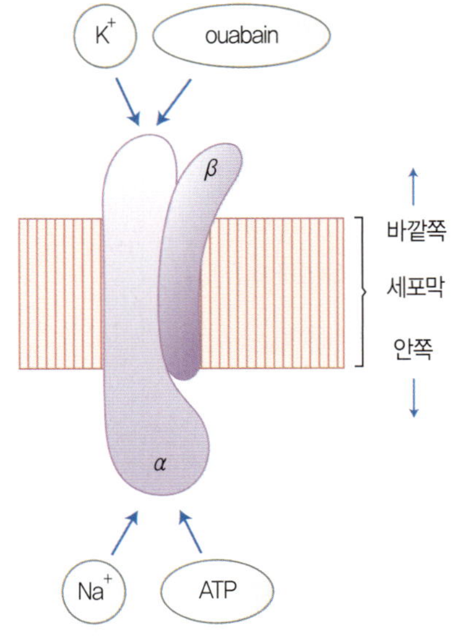

[그림 1-16] **Na-K ATPase의 모식도**

5. 근위요세관 공동운반체의 이상

앞에서 설명한 바와 같이 근위요세관 세포에는 각각의 물질 X에 대응하는 공동운반체(cotransporter)가 존재하고 있다. **그림 1-15**에는 하나의 공동운반체밖에 묘사되어 있지 않지만, 실제로는 재흡수되어야 할 물질의 종류만큼 공동운반체 수도 갖추어져 있으므로, 몇 십 종류나 되는 공동운반체가 세포 표면상에 자리잡고 있다. 이러한 모든 종류의 공동운반체가 갖추어지고 나서야 비로소, 근위요세관에서 물질의 재흡수가 가능해지는 것이다.

예를 들어, 물질 X가 포도당이라고 가정해 보자. 포도당과 결합하는 공동운반체가 존재함으로써 근위요세관에서의 포도당의 재흡수가 가능해진다. 만약 이 공동운반체가 결손되어 있거나 또는 정상적인 기능을 수행하지 못한다면 어떻게 될까? 포도당은 재흡수되지 않고 그대로 소변으로 배설되어 요당이 검출될 것이다. 이러한 모델로 생각할 수 있는 질환이 실제로 있다. **신장에서 포도당 재흡수가 장애를 받아 요당이 검출되는 질환을 "신장성 당뇨병"이라고 한다.**

이처럼 각 공동운반체의 이상에 따라 물질 X의 재흡수 장애를 일으키는 질환 중 대표적인 것을 **표 1-2**에 나타내었다.

Fanconi 증후군에서는 포도당, HCO_3^-, P^-, Cl^-, 요산, 아미노산 등이 재흡수되지 않고 소변으로 배설되어 버린다.

표 1-2에 나타낸 모든 질환이 Fanconi 증후군의 병태라고 생각할 수 있다. 근위요세관에서는 당이나 아미노산, ATP의 재료인 인 등 체내에서 필수적인 것이 재흡수되고 있는데, 호르몬이나 이뇨제의 영향은 그다지 받지 않는다. 그와 같은 것으로 영향을 받으면 이들 중요한 물질은 일정한 항상성을 유지할 수 없기 때문이다.

비정상적인 공동운반체에 결합하는 물질	질환명	소변에서 검출되는 것
포도당(glucose)	신장성 당뇨병	포도당
중탄산이온(HCO_3^-)	RTA type II	중탄산이온
인산이온(PO_4^{2-})	저인혈증성 구루병	인산이온
염소이온(Cl^-)	Bartter 증후군	염소이온
아미노산 { tryptophan / cystine	Hartnup병 cystinuria	아미노산
위의 모든 물질	Fanconi 증후군	위의 모든 물질

[표 1-2] 공동운반체의 이상으로 유발되는 질환

6. 간질로 나온 물질 X는 어떻게 혈관 속으로 흡수되는가?

앞에서 말한 바와 같이 Na^+은 나트륨펌프에 의해 능동적으로, 물질 X는 농도 차이에 의해 간질로 나오게 되는데, 이때 물도 함께 나온다. 근위요세관 세포는 물을 통과시키기 쉬운 세포이기 때문에, 물은 Na^+과 물질 X의 흐름과 함께 움직인다.

이렇게 해서 간질로 나온 다양한 물질들은 그대로 간질에 쌓이고 재흡수는 중지되어 버린다. 이들 간질에 쌓인 물질은 어떠한 기전으로 혈관 속으로 흡수되는 것일까?

혈관 속으로 물질을 모으는 힘은 교질삼투압에 있다. 사구체에서는 단백질이 여과되지 않는다. 따라서 사구체에서 나오는 혈액은 단백질 농도가 높고 끈적끈적한 혈액이다. 그것이 간질 내에 있는 혈관 속을 통과해 가는 것이다. 단백질 농도가 높기 때문에 발생하는 높은 삼투압은 간질에 쌓여 있는 다양한 물질을 물과 함께 혈관 속으로 빨아들이는 힘이 된다(**그림 1-17**).

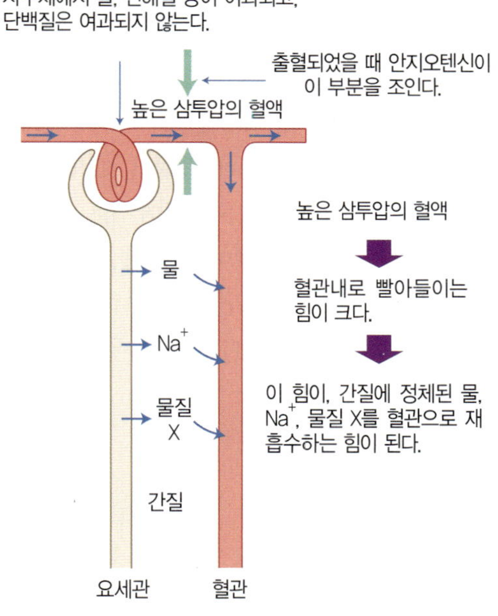

[그림 1-17] 혈관으로의 재흡수 기전

G-T balance에서 공부했듯이 **그림 1-17**은 사람이 출혈을 일으켰을 때 근위요세관의 재흡수가 더욱 증가된다는 것을 나타낸다. 여기에서 중요한 역할을 하는 것은 레닌-안지오텐신계이다. 출혈했을 때에는 신장혈류량이 저하되고 레닌 생산이 증가한다.

레닌 생산이 증가함으로써 안지오텐신 II가 생산된다. 이 물질에는 혈관을 조이는 작용이 있는데 수출세동맥보다 수입세동맥에서 강하게 작용한다. 호스를 출구에서 졸라매는 것과 같기 때문에 사구체내압은 증가한다. 따라서 신장혈류량이 저하되어 있어도 사구체 1개당 여과치 저하를 최소화 하려는 것이다(신장에서는 소엽간동맥에서 수입세동맥이 나와 사구체를 구성하고 사구체 고리에서 이어지는 수출세동맥은 요세관을 따라 혈관망을 형성하기 때문이다). 더구나 안지오텐신 II에 의해 수출세동맥이 조여지면 요세관과 평행하게 달리는 혈관의 압력이 저하되기 때문에 요세관에서 빨아들이는 힘이 증가한다. 사구체여과치 저하를 최소한으로 하려고 여과량을 증가시킴으로써 사구체에서 나가는 혈액은 단백질 농도가 더욱 높은 끈적한 혈액이 된다. 단백질 농도가 높기 때문에 발생하는 높은 삼투압은 간질에 쌓인 다양한 물질을 물과 함께 혈관 속으로 빨아들이는 힘이 된다.

7. 소변을 농축시키기 위해서는 어떻게 하는가?

사구체에서 여과된 직후의 원뇨의 삼투압은 혈장의 삼투압과 같은 정도인 300mOsm 정도이다. 다음의 근위요세관에서는 대량의 물과 용질이 재흡수된다. 만약 근위요세관에서 물만 재흡수되었다고 한다면 근위요세관을 완전히 통과한 후의 원뇨는 상당히 농축되겠지만 실제로는 용해되어 있는 물질도 함께 재흡수되므로 근위요세관을 통과한 후의 원뇨의 농도는 여과된 직후의 것과 비슷한 300mOsm 정도이다.

즉, 근위요세관에서는 대량의 물이 움직이는 것에 비해서 소변은 거의 농축되지 않는 것이다. 소변의 농축에 중요한 역할을 하는 것은 사실 다음에 이어지는 헨레고리(Henle's loop)이다.

헨레고리(Henle's loop)에는 하행각과 상행각이 있는데, 하행각에서는 물, 상행각에서는 NaCl만이 재흡수된다. 따라서 하행각을 내려가면 내려갈수록 물만이 재흡수되기 때문에 헨레고리(Henle's loop) 내의 농도는 높아져 머리핀 모양의 굴절부위에서 가장 진해지고, 수질의 심층부에서는 삼투압이 1,500mOsm(혈장의 5배)나 된다.

그 후 상행각을 올라감에 따라 이번에는 NaCl만이 재흡수되기 때문에, 헨레고리(Henle's loop) 내의 농도는 점차 묽어진다. 그리고 원위요세관으로 이행하는 높이에서는 다시 300mOsm 정도까지 되돌아간다 **(그림 1-18)**.

진하게 농축시킨 원뇨를 그대로 버리면 물의 낭비도 없으므로 더 나을 것 같은데 왜 다시 원뇨를 묽게 만드는 것일까?

사실 헨레고리(Henle's loop)는 원뇨를 진하게 농축시켜서 버리기 위해 이러한 일을 하고 있는 것은 아니다.

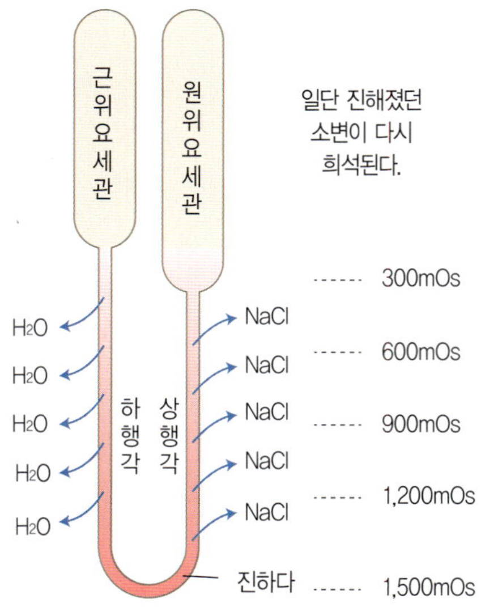

[그림 1-18] 헨레고리(Henle's loop)의 역할

확실히 헨레고리(Henle's loop) 내의 원뇨는 아래로 갈수록 진해지지만, 고리 내의 삼투압과 고리 외의 간질 부분의 삼투압은 균형이 잡혀 있기 때문에, 간질의 삼투압도 아래로 갈수록 높아진다. 즉 수질의 보다 깊은 곳으로 가면 갈수록 삼투압이 높아져 삼투압 차이가 발생하는 것이다. 그리고 이 간질에는 최후의 요세관인 집합관이 지나간다.

간질/사이질이라는 것은 요세관의 바깥쪽 공간을 가리키는데 삼투압은 깊은 곳일수록 높기 때문에 그 공간 속을 내려가는 집합관도 아래로 가면 갈수록 높은 삼투압의 공간에 둘러싸이게 된다. 즉 집합관을 흐르는 소변은 아래로 내려갈수록 주변 간질의 높은 삼투압에 의해 물을 빼앗겨 진해지게 되는 것이다. 요컨대 헨레고리(Henle's loop)의 역할은 삼투압 차이를 만드는 것이고, 실제로 소변이 농축되는 곳은 삼투압 차이가 나는 집합관 속인 것이다(**그림 1-19**).

더욱이 집합관(collecting duct)에는 "물의 이동통로"가 있다. 집합관에서의 물 투과성은 ADH(anti-diuretic hormone)에 의해 조절되고 있다.

ADH가 작용하면 집합관에서의 물 투과성은 증가하게 되어 집합관 속의 물은 간질의 삼투압 차이에 따라 밖으로 흡수되기 때문에 최종적으로 생성된 소변은 진해진다. 이것은 아쿠아포린(aquaporin)으로 알려진 단백질이 원위곡요세관의 관강쪽 세포막에 삽입됨으로써 가능해진다. 이들 단백질은 삼투압이 낮은 원위곡요세관 관강에서 삼투압이 높은 수질간질/속질사이질로 물의 이동을 촉진하여 농축된 최종 소변을 생성한다.

NaCl은 화학적 또는 전기적 차이에 반해서 재흡수된다. 반대로 ADH가 없는 경우에는 집합관의 물 투과성이 낮아, 집합관 속을 흐르는 물은 재흡수되지 않고 그대로 소변으로서 버려지게 되므로 소변의 삼투압은 낮아지는 것이다(**그림 1-20**).

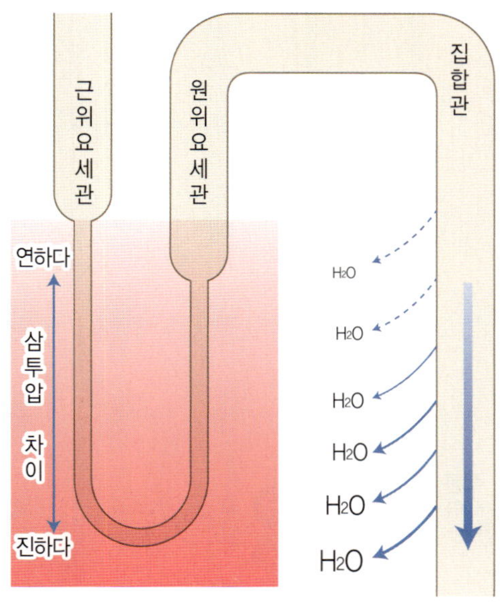

[그림 1-19] 소변 농축의 기전

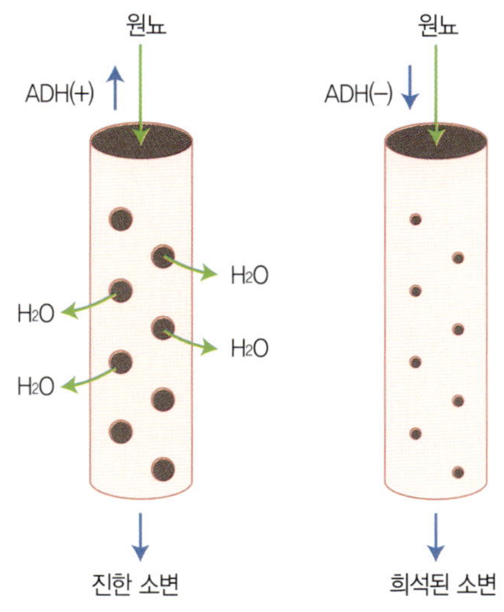

[그림 1-20] 집합관의 H_2O의 재흡수

8. K^+은 어떻게 조절되는가?

K^+은 우리의 몸속에 약 4,000mEq 있는데, 대부분은 세포내에 존재하고 있다. 보통 50~100mEq의 K^+을 매일 섭취하고 있지만, 그 90%는 소변으로 배설되고 있으며 나머지는 대변으로 배설된다. 이 K^+은 주로 신장의 피질집합관(cortical collecting tubule : CCT)에서 요중으로 배설되며, 사구체에서 여과된 K^+은 근위요세관에서 그 대부분이 재흡수된다. 원위요세관에 도달하는 K^+은 여과된 K^+의 5~10%에 지나지 않는다. 이 양을 계산해 보면, GFR=144ℓ/day, 혈장 중의 K^+ 농도=4mEq/ℓ로서 여과된 K^+=576mEq/day이므로, 그 5~10%에 해당되는 약 30~60mEq/day의 K^+이 원위요세관에 도달하고 있는 셈이 된다.

CCT는 원위요세관보다 훨씬 뒤쪽에 있지만, K^+의 섭취량이 적을 때에는 CCT에서 K^+의 재흡수가 일어나고, 반대로 K^+의 섭취량이 많을 때에는 CCT에서 K^+이 분비된다.

요중에 배설되는 K^+의 양은 하루에 섭취하는 K^+ 양의 90%이지만, 거의 같다고 가정했을 때, 보통의 경우, K^+의 섭취량은 50~100mEq/day이기 때문에, 그것에 상당하는 만큼 K^+을 배설하기 위해서는 원위요세관에 도달한 K^+의 양, 즉 약 30~60 mEq 외에 20~40mEq 정도의 K^+을 여분으로 더 배설해야 한다. 이것을 바로 CCT가 담당하고 있는 셈이다.

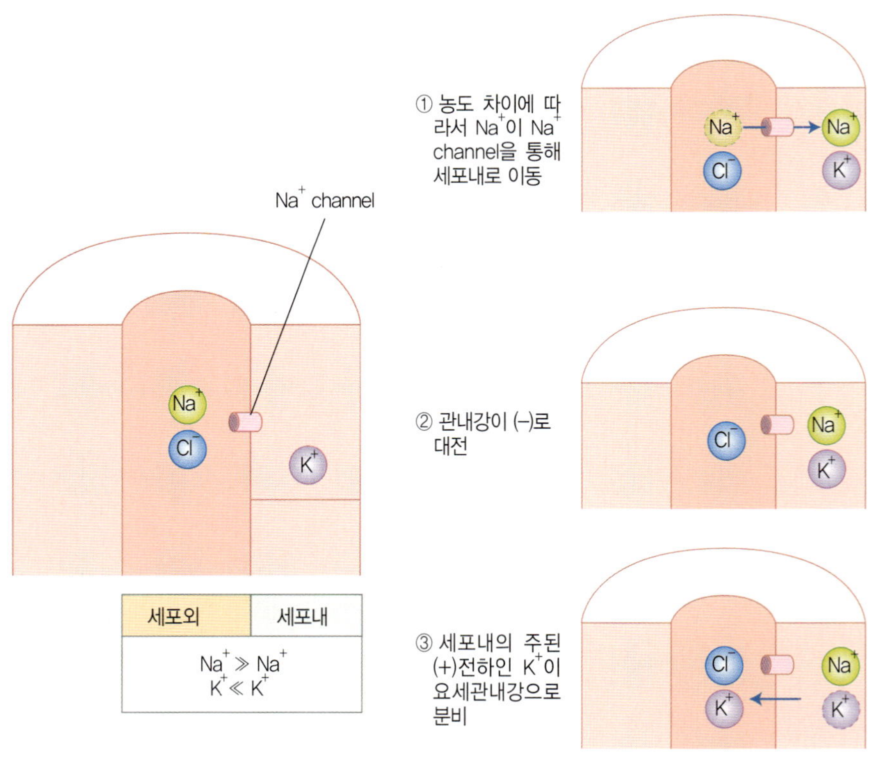

[그림 1-21] 피질집합관(CCT)에서의 Na^+− K^+ 교환

이와 같이 K^+이 요중으로 배설되는 것을 마지막으로 조절하는 것이 CCT인데, 어떠한 인자가 그것을 조절하고 있는 것일까?

위에서 설명한 것처럼 K^+의 섭취량은 K^+의 배설을 결정하는 인자의 하나이다. 많은 K^+을 섭취하면 그 만큼 많이 배설되고 적게 섭취하면 배설도 줄어든다. 또한 CCT에서의 K^+의 분비는 CCT를 통과하는 소변량과 Na^+의 양에 의해서도 조절을 받는다. CCT를 통과하는 소변량이 늘어날 때에는 동시에 많은 Na^+이 CCT를 통과하는데, 그러한 때에는 CCT로부터 K^+의 분비가 증가한다. 이것은 다음과 같은 기전으로 설명할 수 있다(**그림 1-21**).

CCT 세포에는 Na^+ channel이 있고, CCT를 통과하는 Na^+은 거기에서 세포내로 재흡수된다. 요중에는 Na^+과 Cl^-이 함께 흐르고 있기 때문에, Na^+만이 재흡수되면 요세관액 중에 Cl^-만이 남아 요세관액 중에 정체됨으로써 관내강 속은 음전하를 띠게 된다. 그러면 세포내의 주요 양이온인 K^+이 전기적인 힘에 의해 요세관내강으로 분비되게 되는 것이다.

알도스테론(aldosterone)이라는 호르몬도 CCT에서 K^+의 분비를 증가시킨다. 알도스테론은 부신피질에서 만들어지며 CCT 세포의 Na^+ channel을 증가시키는 작용이 있다. 그 결과, 더욱 많은 Na^+이 재흡수되게 되어, 요세관내는 보다 강한 음성으로 대전된다. 그리고 음성 전기에 끌려가듯이 대량의 세포내 K^+이 요세관내강으로 분비된다(**그림 1-22**).

또한 CCT에서의 K^+ 분비는 H^+에 의해서도 영향을 받지만, 그 작용은 급성과 만성이 다르고 복잡하기 때문에 상세한 설명은 생략하겠다.

중요한 것은 알도스테론의 작용에 의해 Na^+의 재흡수가 항진하고 K^+의 분비가 증가하지만 그 때에 H^+의 분비도 함께 증가하므로 대사알칼리증(metabolic alkalosis)이 된다고 하는 점이다.

지금까지 요세관의 재흡수를 중심으로 한 기능을 공부해 왔는데 전해질의 재흡수 및 분비에는 농도의 차이가 이용되고 있다. 전해질 이상을 생각할 때에는 체내의 전해질의 양이 아니라 농도를 우선 생각해야 한다.

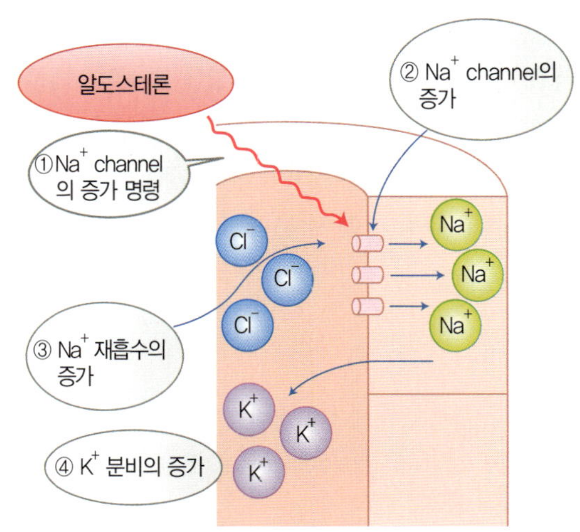

[그림 1-22] 알도스테론에 의한 Na^+ channel의 증가

2 신장의 내분비기능

신장의 주된 기능은 소변을 생성하는 것이지만, 신장은 내분비기관이기도 하다.

1. 레닌 Renin 의 분비

사구체로 들어가는 수입세동맥에 있는 JG cell에서는 레닌(renin)이라는 호르몬이 만들어진다. 레닌의 분비는 다음 세 가지에 의해 촉진된다.

- 혈압의 저하
- 저염식이
- 교감신경 자극(β－adrenergic)

레닌은 안지오텐시노겐(angiotensinogen)을 안지오텐신(angiotensin) I으로 바꾸는 효소이다. 따라서 레닌의 분비가 증가하면 안지오텐신 I으로의 변환도 증가한다.

안지오텐신 I은 다시 angiotensin converting enzyme(ACE)이라는 효소에 의해 안지오텐신 II로 바뀐다. 안지오텐신 II는 부신피질에 작용하여 알도스테론의 분비를 촉진한다. 앞에서 말한 바와 같이 알도스테론은 신장의 원위요세관에 작용하여 Na^+의 재흡수와 K^+, H^+의 분비를 증가시킨다. 따라서 결과적으로 레닌은 Na^+을 체내에 저류시켜 순환 혈액량을 늘리도록 작용한다.

이와 같이 생각하면 위에서 거론한 3가지의 분비 촉진인자의 의미도 이해할 수 있을 것이다. 즉 체내의 Na^+량을 줄이는 것(저염식이)과 순환혈액량의 감소가 레닌의 분비자극이 된다고 하는 것은 지극히 타당한 것이다. 또한 혈압이 낮아졌을 때에 교감신경계가 혈압을 올리려고 작용하는데, 이때 레닌도 함께 분비되면 보다 효과적으로 혈압을 올릴 수 있다. 이와 같이 생각하면 교감신경의 자극(β 작용)으로 레닌의 분비가 촉진된다는 것도 알 수 있다. 이처럼 레닌－안지오텐신(renin－angiotensin)계에 의한 내분비 시스템은 체액량을 유지하는 데 매우 중요한 작용을 한다**(그림 1－23)**.

레닌 분비에서 안지오텐신(angiotensin) II 분비까지의 과정과 안지오텐신 II의 작용을 renin－angiotensin(RA)계라 하고, 그 후의 알도스테론(aldosterone) 분비 및 알도스테론 작용을 포함해서 renin－angiotensin·aldosterone(RAA)계라고 한다.

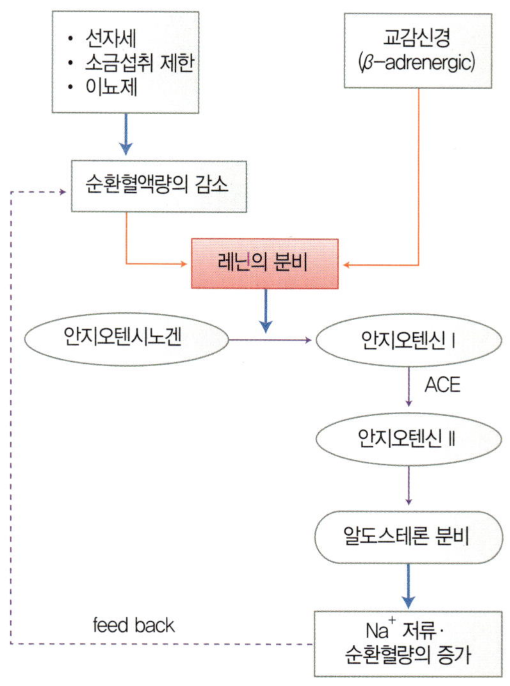

[그림 1-23] 레닌의 분비

2. 적혈구형성인자 Erythropoietin 의 분비

신장이 분비하는 또 하나의 호르몬으로는 적혈구의 생산을 높이는 작용을 하는 적혈구형성인자(erythropoietin)이 있다. 좀 더 자세히 말하면 골수 중의 전적혈모구나 적혈모구로 분화되는 것을 촉진하는 작용을 한다. 이러한 작용에 의해 최종적으로 성숙한 적혈구의 수도 증가하는 것이다.

각론에서도 공부하겠지만, 만성 신부전이라고 하는 병태에서는 신장의 배설 · 내분비의 기능이 상실된다. 따라서 만성 신부전에서는 에리트로포이에틴의 분비도 더 이루어지지 않기 때문에 적혈구수가 줄어들어 빈혈이 발생하게 된다.

3. 비타민 D의 활성화

신장에서는 비타민 D의 수산화가 이루어진다. 비타민 D가 이 수산화를 받으면 활성형으로 바뀌어 본래의 비타민 D로서의 작용을 발휘하는 상태로 바뀐다. 따라서 신장은 비타민 D의 작용을 조절하는 중요한 장기라고 말할 수 있다. 신장이 스스로 비타민 D를 활성화하는 것이 아니고, 신장에 '비타민 D를 활성화 하라'는 명령을 하는 주요 인자는 PTH (parathyroid hormone)이다.

PTH는 부갑상선에서 분비되는 호르몬인데, 신장에 작용하여 비타민 D의 활성화를 촉진하는 작용을 한다.

Ⅱ 신장의 검사방법

신장질환의 검진을 위해 사용되는 검사로는 다음과 같은 것이 있다.

A. 신장 기능검사
1. 청소율(clearance)의 개념
2. 사구체 기능검사
3. 신장혈류량검사
4. PSP 배설시험

B. 소변검사

C. 혈액화학검사

D. 방사선학적검사

E. 개별 신장기능검사

F. 신장생검

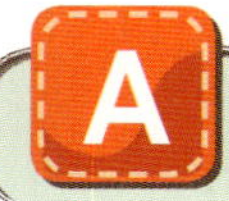

신장 기능검사 Renal function test

신장기능은 신장혈장유량(renal plasma flow : RPF), 사구체여과율(glomerular filtration rate : GFR), 근위요세관 기능, 원위요세관 · 집합관 기능으로 평가되며, 각각의 기능을 반영하는 검사가 있다. 임상적으로는 GFR이 신장기능의 지표로서 많이 이용된다.

청소율 Clearance 의 개념 (그림 2-1)

청소율(clearance)의 개념은 간단하게 다음과 같이 표현할 수 있다.

1분간에 요중으로 배설되는 어떤 물질을 공급하는 데 필요한 혈장량

앞에서 열거한 것처럼 신장 기능검사에는 다양한 것들이 있다. 신장 기능검사를 위해 사용되는 물질의 흡수 · 분비 기능이 네프론(신장단위)의 각 부위에서 점차 명백해짐에 따라 다양한 신장 기능검사가 가능하게 되었다.

예를 들어 사구체의 기능검사에 이용되는 물질은 사구체에서만 여과되는 물질로, 그 외의 부

위에서는 아무런 영향을 받지 않는다. 따라서 그 물질의 동태를 조사해 보면 역으로 사구체의 기능을 알 수 있게 되는 것이다.

청소율은 다음과 같이 계산한다.

$$\text{어떤 물질의 } C(\text{clearance}) = \frac{U \times V}{P}$$

U : 어떤 물질의 요중 농도
V : 단위 시간당의 오줌량
P : 어떤 물질의 혈중 농도

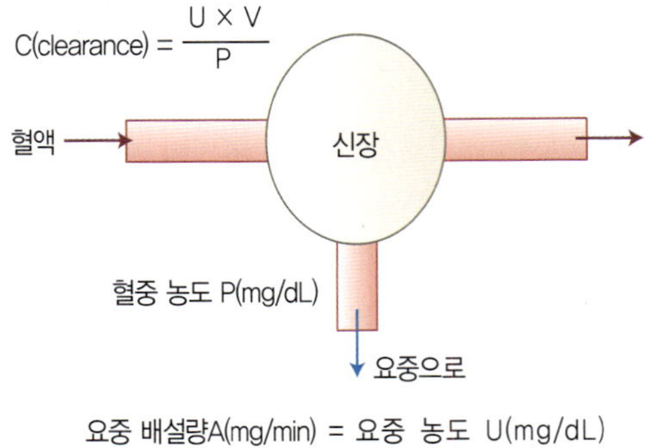

[그림 2-1] **청소율(clearance)의 개념**

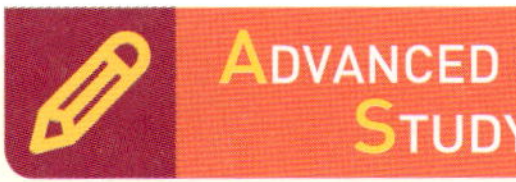

신장 기능검사

사구체/토리 기능검사 Glomerular function test

사구체의 여과기능을 나타내는 중요한 지표로서 사구체여과율(glomerular filtration rate : GFR)이 있다. GFR의 정상치는 약 100mL/min이다. 즉, 1분 동안에 약 100mL의 혈장이 사구체에서 여과된다.

GFR을 알기 위해서는 역시 앞에서 말한 청소율이 도움이 된다. 그럼 어떤 성질을 가진 물질의 청소율을 조사하면 GFR을 알 수 있을까?

앞의 식을 조금 바꾸어 보면 알 수 있다.

$$C = \frac{U \times V}{P} \quad \rightarrow C \times P = U \times V \quad P$$

U×V는 앞에서 설명한 것처럼 요중에 배설된 물질의 양이다. 그러나 이 배설량의 성분을 분석해 보면 다음과 같은 식이 된다(**그림 2-2**).

$$U \times V = \text{사구체여과율} - \text{재흡수량} + \text{분비량}$$

사구체에서 여과된 양의 전부가 요중으로 버려지는 것이 아니라, 도중에 요세관에서 재흡수되거나 또는 역으로 요세관 속으로 분비되거나 해서, 최종적으로 요중 배설량이 결정되는 것이다. 따라서 사구체에서는 완전하게 여과되지만, 요세관에서는 전혀 재흡수도 분비도 되지 않는 물질, 즉

재흡수량 = 분비량 = 0

이 되는 물질을 이용하면 그 물질의 청소율을 계산함으로써, GFR을 알 수 있게 되는 것이다. 이와 같은 물질을 glomerular substance라고 한다.

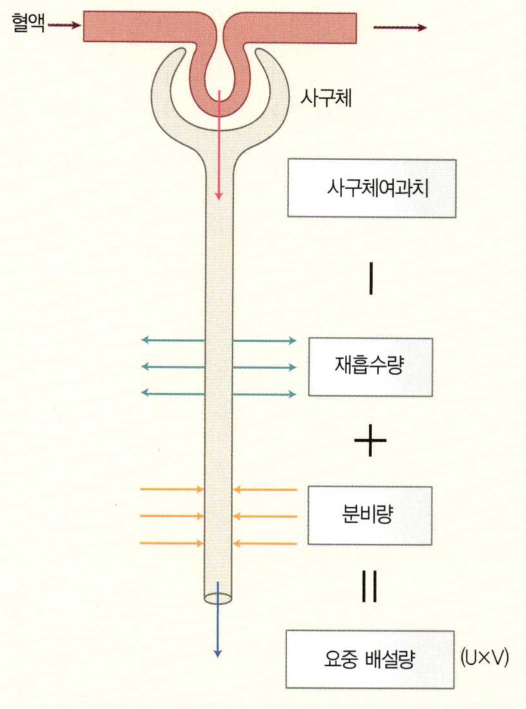

[그림 2-2] Glomerular substance의 개념

신장 혈류량 검사

신장 혈류량(renal plasma flow : RPF)은 단위시간(1분간)당 양쪽 신장에 유입되는 혈장량을 나타낸다.

파라아미노마뇨산(paraaminohippurate : PAH)을 이용하는 PAH 청소율(CPAH)은 RPF의 지표가 된다.

신장 혈류량은 1회의 신장순환에 의해 혈중에서 100% 제거되어, 모두가 요중으로 배설되는 물질의 청소율을 구하면 된다. 앞의 **그림 2-2**에서 재흡수량=0이라고 하면 된다.

PSP 배설시험

PSP(phenolsulfonphthalein)는 생체에 무해한 적색 색소로 옛날부터 신장기능 검사 중에서도 가장 손쉽게 행할 수 있는 선별검사(screening test)의 시약으로서 사용되었다. 최근에는 좀 더 민감한 검사가 개발되었고 또한 신장기능의 지표로서 크레아티닌 청소율이 보급됨에 따라 사용하지 않게 되었다.

근위요세관 기능검사 Proximal tubular function test

PSP 배설시험도 일종의 근위요세관 기능검사이지만, 앞에서 말한 바와 같이 15분치는 RPF와 깊은 연관이 있으므로, 이 항목과 나누어서 설명하기로 한다. 근위요세관 기능검사로서 특이성이 높은 것으로는 요중 β_2-microglobulin치와 요중 NAG(N-acetyl-β-D-glucosaminidase)치 및 α_1-microglobulin치가 있다.

1. 요중 β_2-microglobulin값

저분자 혈장단백질인 β_2-microglobulin은 분자량 11,800으로, 사구체(토리)에서 여과된 후 99.9%가 근위요세관에서 재흡수된다. 따라서 β_2-microglobulin이 요중에 다량으로 배설되면 근위요세관의 기능저하를 나타낸다. 정상치는 약 100μg/day이다.

요중 β_2-microglobulin 배설이 증가를 보이는 질환으로서는 다음과 같은 것들이 있다.

① Fanconi 증후군
② Wilson 병
③ 항생제(특히 aminoglycoside계)의 부작용
④ Cd · Hg 중독

2. 요중 NAG값

NAG(N－acetyl－β－D－glucosaminidase)는 분자량 약 14만의 리소좀(lysosome)에서 유래한 효소이다. 신장의 근위요세관 상피세포내와 전립선에 고농도로 존재한다. 요중 NAG는 주로 근위요세관에서 유래한 일탈 효소라고 생각되며, 요세관이 장애를 받으면 세포내로부터 흘러나가 요중에서 높은 수치를 나타내게 된다. 요세관 장애의 조기 발견에 유용하지만, 사구체 장애시에도 증가한다. 정상치는 7U/ℓ 이하(요중)로, 이것보다 높은 수치는 물론 비정상이지만, 2U/ℓ 이하도 비정상적으로 낮은 수치이다. 요중 NAG치가 이상을 나타내는 경우를 **표 2-1**에 정리하였다.

특히 요중 NAG가 높은 수치를 초래하는 원인으로서 약인성 신장장애가 중요하다. **표 2-2**에 거론한 약제가 요세관장애 등을 일으켜 요중의 NAG를 상승시키는데 이 중에서 특히 중요한 것은 aminoglycoside계 항생제와 비스테로이드계 항염증제(NSAIDs) 두 가지이다.

높은 수치	낮은 수치
① 요세관장애를 일으키는 질환 • 선천성 요세관 질환 (Fanconi's syndrome, Wilson's disease) • 약인성 신장질환 • Myoglobinuria • Rhabdomyolysis • 악성 증후군 • Malignant hyperthermia • Hemoglobinuria • Myeloma • 간질성 신장염 (interstitial nephritis) ② 사구체장애를 일으키는 질환 • 사구체신염 활동기 • 신증후군 • 이차성 사구체질환 (SLE, DM, amyloidosis)	신장실질 세포가 감소·소멸되는 질환 • 만성·급성 신부전 • 급성 요세관괴사

[표 2-1] 요중 NAG가 이상 수치를 나타내는 질환

항생제	aminoglycoside계, penicillin계, cefem계, polypeptide계, 변성 tetracycline
항균제	quinolone계, new quinolone계
항암제	cisplatin, adriamycin, mitomycin C
항류마티스제	염화금산나트륨, penicillamine, probenecid
항염증제(NSAIDs)	phenacetin, salicylate, indomethacin
중금속(환경오염)	수은, 카드뮴, 비소
조영제	요오드제
기타	Parathion(농약), paraquat(제초제), ethyleneglycol, 브롬산칼륨(콜드파마액), tetraethylene

[표 2-2] 요중 NAG에 이상을 일으키는 약제

원위요세관 기능검사 Distal tubular function test

원위요세관 기능검사로서 대표적인 Fishberg 농축시험에 대해서 살펴보겠다. 원리는 피검자를 수분 결핍상태로 두었을 때 어느 정도 소변이 진해지는가를 살펴보는 간단한 검사이다. 뇌하수체 후엽에서 분비되는 ADH(항이뇨호르몬)는 원위요세관 피질부분 및 집합관에 작용하여 수분의 재흡수를 항진시킨다.

이 Fishberg 농축시험은, 피검자의 ADH계는 일단 정상이라고 간주하고, 수분 결핍시에 뇌하수체로부터 분비되는 ADH의 증가에 대한 신장농축체계의 반응성을 측정하는 것이다.

요산성화 기능검사

대표적인 것에는 염화암모늄 부하시험과 중탄산 배설률시험의 두 가지가 있다. 이 두 가지 시험은 모두 RTA(renal tubular acidosis : 신장요세관성 산증)의 감별에 유용한 검사이다. 이 시험의 정의와 목적은 RTA의 병태를 이해하지 못하면 납득하기 어려울 것이다. 그래서 간단하게 RTA의 병태생리에 대해서 살펴본 다음 요산성화 기능검사의 의미에 대해서 설명하겠다.

RTA라는 병은 요세관이 원인이 되어 대사산증을 일으키는 질환이다. 그러면 어떠한 기전으로 대사산증이 되는 것일까?

그것은 신장에서의 재흡수, 분비의 역할과 매우 관계가 깊다. 신장은 산, 염기의 평형을 유지하기 위해 H^+을 분비하고, 염기인 중탄산이온(HCO_3^-)을 재흡수하는 기능이 있다. 그러므로 다음과 같은 두 가지의 기전을 생각할 수 있다.

H^+의 분비가 불가능
or → 대사산증
HCO_3^-의 재흡수가 불가능

전자는 H^+이 체내에 쌓이기 때문에 산증이 된다. 또 후자는 혈중으로부터 HCO_3^-이 계속 배설되기 때문에 혈중의 염기가 줄어들고 산을 중화시키는 것이 없어지기 때문에 상대적으로 산이 상승하여 산증을 일으킨다. 전자인 H^+이 직접 쌓이는 형태를 RTA type I (원위요세관성 산증), 후자인 HCO_3^-의 재흡수가 장애받는 형태를 RTA type II(근위요세관성 산증)라고 한다 **(그림 2-3)**.

그러면 신장의 어느 곳에서 H^+을 분비하고 또, HCO_3^-을 재흡수하는 것일까? **그림 2-3**에 나타나 있는 것처럼 H^+의 분비는 원위요세관에서 이루어지고 HCO_3^-의 재흡수는 근위요세관에서 이루어지고 있다.

1. 염화암모늄(NH_4Cl) 부하시험

NH_4Cl은 물에 녹으면 산성을 나타내는 물질이다. 요컨대, NH_4Cl을 부하한다는 것은 H^+을 부하한다는 것과 같은 의미이다. 정상인이라면 H^+을 부하해도, 단시간 안에 요중으로 배설이 가능해진다. 따라서 NH_4Cl을 경구 섭취한 다음에 배설되는 소변을 채취해 pH를 측정하면 저하되어 있는 것을 알 수 있다. 보통 2~8시간 후의 채뇨에서, 소변 pH가 5.3 이하

가 되는 것이 정상이다.

이 부하시험이 RTA의 type I 및 type II의 감별에 유용하다. 왜냐하면 앞에서 말한 것처럼 type I은 H^+ 자신의 분비가 장애를 받고 있기 때문에 소변을 산성화할 수 없는데 비해, type II는 H^+의 분비가 가능하기 때문에 NH_4Cl이 부하되어도 일단은 소변을 산성화할 수 있기 때문이다.

2. 중탄산(HCO_3^-) 배설률시험

중탄산 이온의 요중 배설률을 조사하는 시험이다. 당연히 type II(근위형)에서는 배설률이 높고, 반대로 type I(원위형)에서는 정상 범위이다. 왜냐하면 type I에서는 근위요세관에서 HCO_3^-의 재흡수가 정상이기 때문이다. 구체적인 계산방법은 다음과 같다.

$$\text{중탄산배설률} = \frac{\text{배설된 } HCO_3^-}{\text{여과된 } HCO_3^-} \times 100 = \frac{\dfrac{\text{요량} \times U_{HCO_3^-}}{\text{요량} \times U_{Cr}}}{P_{Cr}} \times P_{HCO_3^-} \times 100 = \frac{U_{HCO_3^-} \times P_{Cr}}{U_{Cr} \times P_{HCO_3^-}} \times 100$$

방법으로는 $NaHCO_3$(중조) 4~6g을, 3일간 복용시켜 혈중 HCO_3^-이 25mEq/ℓ인 것을 확인한 다음에 요중 HCO_3^-($UHCO_3^-$) 및 요중·혈중 크레아티닌(UCr, PCr)을 측정한다. 정상인 및 원위형에서는 3% 이하인데 비해 근위형에서는 10% 이상이 된다. 이상을 정리하면 **그림 2-3**과 같다.

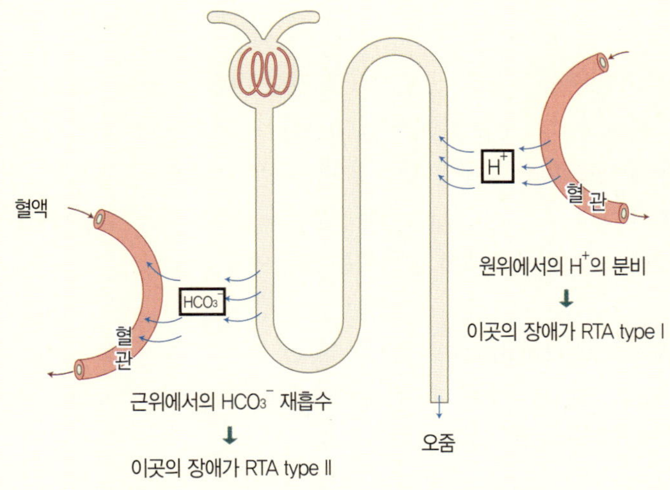

	RTA type I	RTA type II
NH_4Cl 부하시험	소변 pH가 알칼리성을 유지(pH 6.5 이상)	소변 pH가 산성화(pH 5.3 이하)
HCO_3^- 배설률시험	3% 이하(HCO_3^-의 재흡수)	10% 이상(HCO_3^-이 요중으로 누출)

[그림 2-3] 신장요세관성 산증(RTA) type I과 type II

B 소변검사 Urinalysis, urine examination

소변검사는 환자에게 주는 고통도 적고 간편할 뿐만 아니라 비용도 저렴하다. 또한 다양한 전신질환의 판정에 유용하므로 매우 중요한 검사이다.

채뇨의 종류와 방법

소변검사의 결과를 정확하게 해석하기 위해서는 채뇨의 종류와 방법을 파악해서, 적절히 선택할 필요가 있다.

채뇨 후에 실온에 장시간 방치하면 세균 증식, pH변화, 염류의 석출 등 변화를 초래하기 때문에 적어도 1시간 이내에 검사를 실시한다.

1) 채뇨의 종류

① **아침뇨**(morning urine)

② **수시 뇨**(spot urine)

③ **24시간 뇨**(twenty – four – hour urine)

2) 채뇨방법

이른 아침에 배설되는 소변은 농축되어 있어 검사에 가장 적합하지만, 그것을 병원으로 가지고 가야 하므로 실제로 검체로 쓰기에는 제한이 있다. 따라서 흔히 사용하는 방법은 중간뇨 채뇨법으로서 배뇨의 처음 부분을 버림으로써 요도 및 외음부의 이물질 혼입을 막는다. 이보다 약간 힘들긴 하지만 유용한 방법으로는 Thompson의 2분배뇨시험이라는 것이 있는데, 이것은 소변을 처음과 중간의 2번에 나누어 채취해서 검사하는 방법이다.

① **자연배뇨**(spontaneous micturition)

채뇨 컵에 자연배설한 소변을 채취한다. 검사목적에 따라 중간뇨(midstream urine)나 2컵 분량의 소변을 채취하는 경우도 있다.

② **카테터뇨**(catheterization)

카테터를 요도에 삽입하여 방광뇨를 채취한다. 하부요로에 통과장애가 있는 경우에 실시한다.

③ **방광천자뇨**(bladder puncture)

치골/두덩뼈 위에서 방광을 천자해 방광뇨를 채취한다. 영유아에서 무균적으로 채뇨하는 경우에 실시한다.

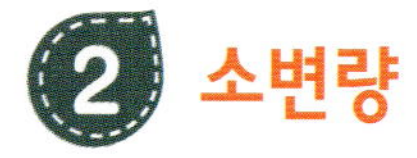

2 소변량

정상치는 성인의 경우, 1,000~1,500mL/day로, 1mL/kg체중/시간이고 소아의 경우, 1~6세는 300~1,000mL/day, 6~12세는 500~1,500mL/day이다. 소변감소증은 400mL/day 이하, 다뇨는 2,500mL/day 이상이다.

Ⅱ

플러스 코너

1. 소변량의 이상

① 다뇨(polyuria)

다뇨는 소변량이 증가한 상태로, 구갈중추나 바소프레신(항이뇨호르몬[ADH]), 신장에서의 수분재흡수 등에 의해서 조절되는 수분의 균형장애에 의해 발생한다. 소아에서는 대략 2,000mL/일 이상을 다뇨라고 한다. 하루 중, 야간(취침 후~기상)의 소변배설이 증가(야간 소변량 비율이 20~33%이상)하는 것을 야간 다뇨라고 한다.

② 핍뇨 · 무뇨(oliguria · anuria)

핍뇨 · 무뇨란 신장에서의 소변생산 저하나 상부요로의 폐쇄 등에 의해 소변량이 감소된 상태로, 수분의 저류, 불필요한 대사산물의 축적, 전해질 균형의 상실 등을 초래한다.

핍뇨 · 무뇨의 원인은 신전성/앞콩팥성(신장혈류량의 저하가 원인), 신성/콩팥성(신장실질의 장애가 원인), 신후성/뒤콩팥성(상부요로의 폐쇄가 원인)으로 나뉜다.

핍뇨 · 무뇨는 급성 신부전(acute renal failure : ARF) 증상의 하나로, 조기에 치료를 시작하는 것이 중요하지만, 원인에 따라 치료법이 다르기 때문에 병력에 관한 정보나 신체소견을 고려하여 감별을 실시한다. 요도(하부요로)의 폐쇄에 의한 소변량의 감소는 소변정체(urinary retention)로서, 핍뇨 · 무뇨와는 구별된다.

3 소변의 특징

1) 색

열은 황색이 정상이다(표 2-3).

2) 혼탁

정상이라면 혼탁하지 않다. 혼탁뇨를 보았을 때에는 이상이 있는 것이므로 원인을 감별해야 한다. 방법은 **그림 2-4**의 flow-chart에 나타나 있다.

요산은 열을 가하면 소실된다는 것을 우선 기억하자. 인산염과 탄산염 등 아세트산보다 약산으로 형성된 염은 아세트산 쪽이 강하기 때문에 용해되지만, 그보다 강한 옥살산염은 녹지 않는다. 따라서 옥살산염은 더 강한 염산에 녹는다.

담황색, 혼탁 없음(투명)	• 정상 소변
무색투명	• 희석뇨
황갈색	• 농축뇨 • 빌리루빈뇨 등
적색~적갈색	• 혈뇨(육안적 혈뇨, macroscopic hema-turia) • 헤모글로빈뇨(hemoglobinuria) • 미오글로빈뇨(myoglobinuria) • 포르피린뇨(porphyrinuria) 등
암갈색	• 메트헤모글로빈뇨(methemoglobinuria)
녹색	• 비타민 B_2 투여 • 세균뇨(bacilluria) 등
청색	• 에반스블루(Evans blue) 투여(림프관 조영)
혼탁	• 세포성분이나 염류의 존재(고름뇨 등)

[표 2-3] 소변의 육안적 소견

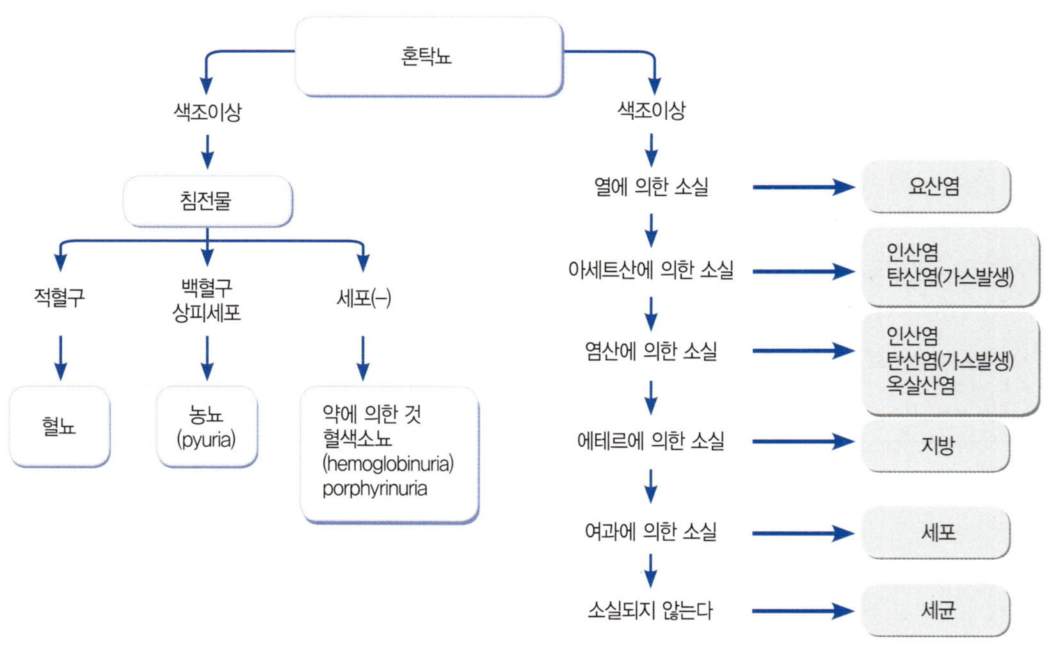

[그림 2-4] 혼탁뇨의 원인 감별

4 요침전물 Urinary sediment

소변을 1,500rpm에서 5분간 원심분리하면 침전물을 얻을 수 있는데 이것을 **요침전물**이라고 한다. 요로계의 병변부위, 활동성을 알 수 있는 가장 간단하고 확실한 방법이다.

1) 적혈구

- 정상치는 0~1개/HPF이다 (HPF는 400배 1시야).
- 2개 이상이면 현미경적 혈뇨이다.
- 5개 이상이면 시험지법에서 양성으로 나온다.

육안적 혈뇨의 경우는 정상치보다 적혈구의 혼입이 많아, 소변 1,000mL에 대해 혈액 1~2mL, 즉 0.1~0.2%의 혼입이 나타난다.

2) 백혈구

- 정상치는 1~2개/HPF이다.

백혈구가 혼입된 소변을 농뇨(pyuria)라고 하는데, 요중 백혈구수가 많을 때에는 세균이 함께 발견되는 경우가 많다.

3) 상피세포

- 정상치는 수 개/HPF이다.

주로 요세관에서 유래되는 상피세포가 요중에 나타나는데 정상에서도 몇 개는 나타난다. 그러나 그 수가 증가되어 있을 때는 사구체신염(토리콩팥염)과 신우신염(깔때기콩팥염)을 생각할 수 있다.

4) 원주 Cast

- 정상치는 0개/HPF이다.

원주란 원위요세관에서 분비되는 Tamm-Horsfall mucoprotein과 소량의 혈장 단백질을 기질로 하고, 요세관 또는 집합관강을 주형으로 해서 다양한 물질, 세포가 봉입된 것이다.

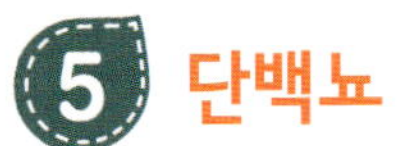

5 단백뇨 Proteinuria

단백뇨란 요단백의 배설량이 증가(150mg/일 이상)된 상태를 말한다.

정상에서는 하루에 50~100mg 정도의 단백뇨가 나온다. 150mg 이상이면 유의해야 한다.

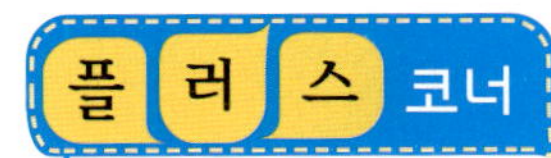

2. 생리적 단백뇨 Physiological proteinuria

신장에 기질적인 이상은 보이지 않으나 일과성 또는 가역적으로 단백뇨가 나타나는 것을 생리적 단백뇨라고 한다. 기능성 단백뇨와 체위성 단백뇨가 있다.

기능성 단백뇨	• 격렬한 운동이나 발열, 스트레스 등에 의해 단백뇨가 나타나는 경우가 있다. • 혈행동태의 변화에 의해 혈장단백의 여과량이 증가함으로써 단백뇨가 생기는 것으로 보인다.
체위성 단백뇨	• 선 자세에서 단백뇨가 보이는 경우가 있다(기립성 단백뇨). • 앞굽힘 자세(lordotic position)에서 단백뇨가 보이는 경우가 있다(전만성 단백뇨). • 신장정맥의 압박에 의한 신장울혈이나 신장혈관의 연축에 의한 것으로 생각된다.

[표 A] 생리적 단백뇨의 종류와 원인

6 혈뇨

1) 개념

신장 또는 요로의 출혈에 의해 많은 적혈구가 혼재된 소변을 혈뇨라고 한다.

혈뇨가 나타나면 신장장애 또는 요로출혈을 생각할 수 있으며, 원인을 찾기 위한 정밀검사가 필수적이다.

2) 분류

① 육안적 혈뇨

다량의 적혈구의 혼재로 소변이 붉은색~갈색을 띤다. 소변 1000mL 중 1mL 이상의 혈액이 혼재되면 육안적 혈뇨가 된다.

② 현미경적 혈뇨

요침전물의 현미경 관찰에서 적혈구를 5개 이상 볼 수 있으면 현미경적 혈뇨이다.

정상에서는 ≦4개/HPF 인 데에 비해, 현미경적 혈뇨에서는 ≧5개/HPF 이다.

사구체성 혈뇨에서는 요침전물에서 변형 적혈구나 적혈구 원주가 많이 보인다.

3) 원인

혈뇨의 원인에는 신장실질(사구체, 요세관 · 간질) 유래, 요로 유래, 전신성 혈액응고이상 등이 있다(**표 2-4**).

돌발적인 육안적 혈뇨가 보이는 경우에는 호두까기증후군(nutcracker syndrome) 등의 혈관병변을 고려하여 영상검사를 중심으로 검사한다.

4) 검사

시험지법에서 요잠혈 양성을 나타낸 경우, 요침전물검사에서 적혈구의 수나 형태를 평가해서 원인검사를 실시한다.

원인	병변
혈관병변	• 호두까기증후군(nutcracker syndrome) • 신장동정맥자루 등
요로 유래	• 결석, 외상, 감염, 종양 등
전신성 혈액응고 이상	• 혈전성 혈소판감소성 자반병(thrombotic thrombocytopenic purpure : TTP) • 혈우병
기타	• 이동신장(hypermobile kidney) 등

[표 2-4] **혈뇨의 원인**

Ⅱ

플러스 코너

3. 농뇨(고름뇨)

요침전물에서 백혈구가 5개/HPF 이상 나타나면 농뇨라고 한다.

육안적 소견에서 혼탁뇨를 볼 수 있는 경우도 많으며, 시험지법으로 스크리닝할 수도 있다. 육안적 소견에서 농뇨는 희뿌옇게 보이는데(혼탁뇨), 고도의 농뇨는 자연방치하면 침전물(피브린과 백혈구)이 생긴다.

농뇨는 요세관간질 신장염, 요로결석, 요로감염증, 요로종양 등에서 볼 수 있다. 세균뇨를 동반하지 않은 농뇨를 무균성 농뇨라고 하는데, 이 경우 결핵균(마이코박테리움)이나 클라미디아 등의 감염을 의심한다.

플 러 스 코너

4. 세균뇨

정상 뇨보다 많은 세균이 나타나는 뇨를 세균뇨라고 한다. 농뇨, 세균뇨, 요로감염증상이 나타나면 요로감염증이라고 진단한다. 시험지법이나 요침전물에 의해 농뇨가 확인되었을 때 도말표본으로 각종 염색이나 정량 배양검사를 실시하여 세균뇨가 확인되면 다시 원인균을 분류한다.

정량 배양검사에서는 혈액한천배지 등으로 소변 1μL를 배양해서 얻은 콜로니(균의 집락)의 수로 소변 1mL 속의 세균 수(CFU/mL)를 산출한다.

한 개의 콜로니는 하나의 균체에서 유래하기 때문에 콜로니를 헤아림으로써 검체 속의 균체 수를 알 수 있다. 카테터뇨는 혼입되는 균이 적기 때문에 104 CFU/mL라도 의미있는 세균뇨로 본다.

5. 요잠혈 평가의 주의점

시험지법에서의 요잠혈 반응은 적혈구 속의 헤모글로빈 페록시다제(peroxidase) 모양 활성을 이용해 적혈구를 검출한다. 요잠혈 반응에서는 적혈구 속의 헤모글로빈뿐만 아니라, 분리된 헤모글로빈이나 미오글로빈 등에도 반응해 양성을 나타낸다. 요잠혈 반응뿐 아니라, 시험지법에서는 피험자의 상태나 검사 시의 요인으로 인해 위양성이나 위음성을 나타내는 일이 있기 때문에 주의가 필요하다.

위양성	위음성
요잠혈 양성 / 혈뇨 없다	요잠혈 음성 / 혈뇨 있다
• 헤모글로빈뇨 • 미오글로빈뇨증 • 저장뇨 • 정액의 대량 혼입 • 농뇨 • 알칼리뇨 • 세균뇨	• 아스코르빈산(비타민 C) 등 환원성 물질의 존재 • 고비중뇨(고도의 단백뇨, 조영제) • 약제(ACE 저해제)

[표 A] 시험지법의 요잠혈 반응에서의 위양성과 위음성

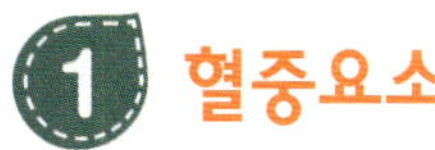

혈액화학검사

Ⅱ

혈액화학검사는 신장기능장애의 정도와 신장장애 시의 대사이상을 알기 위해 실시한다.

1 혈중요소질소 BUN

1) BUN의 구조

혈중요소질소(blood urea nitrogen : BUN)는 혈액 중의 요소에 함유된 질소량을 말한다. 요소는 섭취한 단백질이나 조직분해물의 최종 대사산물로 신장사구체에서 여과된 후 요세관에서 약 50%가 재흡수되고 나머지는 요중으로 배설된다. 요소는 아래의 구조식으로 표현된 물질이다. 요소 1분자 중에는 2분자의 암모니아 잔기(residue, radical)가 포함되어 있다.

$$
\begin{array}{c} O \\ \| \\ H_2N - C - NH_2 \end{array}
$$

암모니아는 생체에서는 유독한 물질이지만 요소의 형태가 되면 독성이 줄어든다.

2) 아미노산과 BUN

BUN값의 증감에 영향을 주는 인자를 생각해 보기로 하자. 우선 첫 번째는 원료가 되는 아미노산이 늘어난 경우이다. 식사의 대량 섭취, 특히 **단백질이 풍부한 식사**를 계속하면 원료인 아미노산이 증가한다. 그러나 병과 더욱 관계가 깊은 것은 **소화관 출혈**이다.

3) 이화와 BUN

이화라고 하는 것은 간단히 말하면, 자신이 자신을 먹고 있는 상태를 말한다. **영양불량** 상태가 오래 지속되거나, 이화촉진 작용이 있는 **스테로이드 제제**를 사용하면 이화작용이 진행된다.

생체는 에너지원인 탄수화물이 고갈되면 먼저 근육에 있는 단백질을 녹여서 아미노산으로 바꾸어 간으로 보내고, 간에서 다시 그것을 탄수화물로 바꾸어 전신으로 공급한다. 이것이 이화의 항진이며 BUN이 상승하는 기전인 것이다.

단백질의 과잉섭취와 **영양불량**, 기아와 같은 얼핏보면 정반대의 요인들이 모두 BUN의 상승을 일으킨다는 점은 매우 흥미롭다.

4) 신장과 BUN

세 번째로 생각할 수 있는 인자는 신장기능이다. BUN은 신장에서 배설됨으로써 감소하지만, 신장기능이 장애를 받으면 배설이 되지 않아 BUN은 상승한다.

이상을 정리해 보면 알 수 있듯이, BUN은 신장기능의 영향만 받아 증감하는 인자가 아니라, 그 외에도 소화관 출혈, 식이, 이화작용의 영향을 강하게 받음으로써 변동하기 때문에 신장기능장애를 직접 반영하는 인자라고 하기는 어렵다.

혈청크레아티닌 Serum creatinine : SCr

크레아티닌은 근육 속에 존재하며 에너지원이 되는 크레아틴(creatine)의 대사산물이다.

크레아틴에서 1분자의 H_2O가 떨어져나가면 크레아티닌(creatinine)이 된다. 혈청 크레아티닌 (SCr)의 농도는 신장기능과 근육량에만 의존하고, 식사와 소변량에는 영향을 받지 않는다는 특징이 있다. 또한 개인차는 있지만, 한 개인에서는 거의 일정하기 때문에(물론 근육이 갑자기 증가하는 경우는 예외이지만) 신장기능 상태의 변동을 발견하는 데에 유용하다.

혈청 크레아티닌의 정상치는 다음과 같다.

- 남성 : 0.61~1.04mg/dL
- 여성 : 0.47~0.79mg/dL

요산 Uric acid : UA

요산은 DNA purine body의 대사산물로, 역시 신장에서 배설되기 때문에 신장기능이 장애를 받으면 상승한다. 단, 퓨린체(purine body) 대사이상에서도 혈중농도가 상승하기 때문에, BUN과 마찬가지로 신장기능의 좋은 지표라고 할 수는 없다.

요산의 정상치는 다음과 같다.

- 남성 : 3.5~8.0mg/dL
- 여성 : 2.5~6.0mg/dL

1) 고요산혈증을 일으키는 질환

① **통풍** (gout)

통풍은 고요산혈증의 결과 요산이 결정화되어 조직에 침착해서 일어나는 병이다.

② **신부전 (콩팥기능상실,** renal failure)

요산의 배설장애로 인해 고요산혈증이 된다.

③ Thiazide**계 이뇨제의 사용**

④ **당뇨병**(DM)

고요산혈증을 일으키는데 정확한 원인은 밝혀지지 않았다.

⑤ **알코올 섭취**

정확한 원인이 밝혀지지 않았다.

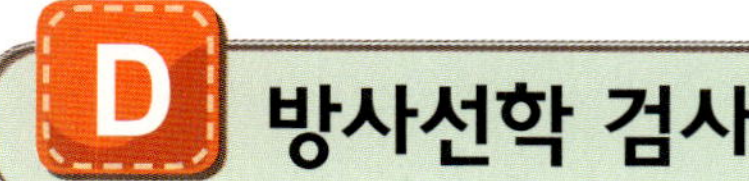

D 방사선학 검사

방사선학 검사에는 아래와 같은 것이 있다.

① 요로의 X-선검사

a. 신장요관방광 단순촬영술(kidney ureter and bladder : KUB)

b. 정맥요로조영술(intravenous urography : IVU)

c. 역행성 신우조영술(콩팥깔때기조영술)(retrograde pyelography : RP)

② 혈관조영 · 초음파검사 · CT · MRI

a. 동맥조영술(arteriography)

b. 초음파검사

c. CT(comput(eriz)ed tomography)

d. MRI

③ 동위원소검사(Renal scan)

④ 섬광조영술(scintigraphy)

⑤ 내시경검사

1 요로의 X-선 검사

1. 신장요관방광 단순촬영술 Kidney ureter and bladder : KUB

KUB는 복부 단순촬영과는 달리, 가로막 위에서 골반강의 요도를 포함한 광범위한 부분을 촬영한다. 또한 복부 단순촬영은 가스상의 관찰이 목적이기 때문에 선 자세에서 촬영하는 것이 원칙이다. 한편 KUB는 신장요로계 이상의 유무를 검사하는 것이 원칙이므로, 반듯이 누운 자세에서 배 → 등 방향으로 촬영한다. 다음으로 영상을 읽는 방법에 대해서 살펴보자.

1) 뼈 음영

아무리 단순한 X-선 사진이라도 우선 처음에는 뼈를 보는 것이 원칙이다. 뼈 음영에서 중요한 것은 암의 골전이와 골다공증(뼈엉성증, osteoporosis)의 확인이다. 특히 암전이의 경우에는 원발소가 어떠한 암인가에 따라 뼈의 형태에 차이가 나타난다. 많이 알려져 있는 전립선암에서의 골전이는 골형성성 변화를 나타내는 경우가 많다. 보통의 암(폐암이나 유방암 등)에서는 골용해성 변화를 볼 수 있다.

2) 신장 음영

신장의 위치, 형상, 크기 등을 확인한다. 좌우의 차이가 없어 신장 전체의 주위를 따라서 확인하는 것이 좋다.

① 윤곽이 불명확할 때

- 장내 가스가 많다.
- 신장 주위에 지방이 많다.
- 신장 주위에 혈종, 종양이 많다.

② 윤곽이 클 때

- 신장종양, 수신증/물콩팥증 → 편측 신장비대(그림 2-5)
- 다발성낭포신/뭇주머니콩팥 → 양측 신장비대(그림 2-6)

③ 윤곽이 작을 때

- 신장결핵, 만성 신우신염/깔때기콩팥염, 신장경색 → 편측 신장위축
- 만성 신부전 → 양측 신장위축

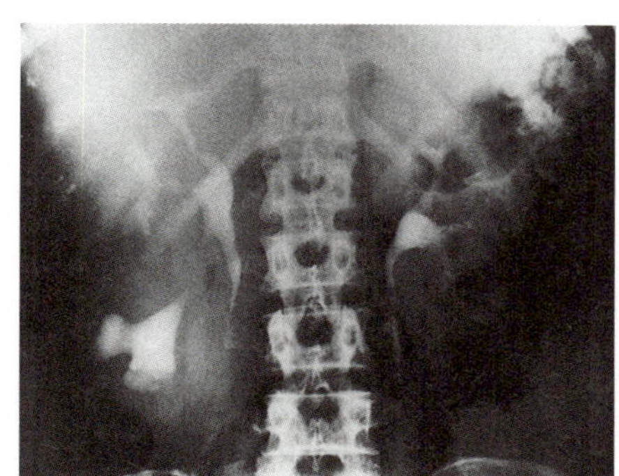

41세 여성의 IVU 사진

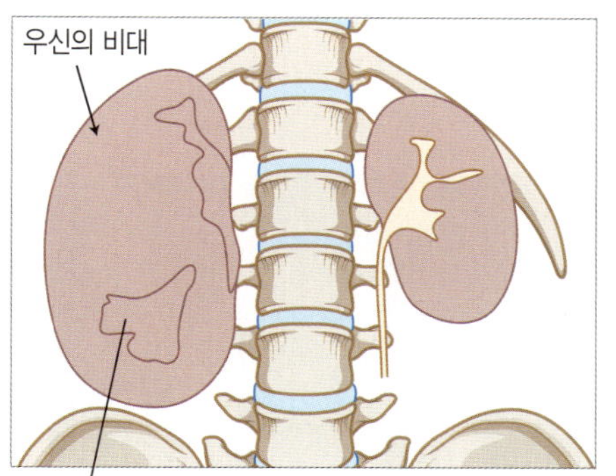

한쪽신장의 비대
신우/콩팥깔때기, 신배의 압배, 변형 } 신장종양 (신세포암종)

[그림 2-5] **신세포암종**/콩팥세포암종

양측성 신장윤곽의 확대 = 다발성 낭포신

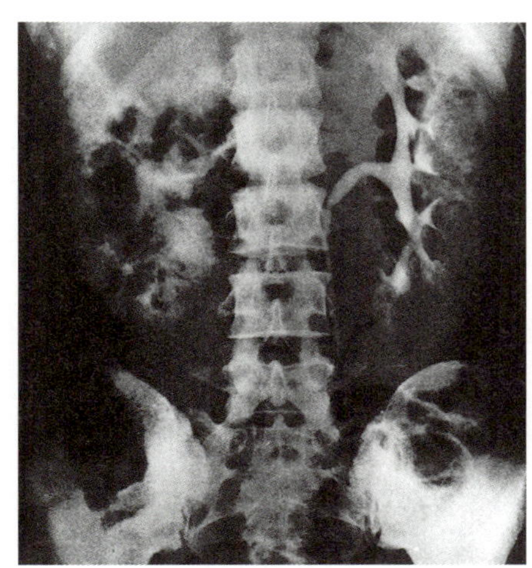

48세 남성의 IVU 사진

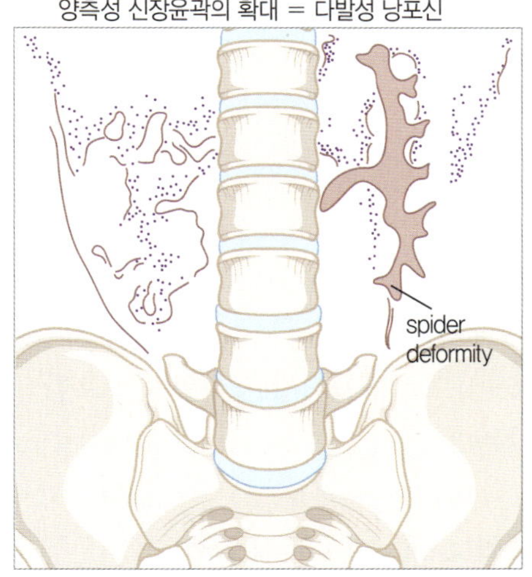

IVU에서는 신배/콩팥잔의 연장이 나타나는 것이 특징

[그림 2-6] **다발성 낭포신**/낭신장

3) 신장축의 방향

신장의 축은 보통 위쪽에서 교차하여 팔(八)자형을 나타내고 있다. 여기에서 기억해 두어야 할 것은 **마제신**/말굽콩팥(horseshoe kidney)의 신장축은 **아래쪽에서 교차한다는 점이다(그림 2-7).**

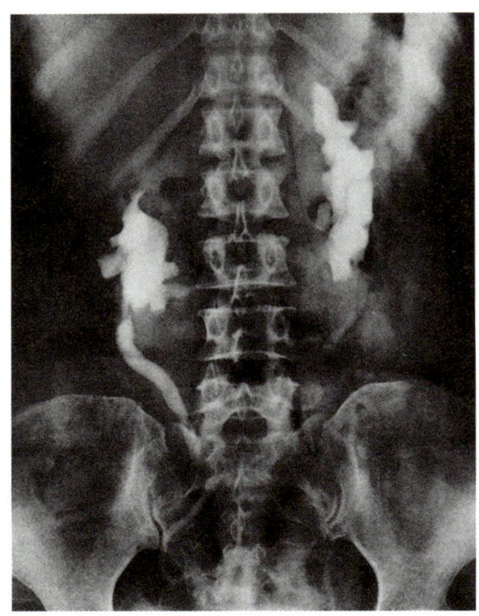

45세 여성의 IVU 사진

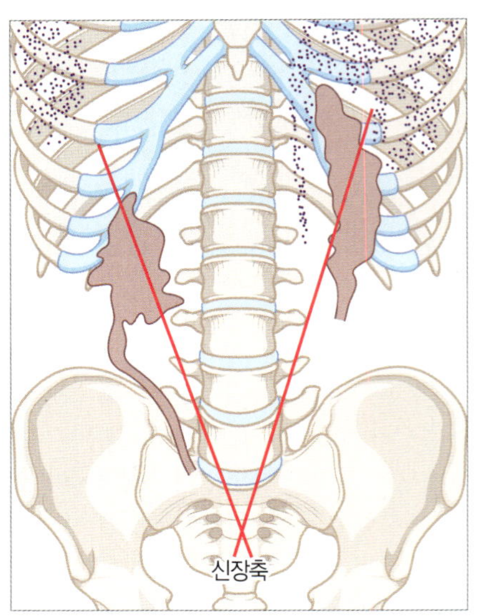

마제신의 신장축은 아래쪽에서 교차한다

[그림 2-7] **마제신**/말굽콩팥

4) 결석 (그림 2-8)

신장 요로결석의 90%는 X-선이 투과하지 않기 때문에 쉽게 발견되지만 시스틴(cystine)과 요산(uric acid)으로 만들어진(금속원자는 포함되지 않는다) 결석은 X-선이 투과하기 때문에 발견되지 않는다.

5) 석회화 Calcification (그림 2-8)

신장 자체에 석회화상이 보이는 경우에는 **신장결핵**이나 **신장종양** 등이 있을 수 있다. 또한 방광 주위에 석회화상이 보이면 요관결석과 감별이 필요한데, 그러한 경우에는 **정맥결석**(phlebolith)일 수가 있다. 이 정맥결석은 둥글고 층상을 이루고 있으며 중심부가 뚫려 있는 것이 특징이다. 중고령자의 KUB에서 정맥결석이 종종 나타나지만 크게 문제될 것은 없다.

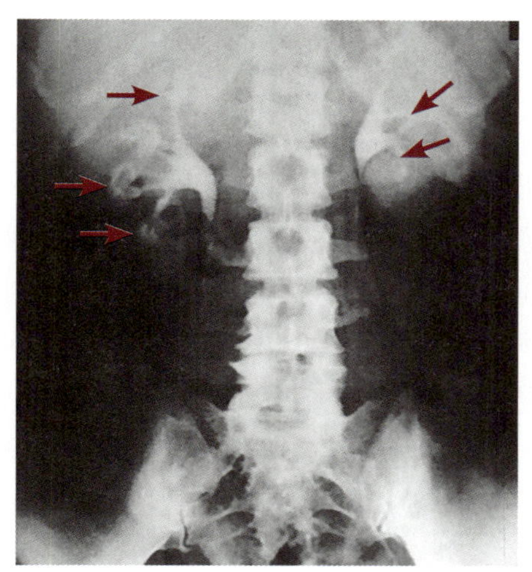

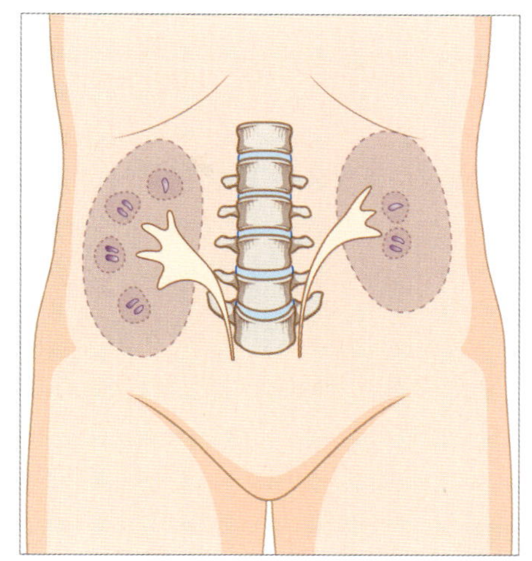

[그림 2-8] **결석과 석회화**

6) 요근/허리근 음영 Psoas shadow

척추를 양쪽에서 지탱해 주는 요근/허리근의 음영을 말하는 것인데, 신장은 후복막 장기이기 때문에 염증이나 농양이 생겨서 퍼져도 복강 안으로는 파급되지 않고 반대로 등쪽, 요근이 있는 방향으로 파급된다. 이로 인해 요근 음영이 소실되는 경우가 있다. 따라서 한쪽의 요근이 (−)이고, 같은쪽의 신장음영도 역시 (−)이며, 척추가 반대쪽으로 측만되어 있을 때에는 **신장주위농양**이나 **신장혈종** 등을 의심해야 한다.

2. 정맥요로조영술 Intravenous urography : IVU

정맥요로조영술(IVU)은 조영제를 정맥주사해서, 그것이 신장으로부터 배설되어 가는 과정을 촬영한 것으로, 이전에는 **정맥신우조영술**(IVP : intravenous pyelography)이라고 불리던 것이다. 촬영방법은 KUB의 방법에 준해서 실시한다. 보통, **정맥주사 개시 전, 개시 5분 후, 15분 후, 배뇨시킨 후의 선 자세**(PVS : post voiding standing)에서 촬영하여 4장을 1세트로 한다.

사용하는 조영제는 요오드제인 경우가 많으므로 미리 **요오드 알레르기가 있는지 확인**해야 한다. 알레르기 양성인 사람에게는 물론 금기이고, 탈수증상이 있는 사람, **신장기능이 상실된 사람**(SCr > 3mg/dL), **다발성 골수종**이나 **부갑상선 기능항진증**이 있는 사람도 금기이다.

IVU는 정맥주사 후 5분 이내에 우선 신장조영사진(nephrogram)을 얻을 수 있다. 신장조영사진이란 사구체에서 여과되거나, 요세관에 분비된 조영제가 요세관 내에 고여서 신장실질을 염색하는 상을 말한다. 그 후 조영제는 신배/콩팥잔, 신우/콩팥깔때기, 요관, 방광으로 흘러 들어가 15분 후에는 방광에까지 도달하는 것이 정상이다. PVS는 배뇨 후에 조영제가 어느 정도 남아 있는가를 보기 위해 시행하는 것으로 잔뇨의 진단에 도움이 된다.

IVU는 복부종양, 요로결석증, 무증상성 혈뇨, 복부외상 등의 환자를 대상으로 실시한다.

3. 역행성 신우조영술 Retrograde pyelography : RP

역행성 신우조영술은 요관 입구에서 카테터를 삽입하여 조영제를 주입하는 방법이다. IVU가 가능하면 그것으로 충분하지만, 신부전으로 인해 IVU로 검사할 수 없는 경우에 실시하는 방법이다. 또 IVU만으로는 신우요관이 찍히지 않는 경우나 요관의 협착부위 등을 좀 더 세밀하게 나타내고 싶을 때 실시한다. 예를 들면 조영제 알레르기가 있는 사람이나 신장기능이 저하되어 있어서 조영제의 배설이 나쁘고, 깔때기요관의 음영이 확실하지 않은 사람 등에게 적용된다.

혈관조영 · 초음파 · CT · MRI

1. 동맥조영술 Arteriography

동맥조영술은 경피적으로 대퇴동맥을 천자하여, X-선 투시하에 카테터를 신장동맥의 높이까지 삽입하고 60mL 정도의 조영제를 급속하게 주입하여 신장을 찍는 방법이다. 침습성이 높기 때문에 검사하는 이유를 환자에게 충분히 알려주어야 한다. 진단적 의의로는 아래와 같은 것을 들 수 있다.

① **대동맥염 증후군과 신장혈관고혈압**이 의심될 때에는 진단에 유효하다.
② **신장종양과 신장낭포의 감별에 유효**하다(신장종양인 경우에는 종양의 영양혈관을 알 수 있고 종양이 염색되지만, 신장낭포에서는 낭포 부분이 무혈관 영역을 나타낸다).
③ 색전술(embolization)과 같이 치료에 응용하는 것도 고려되고 있다.

2. 초음파검사 Ultrasonography (그림 2-9)

초음파검사는 탐색자(probe)에서 발사하는 초음파의 반사파(echo)를 검출해서 영상화하는 검사이다. 비용이 싸며 방사능에 노출될 위험도 없어 가볍게 시행할 수 있다는 장점이 있다. 체표에서 피부를 통해 관찰하고, 또한 방광암이나 전립선암의 진단에는 요도, 직장/곧창자 등을 통해 체강내 스캔(scan)을 실시해 관찰할 수 있다. 신장의 크기, 피질 두께, 신배 등을 볼 수 있다.

단층법 외에 혈류속도, 방향을 표시하는 컬러도플러법 등도 있다.

정상적인 신장에서는 **피질이 밝은 반면에 수질은 초음파검사로 추출되기 힘들어 어둡게 보인다**. 신우/콩팥깔때기 · 신배/콩팥잔도 어둡게 나타난다.

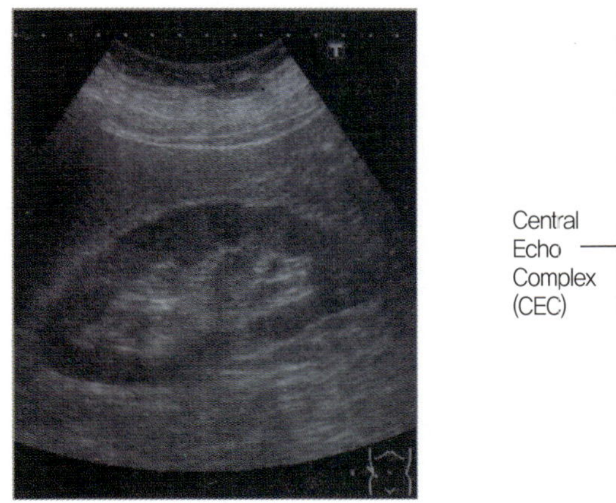

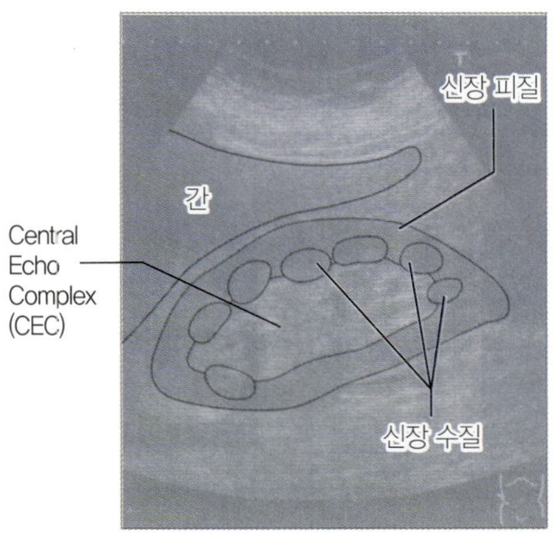

[그림 2-9] **초음파검사(신장 단층상)**

3. CT Comput(eriz)ed tomography (그림 2-10)

CT는 생체를 둥글게 자른 상을 보여주기 때문에 다른 검사와 병용하면 진단을 쉽게 내릴 수 있다. CT가 효력을 발휘하는 예의 한 가지로 혈관근지방종(신장과오종)을 들 수 있다. 이것은 신장 혈관조영을 해도 현저하게 혈관이 풍부한 종양이 나타나 요로조영술을 병용해도 신세포암종/콩팥세포암종과의 감별이 어려운 종양이다. 그러나 CT를 찍으면, 원래 지방종이므로 지방의 CT치(물 : 0HU, 지방 : -100HU)가 나타나 신세포암종(물보다는 높은 CT치를 얻는다)과 구별할 수 있다.

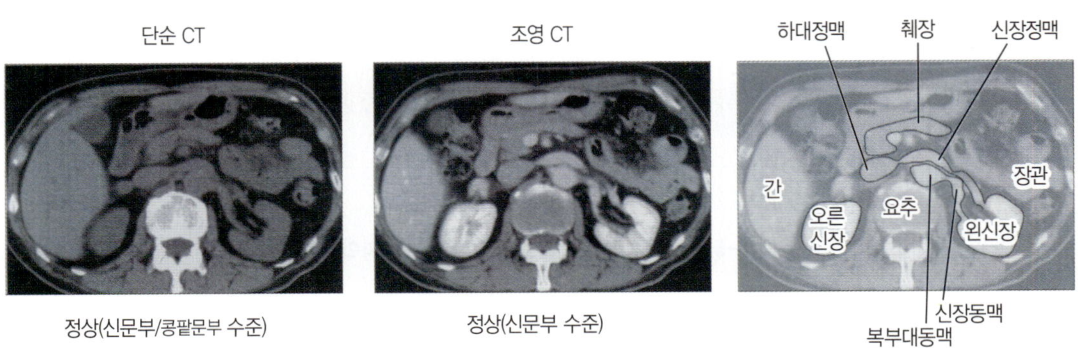

[그림 2-10] CT상

3 동위원소 Isotope 검사

방사성동위원소(radioisotope)를 이용하는 검사는 여러 가지가 있는데 아래와 같은 장점을 가지고 있다.

- 과민증을 일으키는 경우가 적다.
- 전처치가 필요 없다.
- 기능과 형태 양쪽을 볼 수 있다.
- 신장 기능검사가 가능하다.
- GFR, RPF의 측정도 가능하다.
- IVU가 금기인 신장기능 영역에서도 사용이 가능하다.

신장 · 비뇨기계에서 이용되는 동위원소 검사에는 **표 2-5**와 같은 것이 있다.

핵의학 검사		사용하는 약제	개요
신장 섬광조영술	신장동태 섬광조영술	• ^{99m}Tc-MAG3 • ^{99m}Tc-DTPA	• 신장배설성 제제를 정맥내에 주입해, 시간적 변화를 파악하는 것으로 형태나 신장기능을 평가한다. • 신장에서의 경시적인 방사활성을 그래프화한 신장기능도(renogram)의 평가도 실시한다.
	신장정태 섬광조영술	• ^{99m}Tc-DMSA	• 정상의 신장피질에 장시간 축적되는 제제를 정맥내 주입 후 촬영하면 신장기능을 반영한 축적상을 얻을 수 있다.
뼈 섬광조영술		• ^{99m}Tc-HMDP • ^{99m}Tc-MDP	• 전립선암이나 신세포암 등에서 골전이병소의 검출에 이용한다.
FDG-PET		• ^{18}F-FDG	• 악성 종양의 원발소나 전이병소의 검출에 이용한다. • 양전자를 방출하는 ^{18}F-FDG를 양전자 카메라로 촬영한다(PET법이라고 한다).

[표 2-5] 신장·비뇨기과 영역의 주요 핵의학 검사

4 섬광조영술 Scintigraphy

Ⅱ

섬광조영술(scintigraphy)에 의해 신장의 위치, 형태, 크기를 알 수 있다. 또한 종양, 낭포, 농양 등 동위원소(isotope)가 흡수되지 않는 부분은 결손상으로서 검출할 수가 있다. 그러나 영상 자체는 CT만큼 명료하지 않다. 장점은 좌우 각각의 신장기능을 평가할 수 있다는 점이다. 따라서 신장혈관협착 병변을 갖고 있는 환자나 좌우 신장의 크기가 다른 환자에게 유용하다.

1) 신장동태 섬광조영술

신장동태 섬광조영술은 ^{99m}Tc - MAG3 또는 ^{99m}Tc - DTPA를 정맥내에 주입하여, 신장에 집적되어 요로로 배설될 때까지를 시간적 변화에 따라 촬영 · 기록하는 것이다. 동태 섬광조영술과 신장에서의 방사활성을 그래프화한 신장기능도(renogram)로 평가한다. 통과장애를 평가하기 위해서 이뇨제를 투여하거나, 신장동맥협착을 진단하기 위해서 캡토프릴을 이용한 부하시험을 실시하기도 한다.

신장기능도(renogram)

신장의 방사활성을 시간의 흐름에 따라 그래프화한 것으로, 혈관상, 기능상, 배설상이 있다. 신장기능저하나 요로통과장애(배설장애)가 있으면 정상과 다른 유형을 나타낸다

2) 신장정태 섬광조영술

신장정태 섬광조영술은 정맥주사 후, 신장에 장시간 집적되는 ^{99m}Tc - DMSA의 성질을 이용해 신장의 형태나 위치이상을 평가하는 검사이다. 신장기능이 저하된 부분에 집적이 저하되거나 결손상이 나타난다. 방광요관역류(VUR) 등에 병발한 상부요로감염증(신우신염 등)으로 인해 섬유화한 신장반흔의 검출이나 형태이상의 진단에 이용된다.

5 내시경검사

신장 · 비뇨기과 영역에는 방광경, 요관경이 있어, 검사에서뿐만 아니라 치료에도 이용된다.

1) 방광경

방광경은 요도를 통해 방광에 삽입해, 방광 및 요도의 내강을 관찰하는 내시경이다(**그림 2-11**).

2) 요관경

요관경은 요도를 통해 방광에 도달한 후, 요관구멍에 삽입해, 요관 및 신우(콩팥깔때기)를 관찰하기 위한 내시경이다(**그림 2-12**).

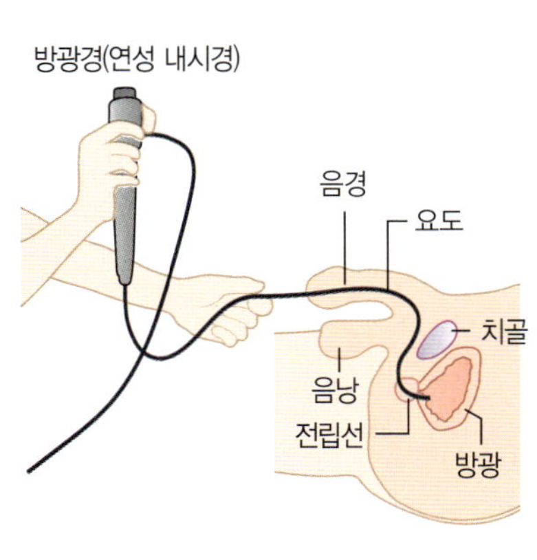

[그림 2-11] **방광경 내시경검사**

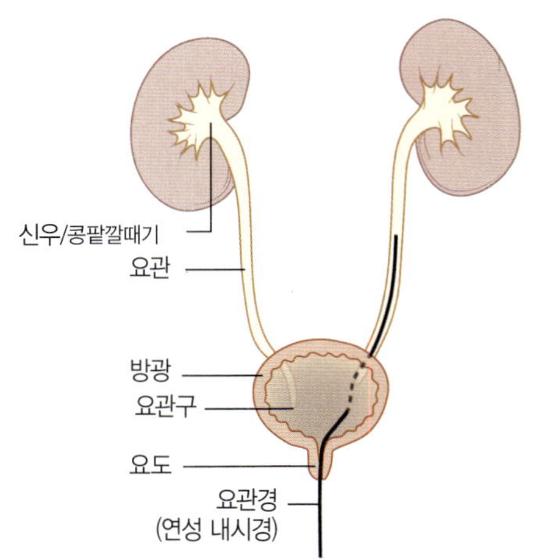

[그림 2-12] **요관경 내시경검사**

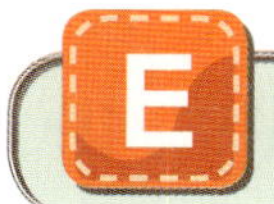

E 개별신장 기능검사 Split renal function test

신장질환에서는 한쪽 신장만이 장애를 받는 경우가 있는데, 이와 같은 질환을 발견하기 위한 검사가 개별 신장기능검사이다. 지금까지 설명해 온 검사 중에서도 개별 신장기능검사 영역에 들어가는 것으로는 다음과 같은 것들이 있다.

① IVU(**정맥성 요로조영술**)
② RP(**역행성 신우조영술**)
③ **신장동맥조영술**
④ **신장기능도**(renogram)
⑤ **신장 섬광조영술**(scintigraphy)
⑥ **요관 카테터법**

시험에서는 '한쪽 신장의 장애를 진단할 수 있는 검사'를 선택하라는 식의 문제가 출제되기도 한다.

의외로 IVU 등은 개별 신장기능검사 중에 포함되지 않는다고 생각하는 경향이 있는데, IVU는 좌우 신장기능을 각각 평가할 수 있는 좋은 방법 중의 하나이다.

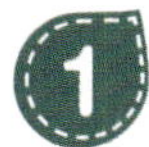

1 신장기능도 Renogram

^{131}I－hippuran(^{131}I－마뇨산염)을 정맥주사하여 좌우에 있는 각 신장으로부터 배설되어 가는 과정을 방사능 곡선으로서 기록하는 방법이다.

- 이 방법은 **그림 2-23** A에 있는 것처럼 환자가 앉은 자세에서, 등쪽에 지향성 collimator(조준기)를 장착한 scintillation 검출기를 정확하게 신장이 있는 위치에 대고 측정한다.
- 정상의 신장기능도 곡선은 **그림 2-13** B에 있는 것처럼 혈관상, 기능상, 배설상의 세부분으로 구성되어 있다. 혈관상은 동위원소(isotope)가 신장의 혈관강 내에 나타나 급속하게 신장 전체로 퍼져가는 모습을 나타내고 있다. 기능상은 요세관강 속으로 분비되고 있는 시기를 나타내고 있는데 이곳이 신장혈류량의 지표가 되는 부분이다. 이 두 곳을 5분에 경과하는 것이 정상이다.
- 그 이후에는 서서히 신장에서 배설되므로 방사능 곡선이 감쇠하는데 이것을 배설상이라고 한다. **그림 2-13**에 있는 것처럼 최대 피크의 1/2로 감소할 때까지의 시간 B는 15분이 정상이라고 한다. 이러한 시간을 지표로 하면서 이상 신장기능도(renogram)를 분류해 간다.
- **그림 2-13** C에 있는 것처럼 이상 신장기능도(renogram)는 ① 폐쇄형, ② 기능저하형, ③ 무기능형 등으로 나눌 수 있다. 폐쇄형은 요로폐쇄 때문에 배설이 불가능한 상태로, 동위원

소가 점차 축적되어 가는 모습을 나타내고 있다. 기능저하형은 반감기 시간(washout half time)이 현저하게 연장되고 있는 것으로, 역시 요세관 분비기능의 저하를 나타내고 있다.

무기능형은 원래 피크가 올라가지 않아 신장의 혈액분포가 부족하거나 또는 거의 없는 상태임을 나타내고 있다.

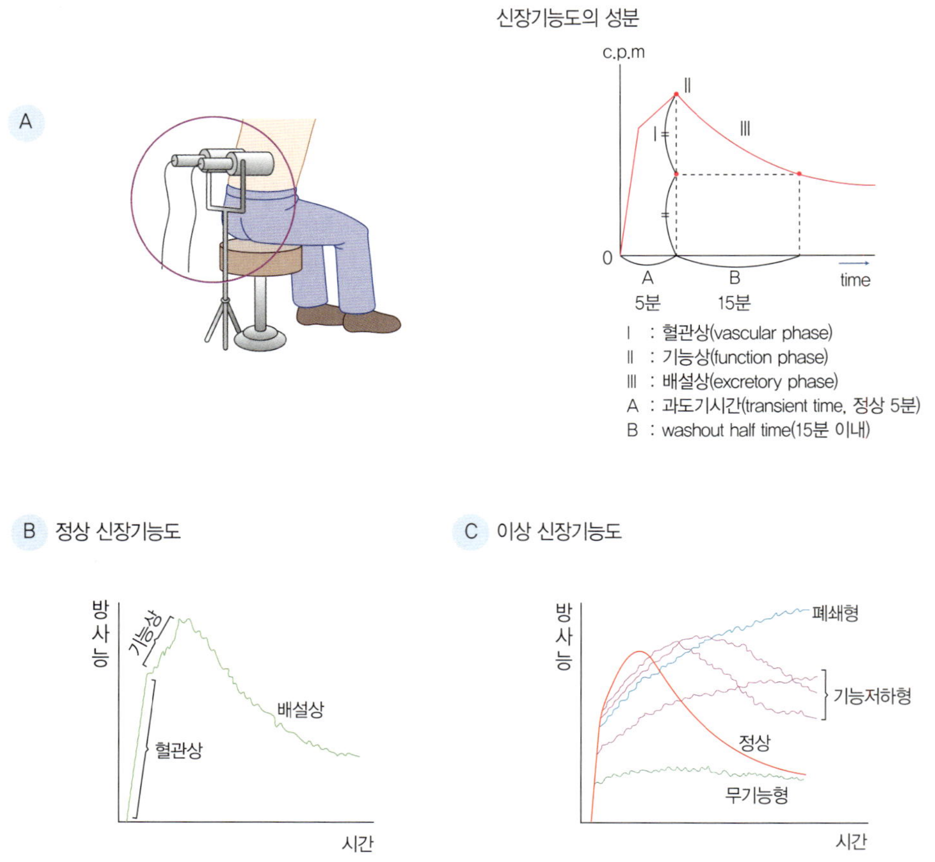

[그림 2-13] 신장기능도(renogram)

F 신장생검 Renal biopsy

신장생검은 확정진단을 내리거나 치료방침을 세우기 위해, 그리고 임상경과 예후를 추측하기 위해 이용되는 매우 중요한 검사방법이다. 그러나 침습적이기 때문에 적용에는 충분한 검토가 필요하다.

신장생검이 적용되는 질환과 금기에 대한 것은 확실히 기억해 두자.

1. 시술방법

신장생검의 시술방법에는 여러 가지가 있다. 수술로 개복해서 실시하는 경우도 있지만 그것은 매우 드물며 보통은 경피적으로 실시한다. 이 경우에는 신장이 있는 부분이 밖에서 보이지 않기 때문에 초음파 단층상을 보면서 천자침을 유도한다.

천자하는 목표부위는 신장의 하극(lower pole)으로, 가능한 한 바깥쪽 부위를 목표로 삼는다. 그 이유는 **그림 2-14**에 있는 것처럼 근육이 발달해 있지 않은 얇은 부분에서 안쪽을 향해 침을 찔러 넣기 때문에 바깥쪽으로 할 수밖에 없고, 상극(upper pole)을 목표로 할 때에는 11번째 늑골과 12번째 늑골 사이에 침을 넣어야 하는 어려움 등이 있기 때문이다.

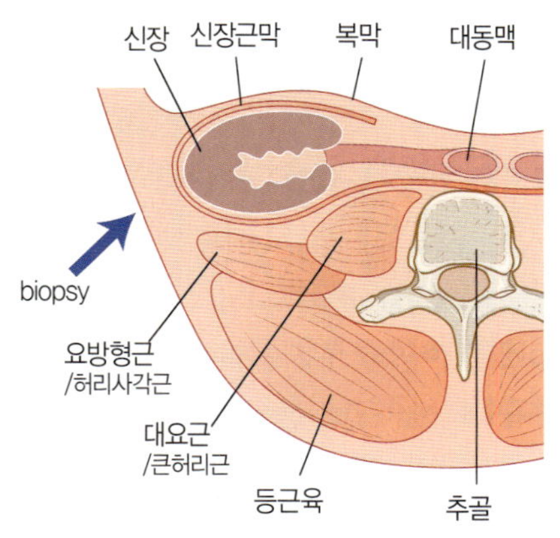

[그림 2-14] 신장생검에서 찌르는 부위

2. 적용 (표 2-6)

신장생검은 침습적인 검사이기 때문에 적용 시에는 충분히 검토해야 한다. 장기적인 당뇨병 환자에게서 당뇨병성 신장병증(diabetic nephropathy)이 발병한 경우나 신장위축이 나타난 중증 신부전에서는 신장생검을 실시해도 치료방침의 결정에 관련된 정보를 얻을 수 없기 때문에 원칙적으로 적용하지 않는다.

소아 등 체위 유지가 곤란한 경우도 신장생검을 실시하지 않는다.

신장생검의 경우 1회의 생검으로 5~30개의 사구체밖에 취할 수 없기 때문에, 신장의 어느 부분에만 국한된 질환은 알 수가 없다. 즉 병변이 신장 전체에 광범위하게 퍼지는 질환에 대해서만 적용되는 것이다.

소변검사 이상 에서의 적응	단백뇨	• 요단백이 300~500mg/일 이상
	혈뇨	• 고도의 혈뇨 • 변형 적혈구 • 사구체질환(특히 면역글로불린A신병증 의심) • 유전성 신장질환 의심
	혈뇨 · 단백뇨	• 요단백이 300~500mg/일 이상(사구체질환의 가능성이 높기 때문에 보다 적극적인 적응)
소변검사 이상 이외에서의 적응	신장증후군	• 성인에서는 거의 전체 증례 • 소아에서는 스테로이드 저항성이거나 잦은 재발형
	급성 신장기능장애	• 급속 진행성 신장염 증후군 의심 • 급성 요세관 간질 신장염 의심 • 혈관염 의심
	전신 질환을 동반한 신장장애	• 자색반병 • 결합조직질환(SLE 등) • 전신아밀로이드증 • 다발성 골수종 등
	이식 신장	• 신장이식 수술시 • 이식수술 후 정기검진 • 이식 신장 기능저하
사회적 적응	• 본인의 희망 • 여성의 결혼(임신 가부)	• 취직 시 • 소아의 안정도 결정

[표 2-6] 신장생검의 주요 적응 병태

3. 금기

1) 신장 자체에 문제가 있어 금기되는 경우

① 신장요로 감염증

감염을 확산시킬 위험성이 있다.

② 고도의 수신증/물콩팥증

심해지면 신장기능이 저하된다.

③ 고도의 신부전/콩팥기능상실

신장기능이 현저하게 저하되기 때문에 검사로 인해 더 이상 악화되지 않도록 하기 위함이다.

④ 고도의 신장 위축

③과 같은 이유

⑤ 신장종양과 신장주위농양

주위로 확산될 위험성이 있다.

⑥ 편신, 그 밖의 기형

2) 신체적인 문제 및 기타 이유로 금기되는 경우

⑦ 출혈경향

⑧ 관리가 어려운 고혈압

⑨ 전신쇠약

⑩ 고도비만

⑪ 검사에 비협력적인 경우(정신병 환자 등)

⑫ 절박유산 · 조산이나 자간증(eclampsia)

⑬ 임신

⑭ 호흡장애

각론

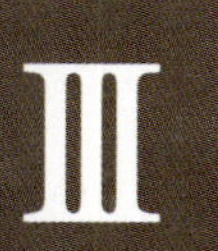

Ⅲ 신장질환 총론

1 신장질환의 분류

1) 병변 위치에 의한 분류

신장질환은 병변의 위치에 따라, 사구체질환, 요세관질환, 간질질환, 신장혈관계 질환으로 나눌 수 있다.

2) 원인에 의한 분류

신장질환은 원인이 분명하지 않고 신장에 국한된 병변이 보이는 1차성(원발성, 특발성)과 신장 이외의 원인(전신성 질환, 약제, 임신 등)에 의해 신장장애가 생기는 2차성(속발성)으로 크게 나눌 수 있다.

3) 경과에 의한 분류

신장질환은 신체소견이나 소변 · 혈액검사, 병태의 경과에 따라 분류된다.

단백뇨나 혈뇨, 신장기능장애의 정도나 경과 등의 임상증상에 따라 **표 3-1**과 같이 구분할 수 있다. 또한 신부전의 경과에 따라 급성 신부전(ARF)과 만성 신부전(CRF)으로 분류할 수 있다 **(그림 3-1)**.

급성 신장염증후군	일 단위로 경과
급속진행성 신장염증후군	주 ~ 월 단위로 경과
만성 신장염증후군	연 단위로 경과
무증상 단백뇨 · 혈뇨	연 단위로 지속
신증후군(NS)	Alb↓

[표 3-1] 임상증상에 따른 분류(진단명)

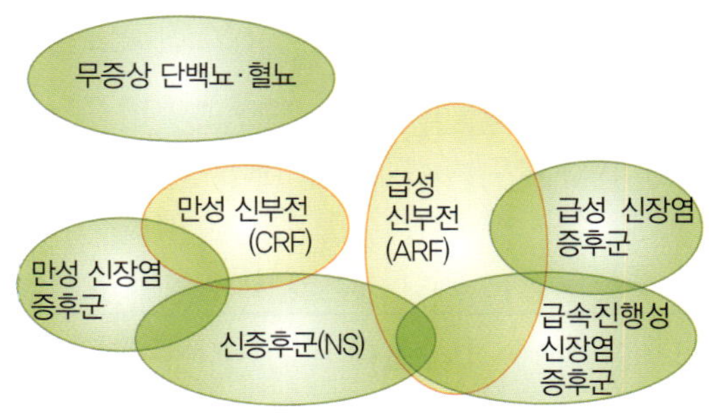

[그림 3-1] ARF와 CRF의 범위

플 러 스 코너

1. WHO 분류

WHO가 제창하는 임상증상 분류와 사구체질환의 병리조직학적 분류는 아래와 같다. 우리나라에서 일반적으로 사용하는 명칭이나 정의와는 차이가 있기 때문에 주의해야 한다.

임상증상 분류(WHO 1995년 개정)

- 급성 신염증후군
- 급속진행성 신염 증후군
- 반복성 또는 지속성 혈뇨
- 만성 신염증후군
- 신증후군

사구체질환의 병리조직학적 분류(WHO 1995년 개정, 일부 변경)

일차성 사구체질환

- 미세사구체병변
- 국소토리경화증
- 미만성 사구체신염
  - 막성 사구체신염(막성 콩팥증)
  - 증식성 사구체신염
    - a. 혈관간 세포증식 사구체신염
      - 면역글로불린A신병증
    - b. 관내증식성 사구체신염
    - c. 막증식사구체신염
    - d. 관외증식성 사구체신염 (초승달사구체신염)
  - 경화성 사구체신염
- 분류 불능의 사구체신염

이차성 사구체질환

- 전신성 질환에 동반되는 것
  - 루푸스신장염
  - Henoch – Schnölein 자색반신장염
- 대사성 질환에 관련된 것
  - 당뇨병성 신장병
  - 아밀로이드증
  - Fibrillary glomerulonephritis
  - Immunotactoid glomerulopathy
  - 한랭글로불린혈증
  - Dense deposit disease(DDD) (막증식사구체신염 II형)

유전 질환

- Alport 증후군
- 얇은기저막병

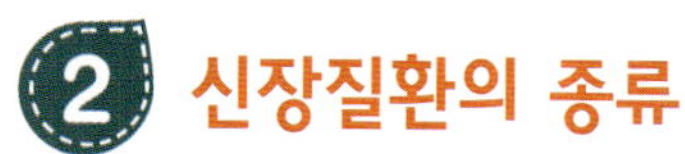

2 신장질환의 종류

1. 급성 신염증후군

급성 (사구체)신염증후군이란 단백뇨, 혈뇨, 고혈압, 신장기능저하, 나트륨이나 수분저류의 급격한 발병을 특징으로 하는 증후군이다. 증상은 일 단위로 경과한다.

1) 주요 질환(신장병변)

단백뇨나 혈뇨, 신장기능장애의 정도나 경과를 나타내며 다음과 같이 나눌 수 있다.

- 관내증식성 사구체신염(전형적인 예는 용혈연쇄상구균감염후 급성 사구체신염[PSAGN])
- 막증식사구체신염(MPGN)
- 면역글로불린A신병증(IgA nephropathy)
- 급성 요세관간질 신장염
- 자색반신장염
- 급성 요세관괴사(ATN)
- 루푸스신장염

2. 급속진행성 신염 증후군

급속진행성 (사구체)신염증후군이란 단백뇨, 혈뇨, 빈혈이 급격하게 또는 잠재성으로 발병해, 신부전이 급속하게 진행되는 증후군이다. 주 ~ 월 단위로 신부전이 진행되어 간다.

1) 주요 질환(신장병변)

- 초승달사구체신염(crescentic glomerulonephritis)
- 혈전성 미세혈관병증(thrombotic microangiopathy : TMA)

3. 만성 신염증후군

만성 신염증후군이란 1년 이상 단백뇨, 원주뇨, 혈뇨 등의 이상 소변소견이 나타나는 것을 말한다. 연 단위로 경과한다.

1) 주요 질환(신장병변)

- 국소분절사구체경화증/국소조각토리굳음증(focal segmental glomerulosclerosis : FSGS)
- 막성 신병증(membranous nephropathy)

- 혈관간세포증식사구체신염(mesangial proliferative glomerulonephritis)
- 면역글로불린A신병증(IgA nephropathy)
- 당뇨병신장병증(diabetic nephropathy)
- 자색반신장염(purpura nephritis)
- 아밀로이드신장증(amyloid nephrosis)
- 루푸스신장염(lupus nephritis)
- 고혈압신장경화증(hypertensive nephrosclerosis)

4. 무증상 단백뇨 · 혈뇨

단백뇨, 혈뇨 또는 이 두 가지가 지속해서 보이고, 부종이나 고혈압 등의 임상증상이나 신장 기능저하가 나타나지 않는다.

면역글로불린A신병증(IgA nephropathy) 등 만성으로 경과하는 질환의 초기에 나타나는 경우도 많기 때문에, 정기적인 검사를 실시해 경과관찰을 할 필요가 있다.

1) 주요 질환(신장병변)

- 미세사구체병변을 나타내는 질환(얇은기저막병 등)
- 국소분절사구체경화증/국소조각토리굳음증(FSGS)
- 막성 신병증(MN)
- 혈관간 세포증식 사구체신염
- 면역글로불린A신병증(IgA nephropathy)

5. 신증후군 Nephrotic syndrome

신증후군(NS)은 고도의 단백뇨를 기본적인 병태로 하여 저단백혈증, 고콜레스테롤혈증을 나타내는 질환군의 총칭이다.

1) 진단기준

(1) 성인

① 단백뇨

3.5g/일 이상이 지속된다(수시 소변에서 요단백/요크레아티닌 비가 3.5g/gCr 이상인 경우도 여기에 준한다).

② 저알부민혈증 :

혈청알부민 수치 3.0g/dL 이하(혈청 총단백량 6.0g/dL 이하도 참고가 된다).

③ 부종
④ 지질이상증(고LDL콜레스테롤혈증)

①,② 소견은 필수조건이다. ③은 필수조건은 아니지만, 중요한 소견이다. ④는 필수조건은 아니다. 타원형 지방체는 진단의 참고가 된다.

(2) 소아

고도 단백뇨(야간 축뇨에서 40mg/시간/m2 이상) + 저알부민혈증(혈청알부민 2.5g/dL 이하)

2) 주요 질환(신장병변)

- 미세변화 신증후군(MCNS)
- 국소분절사구체경화증/국소조각토리굳음증(FSGS)
- 막성 신병증(MN)
- 막증식사구체신염(MPGN)
- 혈관간 세포증식 사구체신염
- 면역글로불린A신병증
- 자색반 신장염
- 루푸스 신장염
- 당뇨병 신장병증
- 아밀로이드신장증
- 선천성 신증후군

6. 급성 신부전 ARF

급격한 경과로 신부전(신장기능장애) 상태가 나타나 진행된다. 대부분은 일과성이다.

1) 주요 질환(신장병변)

- 급성 요세관괴사(ATN)
- 급성 요세관간질 신장염
- 혈전미세혈관증(TMA)

7. 만성 신부전 CRF

신부전(신장기능장애) 상태가 만성적으로 존재해 서서히 진행한다. 모든 신장질환에서 일어날 수 있다.

예전에는 '신부전'이라고 하는 상태에 대한 명확한 정의는 없었으며, 일반적으로 혈청 Cr≧2.0mg/dL 정도의 신장기능저하(장애)라고 알려져 있었다.

그러나 근래에, 급성 신부전(ARF)은 급성 신장장애(AKI)에 포함되며, 만성 신부전(CRF)은 만성 신장병(CKD)의 개념 속에 포함되어, 신부전에 이르기 전의 조기단계를 포함한 진료지침이 확대되고 있다.

Ⅳ 신부전/콩팥기능상실 Renal failure

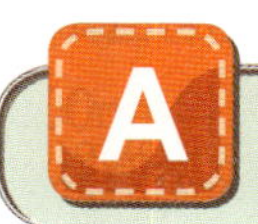

신부전/콩팥기능상실이란?

신부전이란 신장기능 중 사구체여과율(GFR)로 대표되는 배설기능의 저하를 특징으로 하는 병태에 대한 진단명이다.

신장기능에는 그 외에 소변의 농축력이나 당, 아미노산의 재흡수기능, 적혈구생성인자(erythropoietin) 생산능력 등 내분비기능이 있지만, GFR의 저하를 동반하지 않는 이들 단독의 기능장애는 신부전이라고 하지 않는다.

또, 반대로 다른 신장기능장애가 추가되어도 기본적으로 GFR의 저하를 중심으로 한 신장배설기능장애가 있는 경우에는 신부전이라고 한다.

신부전은 급성 신부전(acute renal failure : ARF)과 만성 신부전(chronic renal failure : CRF), 그리고 말기 신부전으로 나눌 수 있다(**표 4-1**). 급성과 만성의 차이는 단순하게 발병까지의 시간경과의 차이뿐만 아니라 다음과 같은 기능적인 차이도 있다.

① 급성 신부전

- 급격하게 발병하며 사망률이 높다.
- 회복 가능성이 있다(가역성).
- 단일 신장단위당 GFR이 저하되어 있다.

② 만성 신부전

- 비가역성이다.
- 기능 신장단위/네프론수의 감소를 특징으로 하며, 단일 신장단위당 GFR은 오히려 정상 이상인 경우가 많다.
- 수개월에서 년 단위로 발병한다.

급성 신부전(ARF)	• 수 시간~일 단위로 나타나는 신장기능장애 • 원인별(신전성, 신성, 신후성)로 분류해 진료를 진행시킨다.
만성 신장병(CKD) 만성 신부전 (CRF)	• 수개월 ~ 년 단위로 발병한다. • 신장기능 장애가 서서히 악화된다. • 원인질환은 당뇨병성 신장병 등 만성 사구체질환이 많다.
말기 신부전(ESRD : end-stage renal disease)	• 요독증이 나타난다. • 신장 대체요법(투석요법, 신장이식)이 필요하다.

[표 4-1] 신부전의 분류

1. 증상

신부전에서는 신장의 주요 기능인 노폐물의 배설, 수분 · 전해질 및 산염기평형조절이나, 내분비기관으로서의 역할이 장애를 받음으로써 여러 가지 증상이 일어난다(**그림 4-1**). 신부전의 치료에서는 원인치료와 함께, 증상에 대한 처치(신부전 관리)가 필요하다.

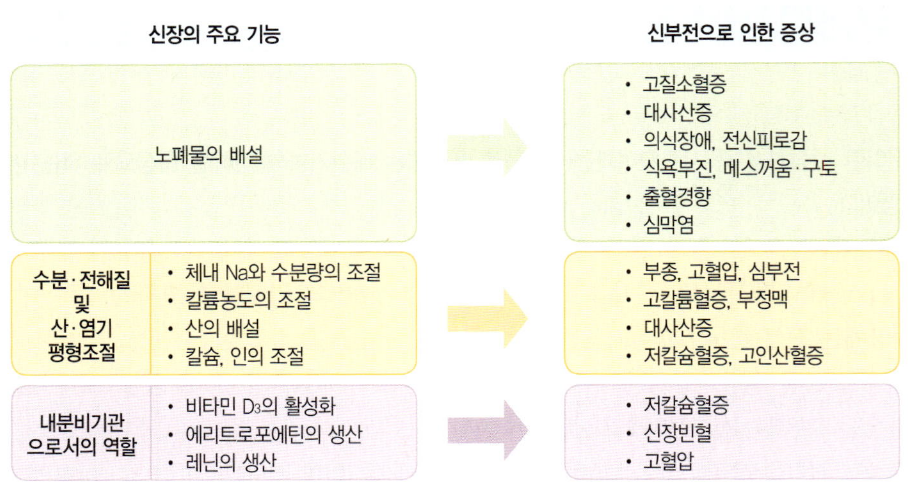

[그림 4-1] 신장의 주요기능과 기능저하 시의 증상

2. 급성 신부전과 만성 신부전

급성 신부전과 만성 신부전은 시간경과 외에도 여러 가지 면에서 다르다(**표 4-2**).

	급성 신부전(ARF)	만성 신장병증(CKD) 만성 신부전(CRF)
진행	급격(수시간 ~ 일 단위)	완만(수개월 ~ 년 단위)
주된 요인	• 신전성 … 탈수, 쇼크 등 • 신성 … 급성 요세관괴사(ATN) • 신후성 … 요로폐쇄 등	• 당뇨병성 신장병(만성 사구체질환) • 면역글로불린A신병증 • 막성 신병증(MN) • 국소분절사구체경화증(FSGS) • 신장경화증
병력	• 분명한 침습이 직전에 있었던 경우가 많다(설사, 구토, 수술, 약제투여, 조영검사 등).	• 우연히 발견되는 경우가 많다. • 단백뇨, 부종, 고혈압 등의 과거병력이 있는 경우도 있다.
소변량	핍뇨 ~ 무뇨가 많다.	다뇨 경향(야간 다뇨)
신장 크기	정상 또는 약간 크다.	대부분 위축(당뇨병성 신장병이나 다발성 낭포신에서는 위축되지 않는다)
신장기능장애	가역성	비가역성
치료목표	신장기능의 회복을 목표로 한다.	신장기능의 악화를 방지한다.

[표 4-2] 급성 신부전(ARF)과 만성 신장병(CKD) 및 만성 신부전(CRF)

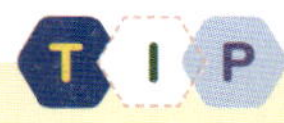

급성 신장장애 acute kidney injury : AKI

최근 급성 신부전(ARF)의 예후개선을 위해 보다 조기단계의 신장장애를 포함한 급성 신장장애(AKI)라는 개념이 확대되고 있다.

AKI는 다양한 원인에 의한 장애로 인해 기능적 또는 구조적인 변화가 신장에 일어나, 급격한(48시간 이내) 신장기능장애가 초래된 상태를 말한다.

AKI에서는 혈청 크레아티닌(Cr)수치 및 소변량에 근거한 진단기준과 중증도 분류(현재, RIFLE 분류와 AKIN 분류의 두 가지)가 제시되고 있다.

• **AKI의 진단기준**

(48시간 이내의 급격한 신장기능 감소)

① 48시간 이내에 0.3mg/dL 이상의 혈청Cr치 상승

② 48시간 이내에 혈청Cr치 50% 이상(1.5배 이상) 상승

③ 6시간 이상에 걸쳐 소변량 0.5mL/kg/시간 미만

1 급성 신부전이란?

급격한 신장의 배설기능 저하로 인해 초래되는 병태이다. 신장기능장애는 대부분 가역성이다. 구체적인 증후로서는 다음과 같은 것이 있다.

① 사구체여과율(GFR)의 급격한 저하(수 일~수 주 간)
② 소변감소증
③ 진행성 고질소혈증
④ 저나트륨혈증, 고칼륨혈증

또한 급성 신부전은 장애부위에 따라 신전성(prerenal), 신성(renal), 신후성(postrenal)의 3 가지로 크게 나뉜다(**표 4-3**).

	분류	원인	주된 병태
신전성	신장혈류량의 저하에 의한 것	순환혈액량 · 세포외액량 감소	• 출혈 • 설사 • 구토 • 발열 • 화상 등
		심박출량 저하	• 심근경색 • 심장압전/심장눌림증 등
신성	신장의 기질적 병변에 의한 것 (신장의 구조적인 손상)	요세관간질의 장애	• 급성 요세관괴사(ATN) 등
		사구체의 장애	• 급속진행성 신장염증후군 등
		혈관의 장애	• 파종혈관내응고(DIC) 등
신후성	요로폐쇄에 의한 것	양측 요관의 폐쇄*	• 후복막섬유증 • 골반강내 악성종양 등
		방광 · 요도의 폐쇄(요폐)	• 전립선비대 • 전립선암 등

* 한쪽에서는 신부전이 발생하기 어렵다.

[표 4-3] 급성 신부전의 분류

1. 신전성(콩팥앞성) 급성 신부전 Prerenal ARF 의 원인

어떤 원인에 의해 신장 혈류량에 현저한 저하를 일으켜, 기능적 nephron당 사구체여과율(GFR)이 저하된 상태를 말한다. 신장 그 자체에는 본질적으로 장애가 없기 때문에, 재흡수 · 분비 등의 능력은 유지되고 있다.

① 체액량 감소 : 외상, 외과수술, 설사, 구토, 출혈, 화상, 이뇨제
② 유효 순환혈장량 감소 : 간경변, nephrotic syndrome, 췌장염
③ 심박출량 감소 : 심근경색, 심근증, 심장압전/심장눌림증(cardiac tamponade), 울혈성 심부전, 심원성 쇼크(cardiogenic shock)
④ 말초혈관 확장 : 패혈증, anaphylaxis
⑤ 신장혈관 순환장애 : prostaglandin 합성효소 저해약, ACE inhibitor, cyclosporine or cyclosporin A

2. 신성(콩팥성) 급성 신부전 Renal ARF 의 원인

다양한 원인에 의해 신장/콩팥(kidney)내에 조직장애가 일어나, 그것에 동반되는 기능장애의 결과, 급성으로 사구체여과율(GFR)이 저하된 상태이다. 신전성 급성 신부전과는 달리, 신장기능 자체의 장애이다.

① 혈관염, 사구체질환 : 급성 사구체신염/토리콩팥염(acute GN), 급속 진행성 신염, 용혈성 요독증 증후군(HUS), 악성 고혈압(malignant HTN), 피질괴사(cortical necrosis), 임신중독증(eclampsia), 경피증(pachydermatosis), DIC
② 급성 간질성 신장염/급성 사이질 콩팥염 : 약물성(penicillin, NSAID, diuretics 등)
③ 급성 요세관 괴사(ATN), (좁은 의미의 급성 신부전)
ⓐ 허혈성 : 출혈, 쇼크, 외상 후, 화상
ⓑ 신독성 : aminoglycoside, cisplatin, 중금속(수은, 우라늄), paraquat, 조영제
ⓒ myoglobinuria(rhabdomyolysis)

3. 신후성(콩팥뒤성) 급성 신부전 Postrenal ARF 의 원인

네프론(신장단위)보다 원위부의 요로폐색에 의해 무뇨 또는 소변감소증을 보이는 병태이다. 다음과 같은 원인을 들 수 있다.

① 양측 요관의 폐색 : 후복막 섬유증, 자궁경부암 등 악성 종양의 골반강내 침윤, 결석, 유두괴사(papillary necrosis)

② 방광 · 요도의 폐색 : 전립선 비대, 전립선암, 신경인성 방광

③ 요관폐색(양측성)

ⓐ 요관내(결석, 응혈괴, 조직편 등)

ⓑ 요관외(요로 · 골반내 악성종양, 후복막 섬유증, 골반내 수술 등)

만성 신부전이란?

만성적인 신장질환이 수개월 이상 계속되어 기능적 nephron(60% 이상)이 불가역적으로 감소함으로써 발생하는 병태이다.

구체적인 증후로서는 아래의 3가지가 있다.

① 사구체여과율(GFR ; Glomerular Filtration Rate)의 저하(수개월~수년간)

② 진행성 고질소혈증(hypernitremia)

③ 요독 증상(uremia)

또, 거의 모든 신장질환이 만성 신부전의 원인이 될 수 있으며, 그 빈도는 다음과 같다.

① 만성 사구체신염/토리콩팥염(chronic GN)

② 당뇨병성 신장병/당뇨병 콩팥병증(diabetic nephrosis)

③ 다발성 낭포신/뭇주머니 콩팥증(polycystic kidney)

④ 만성 신우신염(chronic pyelonephritis)

표 4-4에 만성 신부전의 원인질환을 나타냈다.

혈관이상	고혈압증(양성 및 악성) 경색 겸상적혈구빈혈
면역이상	만성 사구체신염 전신홍반루푸스 결절다발동맥염 Goodpasture증후군
대사이상	당뇨병 아밀로이드증 통풍
유전성 및 선천성 이상	Alport증후군 낭성신장병 신장형성부전
요로폐쇄	전립선비대증 신장결석(양쪽 또는 한쪽 신장) 요도협착 악성 종양
중독성 신장증	진통제 기타 약제 중금속 중독 공업 용매
감염성 질환	신우신염 결핵
기타	방사선신장염 다발골수종 백혈병 고칼슘혈증

[표 4-4] 만성 신부전의 병태와 원인질환

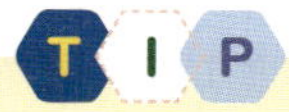

급성 신부전 시의 GFR과 혈청 Cr 수치의 관계

신장기능이 급격하게 악화되는 급성 신부전에서는 병 초기에 혈청 Cr 수치의 약간의 상승이 GFR의 대폭적인 저하와 관계가 있다. 완만하게 신장기능이 저하되는 만성 신부전/만성 신장병증에서의 GFR과 혈청 Cr 수치의 관계(완만한 GFR의 저하에 동반하여 혈청 Cr 수치도 서서히 상승)와는 크게 다르다는 점에 주의해야 한다.

3 급성 신부전과 만성 신부전의 감별

사구체여과율(GFR ; Glomerular Filtration Rate)의 저하가 인정되어 신부전이라는 진단이 내려졌다고 해도, 그것이 치료에 의해 가역적으로 나을 가능성이 있는 급성 신부전인가, 아니면 비가역적으로 진행되어 말기 신부전에 이를 수 있는 만성 신부전인가의 감별이 매우 중요하며, 이것은 또 쉬운 일이 아니다.

환자들로부터 상세하게 병력을 알아내어, 급격하게 소변감소증이 되었는가 아니면 오랜 기간에 걸쳐 고혈압과 야간 다뇨 등이 있었는가를 파악하는 것이 매우 중요하다.

병력이 상세하지 않아 판단이 어려운 경우에는 우선 양측 신장의 위축 유무를 살핀다.

초음파검사에서 길이가 10~11cm, 또는 복부 단순 X-선상으로 신장의 길이가 12~13cm라면, 신장의 위축이 없는 것으로 급성 신부전일 가능성이 크다고 할 수 있다. 양측 신장의 위축을 발견하면 만성 신부전일 가능성이 크다. 단, 아밀로이드 신장증(amyloid nephrosis)과 당뇨병성 신장병(diabetic nephrosis)에서는 상당히 말기까지 신위축이 분명하지 않다는 점도 기억해두기 바란다.

또 한 가지, 급성 신부전과 만성 신부전을 감별하는 방법으로서 최근 주목받고 있는 것으로, "혈청 carbamylated hemoglobin" 농도 측정이 있다. 신부전 환자에서는 carbamylated hemoglobin이 정상인보다 높은 값을 나타내며, 특히 만성 신부전이 급성 신부전보다 현저하게 높은 값을 나타내기 때문에 이것으로 감별한다.

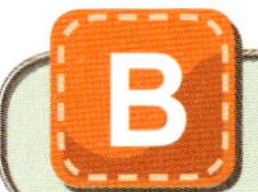

급성 신부전/급성 콩팥기능상실 Acute renal failure : ARF

앞에서 말한 것처럼 급성 신부전은 원인에 따라 신전성, 신성, 신후성의 3가지로 분류된다. 신전성은 신장 그 자체에는 문제가 없지만, 어떤 원인으로 신장의 혈류가 현저하게 감소하고, 그 때문에 사구체여과율(GFR ; Glomerular Filtration Rate)이 저하된 상태이다. 한편, 신성은 신장 그 자체가 장애를 받아 소변감소증이 된 상태이다.

이처럼, 같은 급성 신부전에서도 원인이 다르면 병태도 완전히 달라지게 되는 것이다. 그리고 그 차이는 당연히 검사소견과 임상증상에도 반영된다.

1. 신전성 신부전/콩팥앞성 콩팥기능상실의 병태

신장혈류량이 감소하면 요세관-사구체 피드백(TGF ; tubuloglomerular feedback)이 작동하여, 사구체여과율(GFR ; Glomerular Filtration Rate)을 일정하게 유지하려고 하지만, 동시에 renin-angiotensin system이 활성화되거나 승압작용이 있는 호르몬(vasopressin, catecholamine)의 혈중농도가 상승하기 때문에, 신장혈류량은 더욱 저하되고 사구체여과율(GFR ; Glomerular Filtration Rate)도 감소하게 된다.

사구체여과율(GFR)이 감소한다고 하는 것은 요량이 감소하는 것을 의미하므로, "소변감소증"이 일어나는 것이다.

또한 신전성 신부전의 경우에서도 혈류의 감소가 오랜 기간 계속되면 점차 신장 그 자체가 장애를 받게 되므로, 신성 신부전으로 이행하게 된다.

신전성의 경우에는 신장 그 자체는 정상이기 때문에, 요세관의 기능도 정상으로 작동한다. 따라서 소변의 비중과 삼투압을 조사해 보면 비중도 높고, 삼투압도 높다. 이것은 요농축이 가능하다는 것을 의미하는 동시에, 사구체여과율(GFR)의 감소 때문에 NaCl 등의 용질을 녹이기 위한 물이 감소하고 있다는 것을 나타낸다.

또한 NaCl의 재흡수도 항진하고 있으므로, 요중의 Na^+농도는 감소한다. 왜 이러한 일이 일어나는 것일까?

한 가지 이유로는 신장혈류의 감소에 의해 사구체/토리(glomerulus)를 통과한 후 동맥의 유속이 저하하여 혈관내의 교질 삼투압이 상대적으로 높아지기 때문에, 주로 근위요세관에서의 Na^+재흡수가 증가하기 때문이라고 생각된다.

또 한 가지 이유로는 angiotensin Ⅱ의 상승에 의해 aldosterone이 분비되어, 주로 원위요세관에서 Na^+ 재흡수가 항진하는 기전을 생각할 수 있다. 어느 것이든 신전성/콩팥앞성의 경우에는 사구체여과율(GFR) 저하에 비해 Na^+의 재흡수가 높기 때문에 요중 Na^+ 배설량은 극히 낮아진다.

이것을 그저 단순하게 "요중 Na^+ 농도의 저하"라고 생각할 수도 있겠지만, 특히 사구체여과율(GFR)의 저하보다 요중의 Na^+ 농도가 더욱 저하되기 때문에 "FENa"라는 것이 흔히 임상적으로 사용된다.

2. 신성 신부전/콩팥성 콩팥기능상실의 병태

한편 신성 신부전의 경우에는 신장의 요세관 기능이 장애를 받고 있어 요세관에서의 재흡수, 분비가 불가능한 상태이다. 그뿐 아니라, 요세관의 세포가 탈락되어 lumen 안을 폐색시키거나, 간질/사이질이 부종을 일으켜서 요세관을 압박, 폐색시킬 가능성이 있다.

그것이 소변감소증 · 무뇨를 일으킨다고 생각된다. 신전성의 경우와는 달리 Na^+과 물은 요세관에서 재흡수되지 않고 그대로 요중으로 배설되어 버리기 때문에, 요중 Na^+의 농도는 오히려 높아진다. 또한 물도 다량으로 요중으로 버려지기 때문에 용질은 묽어지고 따라서 소변의 삼투압과 비중도 저하된다. 즉 요중 Na^+ 농도와 요 삼투압 그리고 비중은 신전성의 경우와 정반대가 되는 것이다.

3. 급성 신부전의 치료와 감별방법

앞에서 신전성과 신성의 병태의 차이에 대해서 살펴보았다.

요 · 혈액 중 어느 것을 측정하면 좋을지에 대해서도 주의를 기울여주기 바란다. 급성 신부전의 경우, 신전성/콩팥앞성, 신성/콩팥성, 신후성/콩팥뒤성의 분류에서 본 예후에는 뚜렷한 차이가 없다. 예후를 결정하는 인자에는,

① 연령(60세 이상은 예후 불량)
② 혈청 K^+ 수치(높을수록 예후는 나쁘다)

등이 있다. 진단 시점에서의 혈압, 요량, 병인 등과 예후와는 관계가 없다. 신부전의 진단은 쉽지만, 문제가 되는 것은 신성인가 신전성인가 신후성인가의 결정이고, 이것이 치료에도 연결된다. 신전성과 신후성의 급성 신부전에서는 그 원인을 조기에 제거하면 신부전이 급속하게 개선된다. 그러나 치료가 늦어지면 신장실질에도 장애가 생겨 신성 신부전으로 이행하게 되어 회복이 늦어지게 된다. 특히 급성 요세관 괴사를 보이면 위중해지기 쉽고 회복도 늦어져, 원인이 제거되더라도 바로 신장기능이 회복되지 않는다.

먼저 신후성/콩팥뒤성인가 아닌가를 조사하기 위해서 복부촉진과 복부 초음파검사로 요로가 폐색되어 있는지의 여부, 그리고 방광이 충만되어 있는지의 여부를 조사하여, 신후성의 가능성이 있으면 요도 카테터를 삽입하여 소변이 나오는가를 확인한다.

만약 그 조작만으로 배뇨가 확인되면 신후성 신부전이라고 말할 수 있다. 다음으로 신전성인

가 신성인가를 감별한다.

배뇨가 되지 않으면 수액보충을 개시한다. 수액보충은 반드시 K^+을 포함하지 않은 것을 사용하도록 한다. 수액보충만으로 요량이 회복되면 신전성이라는 것을 알게 된다.

그 후에는 수액보충만을 계속함으로써 요량을 유지한다. 한편 수액을 계속 보충하고 있음에도 불구하고 요량이 회복되지 않을 때에는 loop diuretics (furosemide 등)을 사용하고, 이어서 mannitol도 투여한다. 이것으로 이뇨가 되면 신성이므로 그 후에는 엄중한 전해질의 관리하에 수액보충과 이뇨제를 투여하여 요량을 유지한다. 만약 그래도 이뇨가 되지 않으면 서둘러서 인공투석을 실시한다.

급성 신부전(급성 콩팥기능상실) 핵심정리

1. 병태생리로 보는 급성 신부전(급성 콩팥기능상실)

수 시간에서 수 주일 단위의 급격한 신장기능저하(GFR저하)로 인해, 체액의 항상성 유지기전이 붕괴되어 고질소혈증, 수분 전해질 이상, 산염기평형 이상 등을 초래하는 병태이다. 신장의 여과기능이 급격히 상실되나 회복이 가능하다.

	신전성	신성(선행감염)	신후성(요로폐쇄)
병 인	• 체액량의 감소 • 심박출량의 저하 • 혈관저항의 변화 • 신장 자가조절작용 조절장애	• 사구체질환(급성사구체신염) • 요세관 간질 질환 • 신장혈관성 질환	• 요관의 폐쇄 • 방광경부·요도의 폐쇄
병 태	• 신장실질은 정상 • 순환혈액량의 감소, 심박출량의 저하 • 신장혈류량이 감소되어 발병함 • 신장의 재흡수·분비 등의 능력은 유지 • 시간이 경과하면 신성(콩팥성)으로 이행한다.	• 신장실질의 장애로 발생(신장기능 자체의 장애) • 장애부위에 따라 사구체장애형, 혈관장애형, 요세관간질 장애형으로 분류한다. • 기능장애가 동반되어 급성으로 GFR이 저하된 상태이다.	• 요로의 통과장애에 의해 소변이 정체하여 발생 • 조기에 요로를 확보하여 신장기능은 회복된다. • 폐쇄가 지속되면 신성 급성 부전으로 이행한다.
증 상	• 핍뇨, 혈압저하, 빈맥 • 피부건조, 체중감소 • 전신피로감, 식욕부진 • 메스꺼움, 구토 • 중추신경증상	• 핍뇨, 고혈압, 부종 • 울혈성 심부전, 폐부종 • 전신피로감, 식욕부진 • 메스꺼움, 구토 • 중추신경증상	• 핍뇨, 무뇨 • 옆구리 통증(신장의 내압상승)

	신전성	신성(선행감염)	신후성(요로폐쇄)
진단 및 검사		• 혈액검사(Cr↑, BUN↑, K↑) • 신장 초음파검사	• 소변검사 • CT 검사
치료	• 신장혈류량, 혈압의 정상화 • 영양관리, 수분이나 전해질 관리(신부전의 관리) • 수혈·수액요법 (순환혈장량의 회복/신장순환의 회복)	• 원인질환에 대한 치료 (부신피질스테로이드제, 면역억제제, 혈장교환) • 허혈악화, 재생억제 인자의 배제·치료(ANP, 도파민, 칼슘길항제PG 등) • 소변감소기의 체액관리 (수분·염분 섭취제한과 이뇨제 투여) • 혈액여과요법	• 신속하게 요로를 확보하여 폐쇄를 해제하고, 원인 질환을 치료한다. • 요로폐쇄가 해제되면 현저한 이뇨를 초래하기 때문에 수분·전해질 관리에 주의가 필요하다. • 요로폐쇄 : 요관 스텐트 카테터를 삽입한다.

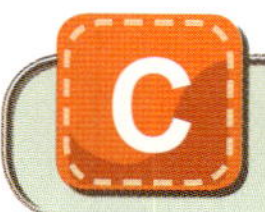

만성 신부전/만성 콩팥기능상실 Chronic renal failure : CRF

만성 신부전은 급성 신부전과는 달리 명확하게 신장 자신의 기능장애에 의해 일어난다. 신장기능이 저하된다고 하면 어떠한 상태를 상상할 수 있을까? 신장 전체가 골고루 손상을 받고 있는가, 아니면 일부분이 완전하게 기능을 상실했는가, 남은 부분은 그것을 보충하려고 보상(compensation)하고 있는가 등을 생각해야 한다.

1. 원인

대부분의 신장질환이 만성 신부전의 원인이 될 수 있는데 빈도순으로 나열하면 다음과 같다.

① 만성 사구체신염(만성 토리콩팥염, chronic GN)
② 당뇨병성 신증(당뇨병 콩팥병증, diabetic nephropathy, 투석도입 원인으로 1위!)
③ 다발성 낭포신(뭇주머니콩팥, polycystic kidney)
④ 만성 신우신염(만성 깔때기콩팥염, chronic pyelonephritis)

표 4-4에 만성 신부전의 원인질환을 나타냈다.

혈관이상	고혈압증(양성 및 악성) 경색 겸상적혈구빈혈
면역이상	만성 사구체신염 전신홍반루푸스 결절다발동맥염 Goodpasture증후군
대사이상	당뇨병 아밀로이드증 통풍
유전성 및 선천성 이상	Alport증후군 낭성 신장병 신장형성부전
요로폐쇄	전립선비대증 신장결석(양쪽 또는 한쪽 신장) 요도협착악성 종양
중독성 신장증	진통제 기타 약제 중금속 중독 공업 용매
감염성 질환	신우신염 결핵
기타	방사선 신장염 다발골수종 백혈병 고칼슘혈증

[표 4-4] 만성 신부전의 병태와 원인질환

2. 병태

그림 4–2는 그 개념을 모식화한 것이다. 그림 속의 하나 하나의 단위는 네프론/신장단위(nephron)을 나타내고 있다. 빗금친 부분이 장애를 받고 있는 곳이다. 만성 신부전의 병태는 **그림 4–2**의 우측이다.

즉 어떤 부분의 네프론(nephron) 전체가 완전하게 장애를 받고 있고, 다른 정상 네프론(nephron)이 그 기능저하된 상태를 보충하여 보상한다는 개념의 질환으로 간주된다.

정상 부분의 네프론(nephron)은 보통 때보다 더 많은 일을 하고, 또 이 상태가 오래 지속되면 그 기능이 파괴된다.

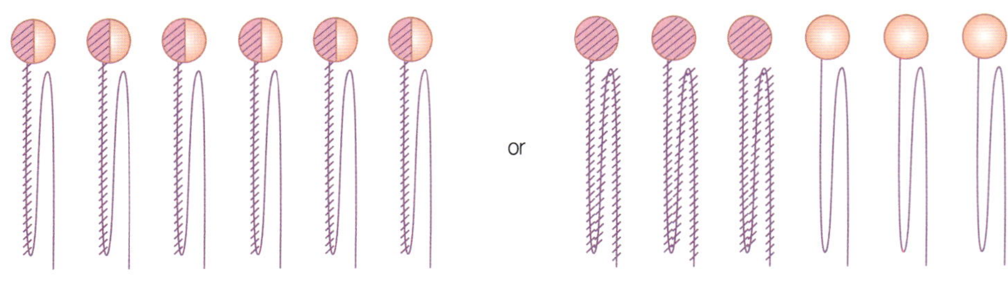

[그림 4–2] 네프론(신장단위)의 장애 형태

그렇게 되면 정상인 네프론(nephron)의 수가 더욱 줄어들기 때문에 남아 있는 정상 네프론(nephron)은 보다 많은 일을 하지 않으면 안 되고, 또 그로 인한 장애가 발생하게 된다. 이와 같은 악순환에 의해 신장장애가 진행되어 간다고 생각할 수 있다.

1982년, Brenner 등은 과잉여과설(hyperfiltration theory)이라고 하는 가설을 제창하였다.

이 가설에 의하면 장애를 받은 신장조직은 네프론/신장단위(nephron)이 감소하여 남은 네프론에서 과잉여과가 일어나고, 그것이 지속됨으로써 사구체/토리(glomerulus)가 경화에 빠져 다시 네프론 (nephron) 수가 더욱 감소하게 되는 악순환을 하게 된다.

남은 네프론은 더 많은 Na^+과 물을 배설해야만 한다. 같은 모델을 적용해 보면, 즉 다른 네프론(nephron)이 파괴되었기 때문에 남아 있는 네프론에서는 사구체여과율이 증가한다.

신장 전체의 기능을 생각한다면, Na^+, 물의 배설능력은 남아 있는 네프론/신장단위(nephron)이 아무리 분발한다고 해도 한계가 있으므로, 그 조절 범위가 매우 좁아질 수 밖에 없다. 따라서 만성 신부전인 사람은 조금이라도 보통 이상의 많은 소금과 물을 섭취하면, 신장은 그것을 배설할 수 없기 때문에 곧 고혈압, 고나트륨혈증(hypernatremia)을 일으키고 만다. 역으로 저염식이를 계속하면 바로 저나트륨혈증(hyponatremia)이 되어 버린다.

이처럼 만성 신부전은 Na^{+}, 물의 재흡수 · 배설능력의 폭이 현저하게 좁아지고 있는 상태로 볼 수 있다**(그림 4-3)**.

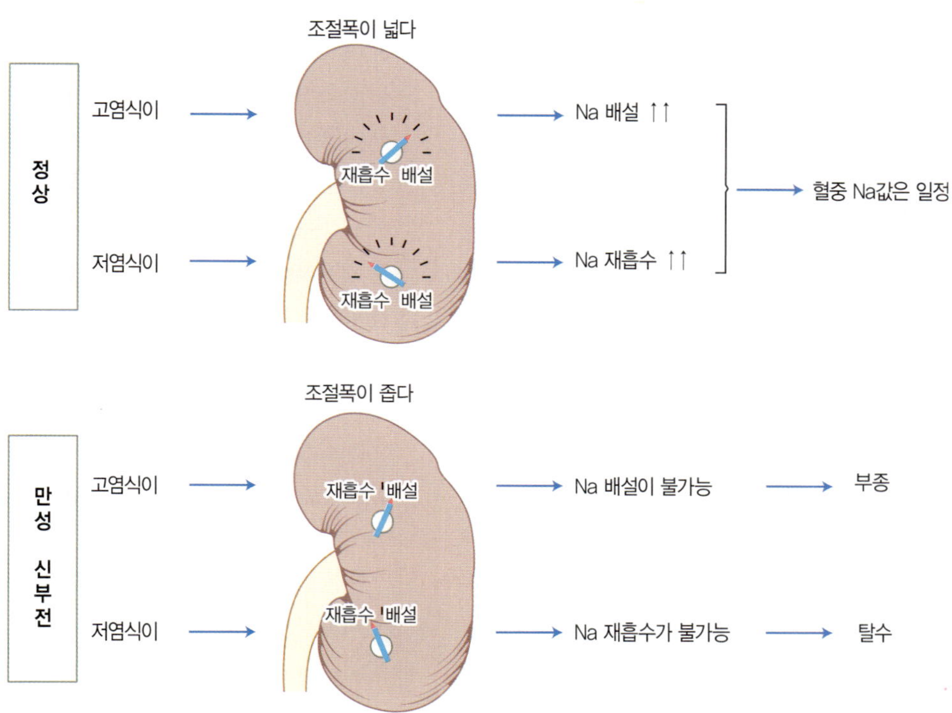

[그림 4-3] 조절폭이 좁은 만성 신부전

만성 신부전(CRF)의 전해질 균형

전해질의 배설 제한을 받고 있는 만성 신부전에서는 경구섭취되는 전해질이 과잉이 되면 그 혈중 농도의 상승이 나타난다.

1) 칼륨(K)

K^+은 사구체여과율(GFR ; Glomerular Filtration Rate) 5㎖/min까지는 그 배설이 정상으로 유지된다. 그러나 이 K^+배설을 상회하는 양을 섭취하게 되면, 쉽게 고칼륨혈증을 일으킨다. 보통의 식사를 유지하면, 만성 신부전 환자는 대개 고칼륨혈증(hyperkalemia)이 된다.

2) 칼슘(Ca)과 인(P)

인은 PO_4^{3-}로서 배설되지만, 사구체여과율(GFR)이 20~25㎖/min가 되면 고인혈증(hyperphosphatemia)이 된다.

인의 배설은 PTH의 의해 항진한다(PTH는 근위요세관에서의 PO_4^{3-}과 HCO_3^-의 재흡수를 억제하고, 원위요세관에서의 Ca^{2+}의 재흡수를 촉진한다). 따라서 고인산혈증에 대처하기 위해서 부갑상선으로부터 PTH가 대량으로 생산되어, 2차성 부갑상선 기능항진증을 일으킨다. 또 이미 알고 있는 바와 같이 Vit D^3도 칼슘과 인의 대사에 깊이 관여하고 있다.

사구체여과율(GFR)이 50% 이하가 되고, 신장기능이 저하되면 혈청 Vit D_3도 저하되며, 이는 혈청 칼슘의 저하를 일으킨다(Vit D_3는 장관에 작용해 칼슘과 인의 흡수를 촉진시키고, 또한 신장의 원위요세관에서는 칼슘의 재흡수와 PTH에 의한 칼슘 재흡수를 촉진시키는 작용을 한다).

칼슘과 인의 대사가 임상적으로 문제가 된다고 하면 그것은 뼈에 대한 영향이다. Vit D_3는 PTH에 의한 osteoblast, osteoclast를 매개로 하는 골흡수 작용을 촉진시킨다. 또한 Vit D_3 자체에도 PHT와 유사한 작용이 있다.

만성 신부전시 2차성 부갑상선 기능항진증에 의해 PTH가 높은 수치를 보이고 Vit D_3가 저하를 나타내는 것은 뼈 형성에 중대한 악영향을 미치는데, 이 두 가지가 영향을 미치는 방식은 미묘하게 다르고 병태도 다르다.

2차성 부갑상선 기능항진증의 경우에는 osteoblast, osteoclast의 기능 이상에 의해 섬유성 골염/섬유성 뼈염(fibrous ostitis)과 골경화증/뼈경화증(osteosclerosis) 등이 생긴다.

한편 Vit D_3 부족의 경우에는 그러한 골 기질의 형성에 비해서 골 석회화가 억제되기 때문에 골연화증/뼈연화증(osteomalacia)을 일으킨다.

3) 수소이온(H^+)

만성 신부전에서는 대사 산증(metabolic acidosis)을 일으킨다.

이 대사 산증의 요인으로는 아래의 3가지를 생각할 수 있다.

① 적정산(인산염, 황산염 등)의 배설장애
② HCO_3^-의 재흡수장애
③ NH_4^+의 배설장애

보통 만성 신부전에서는 anion gap이 증가하는 형태의 대사 산증이 된다.

대사 산증은 임상증상의 출현에 여러 가지로 영향을 준다. H^+이 높아지면 전신이 나른해지고 식욕이 없어지며 몽롱하고 졸음이 온다. 이러한 증상은 만성 신부전 말기에 현저하게 나타나는데, 요독 증후군(uremic syndrome)이라고 불린다.

또한 이 uremic syndrome을 일으키는 원인물질을 uremic toxin이라고 하는데, 이 물질이 무엇인지는 아직 밝혀지지 않았다(Me-thylguanidine, my-oinositol, spermine, 산성 Polyols 등이 주목받고 있지만, 결정적인 것은 아니다). H^+은 uremic toxin은 아니지만, 이러한 요독 증상의 대부분을 산증의 병태로서도 설명할 수 있다는 것을 알아두기 바란다.

3. 만성 신부전의 증상 (그림 4-4)

1) 순환기

Na^+ 배설의 조절폭이 극히 좁혀져 있기 때문에, 보통의 식사에 해당하는 염분섭취를 계속하면 대개 고나트륨혈증을 일으킨다.

고나트륨혈증이 되면 당연히 갈증이 생기므로 물도 마신다. 물도 증가하기 때문에(Na^+과 물은 항상 같이 움직인다), 순환 혈액량이 늘어나 심장에 부담을 준다.

순환 혈액량 ↑
↗ 고혈압 → 울혈성 심부전
↘ 폐울혈 → 폐부종

또한 요독성 심막염(uremic pericarditis)을 일으켜, 혈성 심막액이 저류하기 때문에 심장압전/심장눌림증(cardiac tamponade)을 일으킨다.

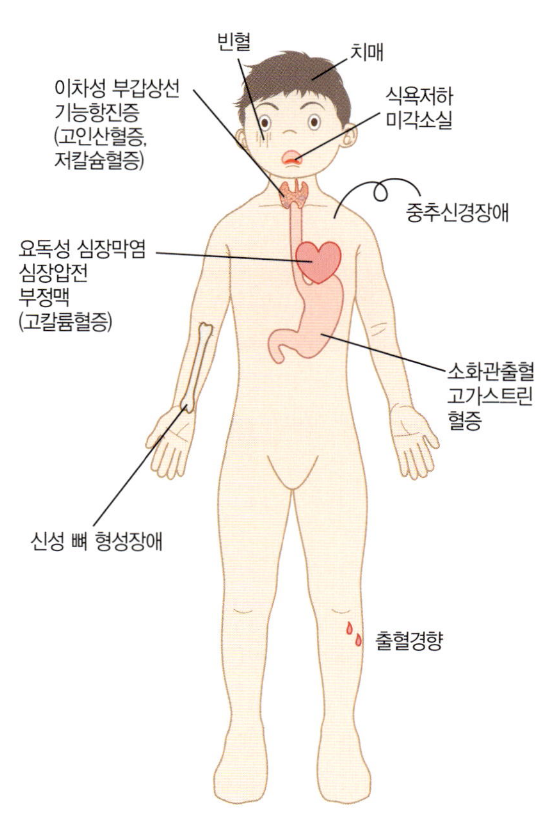

[그림 4-4] 만성 신부전의 증상

2) 소화기 증상

극히 초기부터 식욕저하와 미각의 소실이 나타난다. 또한 진행되면, 출혈 경향에 의한 영향으로 소화관 출혈을 일으킨다. 만성 신부전에서는 고가스트린혈증(hypergastrinemia)이 되는데, 이것도 위 · 십이지장 궤양의 형성 → 소화관 출혈이라는 병태에 관여하고 있다.

시판되는 위장약에는 마그네슘이 들어있는데, 식욕저하 때문에 위장약을 계속 내복하게 되면 신장에서의 마그네슘 배설이 섭취를 따라가지 못해, 결국 고마그네슘혈증(hypermagnesemia)이 되어, 중추신경장애를 일으키는 경우도 있다.

3) 조혈기 증상

Erythropoietin의 생산저하와 산증(acidosis)의 영향에 의해 조혈기능은 저하된다.

또한 혈소판 기능도 acidosis에 의해 저하되어, 출혈 경향이 나타나고, 출혈은 빈혈을 더욱 항진시킨다. 단, 혈소판의 기능은 혈액투석에 의해 혈장 중의 GSA(guanidino succinic acid)를 제거하면 회복된다.

4) 뼈 증상

신장기능이 상실되면 P의 배설 저하에 의해 고칼륨혈증(hyperkalemia)과 비타민 D의 활성화 장애가 발생한다. 여기에 동반된 저칼슘혈증(hypocalcemia)을 교정하기 위해 뼈의 Ca이 혈액으로 동원되어 신성 뼈이상증이 된다.

고인산혈증(hyperphosphatemia)을 예방하기 위해, $Al(OH)_3$ gel을 경구 투여하여 인산 알루미늄의 형태로 배설시키는 방법이 시도되고 있지만, 알루미늄이 몸에 축적되어 치매(dementia)가 되거나, 오히려 다발골절(multiple fracture)을 일으키기 쉬워지는 경우가 있다. 현재는 탄산칼슘($CaCO_3$)을 투여하는 경우가 많다.

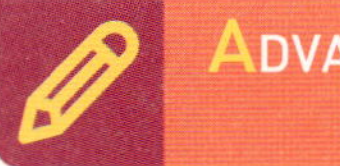

ADVANCED STUDY **만성 신부전/만성 콩팥기능상실** Chronic renal failure : CRF

만성 신부전의 진행인자

만성 신부전을 진행시키는 인자에는 크게 나누어 2가지가 있다. 하나는 고혈압이고, 또 하나는 대사인자 즉 고단백식의 지속적인 섭취와 고지질혈증(hyperlipidemia)이다.

앞에서 hyperfiltration theory라는 이론에 대해 설명했지만, 남아 있는 네프론/신장단위에서 사구체/토리(glomerulus)의 내압이 상승하여 사구체 여과가 항진된 상태가 지속되면 사구체 경화가 발생한다는 것이다.

고혈압 상태에서는 사구체 모세혈관내의 압력도 높아지므로, 그것이 사구체 기능의 정지를 촉진시킬 가능성이 있다. 또한 고단백식도 hyperfiltration을 초래하므로, 사구체의 단백 여과량이 증가되어, 사구체 경화를 진행시킨다. 고지혈증의 경우도 동맥경화가 진행되는 과정과 유사한 형태로 사구체 경화를 촉진시킨다고 생각된다.

4. 검사

다음과 같은 검사를 실시하여 확정진단한다.

1. 소변소견 : 단백뇨 또는 단백뇨 + 혈뇨(핍뇨는 아님!)
2. 영상진단 : 신장형태학적인 이상(신장의 위축, 신장실질의 초음파 수준의 증가)
3. 혈액검사 : 혈청 Cr↑, BUN↑, K↑, Ca↓, P↑, 빈혈
4. 신장생검에 의한 병리소견 : 신장조직 장애소견 등 신장장애의 존재를 확인
5. 사구체여과율(GFR) < 60mL / 분 / 1.73m^2를 확인

IV

5. 치료

초기에는 보존치료를 하지만, 최종적으로는 혈액투석, 복막투석, 신장이식을 실시한다.

1) 식사요법

① 단백 제한 : 20~30g/day로 한다. 0.5/kg체중이 임상효과를 인정하는 기준이다. 정상인의 섭취량이 70~90g/day인 것을 생각하면, 심하게 제한하는 것이라고 할 수 있다. 그러나 필수 아미노산은 충분히 섭취하게 한다.

② Na^+ 제한 : 3~5g/day로 한다. 필요 이상의 제한은 저나트륨혈증(hyponatremia), ECF의 저하, 탈수를 초래한다.

③ 고칼로리식 : 1,800~2,000kcal/day

만성 신부전에서는 노폐물의 배설이 저하되어 있으므로, 암모니아와 요소 등이 몸에 쌓이기 쉽다. BUN(요소질소)은 섭취 단백량을 반영하여 단백 섭취의 증가와 함께 상승하는데 이는 체내의 각 장기에 악영향을 주기 때문에 그 예방을 위해 단백 섭취를 제한한다.

이때 칼로리 섭취를 제한하면 catabolism(이화작용)이 조장되고 체내의 단백질의 분해가 진행되어 오히려 BUN의 상승을 초래하게 되므로, 이화의 항진을 막는 의미에서 고칼로리식을 제공한다.

2) 고칼륨혈증의 치료

① 우선 심한 고칼륨혈증(hyperkalemia)에 대해서는 calcium gluconate를 정맥주사한다.

② 세포내에 일시적으로 K^+을 이동시킬 목적으로 bicarbonate의 정맥주사, 이어서 insulin 주사를 실시한다.

③ 체외로 K^+을 제거하기 위하여 이온교환수지(ion exchange resin)를 이용한다.

3) 수분 섭취량의 조절

Na^+과 마찬가지로 필요 이상의 섭취제한은 바람직하지 않다. 기본적으로 "불감증산량(insensible water loss) + 1일 소변량"에 해당하는 양을 섭취시킨다.

4) 혈압강하요법 Antihypertensive therapy

만성 신부전 환자에는 고혈압이 나타난다.

이전에는, 만성 신부전에 대한 혈압상승 억제요법에는 큰 딜레마가 존재한다고 보았다. 그것은 혈압이 사구체 여과의 원동력이기 때문에, 혈압을 낮춘다고 하는 것은 관류압력을 낮추는 것으로 연결되므로, 그렇지 않아도 사구체여과율(GFR ; Glomerular Filtration Rate)이 낮은 환자에 대해서 더욱 사구체여과율(GFR)의 저하를 유도하는 것이 되어 매우 위험하다고 보았기 때문이다. 그러나 앞에서 말한 hyperfiltration theory에 따르면 관류압력이 너무 높은 것이 병의 진행 원인이 되고 있으므로, 혈압을 낮추는 것은 오히려 진행을 억제하는 데 좋다고 생각할 수 있다. 그와 같은 관점에서 현재는 다음과 같은 혈압상승 억제제가 사용되고 있다.

(1) ACE inhibitor

angiotensin Ⅱ는 aldosterone을 매개하여 원위요세관에서의 Na^+ 재흡수 항진에 의한 체액량의 증대를 일으킬 뿐만 아니라, 혈관평활근을 수축시켜 혈관저항을 증대시킨다.

ACE inhibitor는 이 angiotensin Ⅱ의 생성을 억제하는 약이다. 따라서 전신의 혈압을 낮추는 것이 가능하다. 또한 ACE inhibitor에는 사구체 여과압을 낮추는 작용도 있다.

Angiotensin Ⅱ에는 수입세동맥/들세동맥보다 수출세동맥/날세동맥을 더욱 강하게 수축하는 작용이 있으므로, 여과압을 높여 사구체여과율(GFR)을 일정하게 유지하는 작용이 있다. 따라서 이 angiotensin Ⅱ를 낮추어 주면 여과압은 저하되어, 사구체 경화의 진행을 억제할 수 있게 되는 것이다.

(2) 칼슘 길항제 Ca^{2+} antagonist

칼슘 길항제는 일반적으로 수출세동맥보다 수입세동맥을 강하게 확장시키기 때문에, 사구체의 여과압을 높일 우려가 있다. 그러나 설령 수입세동맥을 확장시켰다고 해도, 전신의 혈압을 낮추는 쪽이 강하면 오히려 관류압력이 저하되어 여과압도 내려갈 가능성이 있다.

(3) 부작용

ACE inhibitor의 부작용으로는 고칼륨혈증, dry cough 등을 들 수 있다.

칼슘 길항제의 부작용으로서는 박동성 두통, 안면홍조, 하지부종 등이 있다.

5) 투석요법 Dialysis

투석요법의 기준은 **표 4-5**와 같다.

혈액투석(**그림 4-5**)은 dialyser라고 하는 반투막으로 차단된 투석기 속에 각각 혈액과 투석액을 유입시켜 확산현상에 의해 반투막을 매개로 물질교환을 함으로써 노폐물의 제거, 전해질 균형을 개선하는 것이다.

만성 투석요법은 보존적 요법으로 요독증 증상의 개선이 불가능한 경우에 적용된다. 구체적으로는 다음 3항목 중 2항목 이상을 충족시키는 것을 기준으로 한다.	
임상증상	다음 ⓐ~ⓕ 중 3항목 이상을 나타낸다ⓐ 소변감소증, 야간 다뇨 ⓑ 신성 빈혈 ⓒ 중증 고혈압 ⓓ 불면, 두통 ⓔ 오심, 구토 ⓕ 체액 정체(부종, 폐울혈 등)
신장기능	ⓐ 내인성 CCr 10mL/분 이하 또는 ⓑ 혈청 creatinine 8mg/dL 이상
활동능력	가벼운 일상 작업이 곤란하다

[표 4-5] 장기투석요법의 적용기준

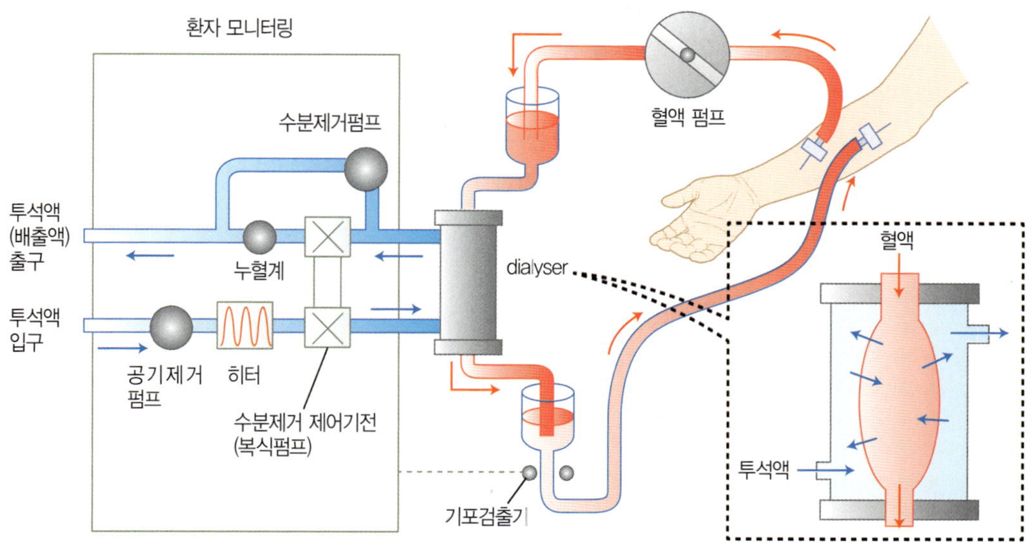

[그림 4-5] 혈액투석의 모식도

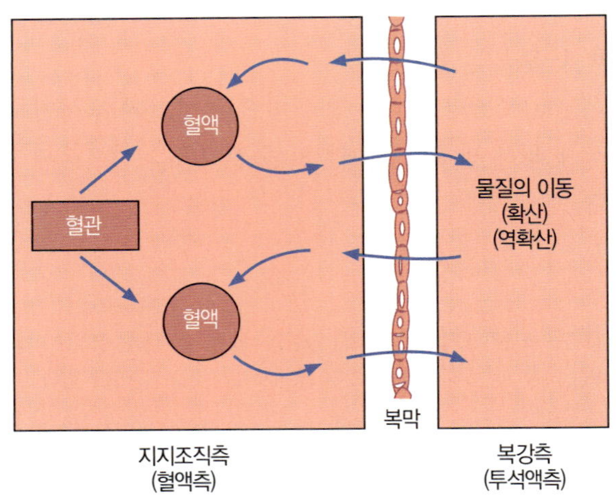

[그림 4-6] 복막투석의 원리

한편 복막투석(**그림 4-6**)은 복강 내에 카테터를 삽입, 고정하여 일부는 피하를 통해 밖으로 내보내고, 그 카테터의 끝에 투석액이 든 백을 연결하여 복강내에 투석액을 주입했다가, 수시간 후에 백 안으로 주입된 액을 내보내는 방법이다.

6) 신장이식 Kidney transplantation

신장이식은 비용면에서 보면 투석요법보다도 훨씬 효율이 좋아 앞으로 계속 추진해가야 할 치료법이다. 단, 기술적인 문제, 특히 거부반응에 대한 방지대책 문제와 공여자(donor)에 관한 문제 등, 사회적으로도 보다 깊은 인식과 개선이 요망된다.

먼저, 거부반응에 관해서는 cyclosporine A의 등장에 의해 비약적으로 개선되고 있다. 단, 면역 억제제의 사용은 그것과는 반대로 일어나는 감염증과의 전쟁이기도 하다. 감염증에 대해 세심한 주의를 기울이면서 수술 후의 치료에 대처해 나가야 한다.

만성 신부전(만성 콩팥기능상실) 핵심정리

병태생리로 보는 만성 신부전(만성 콩팥기능상실)

만성 신부전은 수개월 이상 계속된 만성적 신장질환으로 인해 네프론이 60% 이상 비가역적으로 감소하여 신장 기능 저하가 지속적으로 나타나는 것을 말한다. 단계에 따라 다섯 가지 병기로 분류하는데 초기에는 보존치료를 하지만 마지막 단계로까지 악화되면 혈액투석이나 복막투석, 신장이식과 같은 신장 대체요법을 실시한다.

Ⅳ

병 인	• 기능 네프론의 감소 • 요독성 물질의 축적 • 원인질환 : 당뇨병성 신장병, 일차성 사구체질환, 신장경화증 등 • 만성 신부전은 **신장 자체의 기능장애**에 의해 발생
병 태	• **보상작용 :** 어떤 부분의 네프론(신장단위) 전체가 완전하게 장애를 받고 있고, 그 기능이 저하된 부분을 다른 정상 네프론이 보상 • **국소적 비대 :** 국소적인 단일 네프론 GFR의 증가 • **위축 :** 비대해진 사구체와 요세관이 위축 또는 반흔화된 신장실질영역에 점재 • **전해질 균형 :** 전해질의 배설제한으로 경구 섭취되는 전해질이 지나치게 많으면 그 혈중농도가 상승 • GFR의 저하(수개월~수년간) • 진행성 고질소혈증 • 요독증(말기에 현저히 나타남)
증 상	• 일반적으로 자각증상이 적다. • **신장기능장애 :** 고혈압, 부종, 빈혈, 심부전 징후(심장잡음, 폐부종, 흉수), 고칼륨혈증, 고나트륨혈증 • **순환기 증상 :** 요독성 심막염, 심장압전

증 상

- **소화기 증상 :** 식욕저하, 구토, 구역(중추신경장애), 소화관 출혈, 고가스트린혈증, 고마그네슘혈증
- **조혈기 증상 :** 조혈기능 저하, 빈혈, 출혈 경향
- **뼈 증상 :** 신성 골이영양증

* **합병증**
- 고혈압, 심부전, 위장관 출혈
- 최근 만성 신부전 말기 환자의 가장 큰 사망원인은 심혈관계 합병증으로 인한 쇼크이다.

진 단 및 검 사

- 소변소견(단백뇨 혹은 단백뇨+혈뇨)

  *** 핍뇨는 아님**
- 영상진단 : 초음파, CT, MRI
- 혈액검사 : BUN↑, Cr↑, K↑, Ca↓, P↑, 빈혈
- 신장생검
- 사구체여과율(GFR) < 60mL/분/1.73m^2 를 확인

치 료

- 고위험군 및 병기를 1~5의 다섯 단계로 분류해서 각각의 병기에 따른 치료를 한다.
- 생활습관 관리 : 비만 교정(BMI<25), 금연, 적당한 운동
- 식사요법 : 소금섭취제한, 저단백식, 저칼륨식, 고칼로리식
- 투석요법 : 혈액투석, 복막투석
- 신장이식

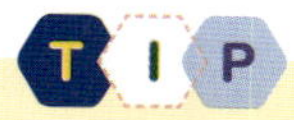

라식스의 부작용

이뇨제로 흔히 사용되는 라식스(Lasix)는 전해질 평형실조(나트륨, 염소, 수분, 칼륨, 칼슘, 마그네슘 등의 배설 증가), 빈혈, 식욕부진, 혈압저하 등의 부작용을 초래할 수 있다.

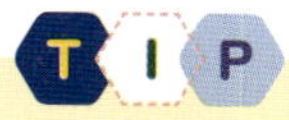

신부전의 주요 증상과 합병증

<table>
<tr><td rowspan="11">기능
네프론의
감소</td><td rowspan="3">사구체장애</td><td rowspan="2">사구체여과율(GFR)↓</td><td>요독소 배설↓</td><td>• 요독증</td></tr>
<tr><td>세포외액↑</td><td>• 고혈압
• 부종
• 울혈성 심부전
• 폐부종</td></tr>
<tr><td>사구체모세혈관벽 투과성↑</td><td>단백뇨</td><td>• 저알부민혈증</td></tr>
<tr><td>요세관장애</td><td colspan="2">• 전해질 배설장애
• 산염기평형 이상</td><td>• 고칼륨혈증
• 고인산혈증
• 대사산증</td></tr>
<tr><td rowspan="5">속질장애</td><td colspan="2">요 농축력 · 희석력↓</td><td>• 등장뇨
• 야간 다뇨</td></tr>
<tr><td colspan="2">에리트로포에틴(EPO) 생산↓</td><td>• 신성 빈혈</td></tr>
<tr><td colspan="2">• 활성형 비타민 D_3 생산↓
• 부갑상선 호르몬(PTH)↑</td><td>• CKD – MBD
• 이차성 부갑상선 기능항진증</td></tr>
<tr><td colspan="2">인슐린 저항성</td><td>• 내당능 이상</td></tr>
<tr><td colspan="2">지혈 · 응고이상</td><td>• 출혈경향</td></tr>
</table>

V 사구체질환/토리병 Glomerular disease

사구체질환의 분류

V

사구체질환은 사구체가 다양한 기전으로 장애를 받아 단백뇨나 혈뇨, 신장기능장애를 초래하는 질환으로 신장 질환 중에서도 빈도가 높은 중요한 질환이다.

사구체질환은 분류법이 다양한데, 병의 원인에 따른 분류, 임상증상에 따른 분류, 조직소견에 의한 분류가 있다.

1. 임상증상에 의한 분류

임상증상에 의한 분류는 증상이나 소견 및 병의 진행속도에 따라 임상적으로 판단하는 것으로, 검사나 치료방침을 결정하는 데 중요한 역할을 한다.

1982년의 WHO 분류를 참고하여 다섯 가지로 구분할 수 있다(**표 5-1**). 사구체질환의 조직병형은 다양하지만 그 임상소견은 말기 신부전을 제외하고 다섯 가지의 임상증후군으로 분류된다.

① 급성 신염 증후군(acute nephritic syndrome)
② 무증상 단백뇨 · 혈뇨증후군(반복성/지속성 혈뇨증후군 : recurrent or persistent hematuria)
③ 만성 신염 증후군(chronic nephritic syndrome)
④ 신증후군(nephrotic syndrome)
⑤ 급속진행성 신염 증후군(rapidly progressive nephritic syndrome)

괄호 안은 WHO 분류에 해당하는 용어이다. 특히, 실제의 임상에서는 신증후군 이외에는 일반적으로 "증후군"이라는 말을 빼고 사이에 "사구체"라는 말을 넣어 부른다(예를 들어, 급성 사구체신염, 급속진행사구체신염 등).

분류	임상증상
1) 급성 신염 증후군	• 선행 감염후 비교적 급격한 경과로 발병하여 혈뇨·단백뇨와 함께 부종, 소변감소증, 고혈압, 사구체 여과치의 감소가 나타난다. • 이 증후군을 나타내는 질환에는 용혈연쇄상구균감염후 급성 사구체신염이나 용혈연쇄상구균 감염 이외의 급성 사구체신염 등의 관내증식성 사구체신염, 그리고 면역글로불린A신병증, 초승달사구체신염, 막증식사구체신염, 루푸스신장염, 자색반신장염, dense deposit disease, 결절성 다발동맥염, Wegener 육아종증, 유전성 신장염(Alport 증후군) 등이 있다.
2) 무증상 단백뇨 · 혈뇨증후군	• WHO 분류에서는 육안적 혈뇨나 현미경적 혈뇨로 발병하고 단백뇨는 나타나지 않거나 경미하며 신장염의 임상증상을 동반하지 않는 경우, 반복성/지속성 혈뇨증후군이라고 정의한다. • 단백뇨, 혈뇨 또는 이 두 가지가 지속적으로 나타나 부종이나 고혈압 등의 임상증상이나 신장 기능 저하가 나타나지 않는 경우에 지속성 단백뇨·혈뇨증후군이라고 정의한다. • 이 증후군을 나타내는 질환에는 면역글로불린A신병증, 국소/미만성 사구체간질증식성 신장염, 막증식사구체신염, 국소사구체경화증, 자색반신장염, 루푸스신장염, 얇은사구체기저막병 등이 있다.
3) 만성 신염증후군	• 단백뇨나 혈뇨가 지속적으로 나타나 발견 시 또는 경과와 함께 부종, 고혈압 등의 임상증상이나 신장기능저하가 나타난다. • 이 증후군을 나타내는 질환에는 국소/미만성 사구체간질증식성 신장염(면역글로불린A신병증 또는 면역글로불린A신병증 이외의 사구체간질증식성 신장염), 막성신장병증, 막증식사구체신염, 국소사구체경화증, 루푸스신장염, 유전성 신장염 등 다수의 질환이 있다.
4) 신증후군	• 대량의 단백뇨와 저단백혈증(저알부민혈증)이 나타나는 경우에 신증후군이라고 하며 부종이나 고지혈증을 동반한다. 성인의 경우는 하루 3.5g 이상의 단백뇨가 지속적으로 나타나고 혈청 총단백 농도가 6g/dL 이하, 또는 혈청 알부민 농도가 3g/dL 이하라는 조건을 충족시킨 경우 신증후군이라고 판정한다. • 이 증후군을 나타내는 질환에는 최소변화신병증, 국소사구체경화증, 막성 신병증, 미만성 혈관간세포증식 콩팥염, 막증식사구체신염, dense deposit disease, 면역글로불린A신병증, 루푸스신장염, 자색반신장염, 당뇨병성 신병증, 유전성 신장염, 선천성 신증후군, 한랭글로불린혈증, 아밀로이드신장증, L쇄침착증, 임신고혈압증후군 등이 있다.
5) 급속진행성 신염증후군	• 급격하게 또는 잠재적으로 발병해서 비교적 단기간(수주일에서 수개월) 안에 신장기능장애가 진행된다. 단백뇨나 혈뇨 외에 요침전에서 망원경성 침전물(telescoped sediment)이 나타나고 권태감과 함께 고혈압, 빈혈, 고질소혈증 등이 나타난다. • 이 증후군을 나타내는 질환에는 초승달사구체신염, 현미경적 다발동맥염이나 Wegener 육아종증 등의 ANCA 관련 신장염, anti – GBM Ab 양성 신장염/Goodpasture 증후군 외에 초승달이 형성되는 미만성 막증식사구체신염이나 막성 신병증, 면역글로불린A신병증, 자색반신장염, 루푸스신장염 등이 있다.

[표 5-1] 사구체질환의 임상증상에 의한 분류

2. 조직소견에 의한 분류

조직소견에 의한 분류는 신장생검에서 얻은 조직표본을 광학현미경, 형광항체법, 전자현미경을 이용한 조직진단을 통해 실시하는 것이다. **표 5-2**는 WHO 분류에서 발췌하였다.

일차성 사구체질환
A. 최소변화신장병증
B. 국소분절모양 병변(국소 사구체신염을 포함)
C. 미만성 사구체신염
1. 막성 사구체신염(막성 신병증)
2. 증식성 사구체신염
a. 혈관간 세포증식 사구체신염
b. 관내증식성 사구체신염
c. 막증식 사구체신염(Type1, 3)
d. 관외증식성 사구체신염(초승달 또는 괴사성 사구체신염)
3. 경화성 사구체신염
D. 분류 불능의 사구체신염

[표 5-2] 일차성 사구체질환의 조직학적 분류

1) 광학현미경상

광학현미경 관찰에서는 주로 사구체에서의 세포증식과 모세혈관벽 비대에 주목해 조직진단명을 결정한다.

2) 형광항체법

형광색소로 표지한 항체를 이용한 형광항체법으로, 침착물의 성분과 국소화를 평가한다. 같은 검사법으로서 효소항체법을 이용하기도 한다.

3) 전자현미경상

전자현미경에서는 상피세포의 족돌기/발돌기 등의 미세한 구조를 관찰할 수 있다.

고전자밀도 침착물의 국소화를 상세하게 관찰할 수 있지만, 그 성분은 분류할 수 없다.

3. 발생기전

사구체질환의 성립에는 면역학적 기전, 혈관장애에 의한 혈행역학적 기전이나 지질대사 이상, 당대사 이상 등이 관여한다. 대부분은 면역학적 기전에 의한 것으로, 사구체에 면역복합체(IC)나 항체 (면역글로불린), 보체의 침착이 나타난다.

면역학적 기전이 관여하는 경우, 그 원인항원이 특정되어 있는 것은 극히 일부이다.

예)

- 용혈연쇄상구균감염후 급성 사구체신염[PSAGN] ……… 용혈연쇄균항원
- 막성 신병증(MN)의 일부 ……………………………… HBe 항원 등
- 루푸스신장염 ……………………………………………… 자가항원(DNA 등)

이 외에도, 항호중구세포질 항체(ANCA)나 세포면역이상이 관여하는 경우가 있다.

4. 병태생리

1) 사구체질환의 병태생리

사구체질환에서는 단백뇨, 혈뇨, 사구체여과율(GFR)의 저하, 고혈압, 부종 등이 나타난다. 단백뇨로 인해 근위요세관에서의 단백질 흡수나 분해가 항진되어, 요세관 · 간질장애를 일으킨다. 고도의 단백뇨가 되어 혈중 단백질량이 감소(저알부민혈증)하는 병태를 신증후군이라고 한다.

신장고혈압의 원인으로는 나트륨(Na) · 수분의 저류 외에, 혈압상승계(조직의 RAA계, 교감신경)나 혈압강하계(칼리크레인－키닌계, 프로스타글란딘계)도 관여하고 있는 것으로 생각된다. 적절한 치료를 하지 않으면 사구체장애가 진행되어, GFR이 더욱 저하되고 신부전에 이른다**(그림 5-1)**.

2) 신증후군의 병태생리

신증후군(NS)은 사구체질환에 동반되는 증후군의 하나로서, 요중으로 대량의 단백질이 배설되어 대사균형이 무너져, 부종, 지질이상(고지혈증), 응고이상(응고능항진) 등의 증후군이 일어나는 병태이다. 이외에도 IgG의 요중 누출 등에 의한 감염성 증가나 요세관 · 간질장애가 나타난다.

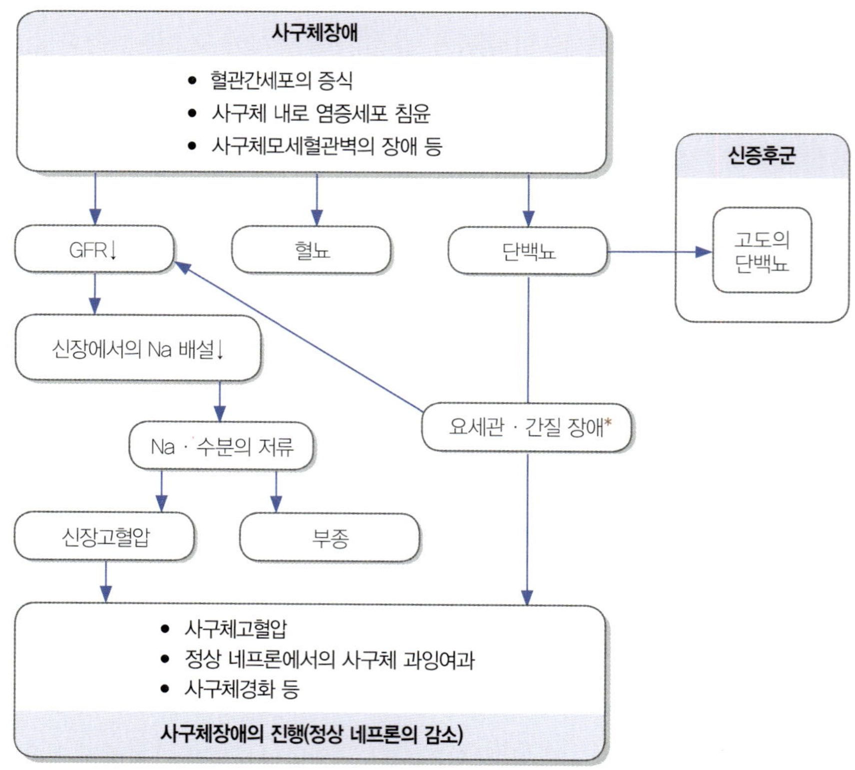

[그림 5-1] 사구체질환의 병태생리

5. 진단과정

단백뇨 · 혈뇨 · 부종 등으로 사구체질환이 의심될 때, 진료는 임상소견에 의한 증상진단, 신장생검에서 채취한 신장조직의 병리학적 소견에 의한 조직진단을 실시하여, 신장장애를 일으키는 전신질환이 없는지 검사한다.

단백뇨 · 혈뇨는 요세관 · 간질 질환에 의해서도 일어나지만, 혈뇨의 소변침전물(urine sediment)에서 변형적혈구나 적혈구원주가 나타났을 때, 그리고 단백뇨에서는 알부민이 중심이 될 때 사구체질환이 의심된다(그림 5-2).

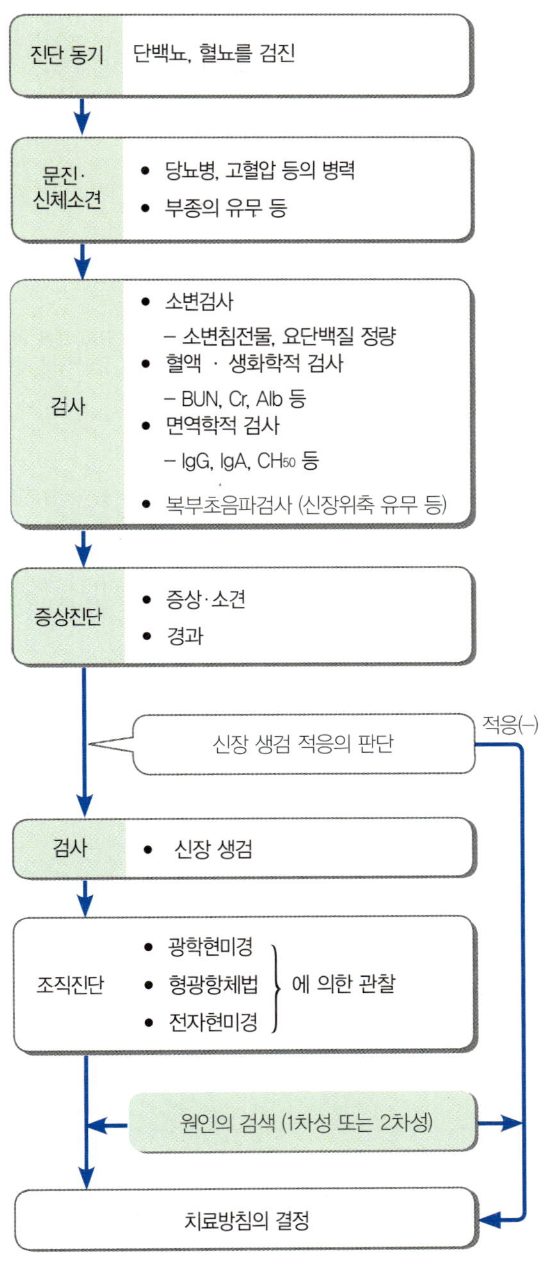

[그림 5-2] 진단의 흐름

6. 치료

1) 약물요법 (표 5-3)

2) 식사요법

- 소금 섭취 제한
- 저단백식

3) 생활습관 조절

과도한 운동이나 피로를 피한다. 안정을 강요할 필요는 없으며, 오히려 적당한 신체활동을 유지시킨다.

<table>
<tr><th colspan="2">약제의 종류</th><th></th><th>작용</th><th colspan="2">주된 부작용</th></tr>
<tr><td colspan="2">스테로이드제
(부신피질스테로이드)*</td><td rowspan="2">면역억제 작용</td><td>• 사구체장애를 일으키는 면역 이상과 그에 이어지는 염증반응을 억제</td><td colspan="2">• 면역력 저하
• 내당능 저하
• 위궤양
• 골다공증</td></tr>
<tr><td colspan="2" rowspan="2">면역억제제</td><td rowspan="2">• 스테로이드제와 같은 효과를 기대하여, 스테로이드 저항성의 증례에 사용</td><td>• 골수 억제</td><td rowspan="2">• 면역력 저하
• 소화기 증상(메스꺼움 · 구토)
• 암유발성(oncogenicity)</td></tr>
<tr><td></td><td>• 신장 독성</td></tr>
<tr><td rowspan="2">RA계 저해제</td><td>ACE 저해제**</td><td rowspan="9">혈압강하 작용</td><td rowspan="4">• RAA계를 억제하여 혈압강하
• 요단백을 감소시키는 작용</td><td colspan="2" rowspan="4">• 마른기침
• 고칼륨혈증
• 혈관부종</td></tr>
<tr><td>ARB**</td></tr>
<tr><td colspan="2">선택적 알도스테론 길항제</td></tr>
<tr><td colspan="2">레닌 저해제</td></tr>
<tr><td colspan="2">Ca 길항제</td><td>• 혈관 확장작용에 의한 혈압강하</td><td colspan="2">• 과도한 혈압강하에 의한 혈압저하</td></tr>
<tr><td rowspan="3">이뇨제</td><td>티아자이드계 이뇨제</td><td rowspan="2">• 요세관에서의 Na 재흡수를 저해하여 요중의 Na 배설 촉진</td><td colspan="2" rowspan="2">• 급격한 이뇨에 의한 탈수
• 저칼륨혈증
• 대사알칼리증</td></tr>
<tr><td>고리이뇨제</td></tr>
<tr><td>바소프레신 길항제</td><td>• 바소프레신에 의한 집합관에서의 수분 재흡수 저해</td><td colspan="2">• 신장장애
• 혈전색전증</td></tr>
<tr><td colspan="2">항응고제</td><td rowspan="2">혈전예방 작용</td><td>• 응고인자를 저해하여 혈전형성을 예방</td><td colspan="2">• 출혈경향
• 최기형성(teratogenicity)
• 헤파린기인성 혈소판감소증</td></tr>
<tr><td colspan="2">항혈소판제</td><td>• 혈소판 응집을 저해하여 혈전 형성을 예방</td><td colspan="2">• 두통
• 심계항진</td></tr>
<tr><td rowspan="2">지질이상증
(고지혈증
치료제)</td><td>HMG – CoA 환원효소 저해제(스타틴)</td><td rowspan="2">지질저하 작용</td><td>• 콜레스테롤의 합성과정을 저해하여 지질이상을 교정</td><td colspan="2">• 횡문근융해증</td></tr>
<tr><td>소장 콜레스테롤 전달체 저해제</td><td>• 소장에서의 콜레스테롤 흡수 저해</td><td colspan="2">• 알레르기
• 횡문근융해증</td></tr>
</table>

* 감염증이나 당뇨병성 신장병에는 사용하지 않는다.

** ACE 저해제 : 안지오텐신 변환효소(ACE) 저해제, ARB : 안지오텐신 II 수용체 차단제

[표 5-3] 사구체질환의 약물요법

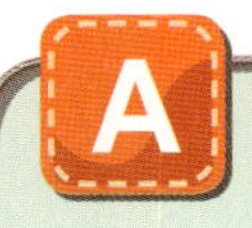

급성 사구체신염/급성 토리콩팥염 Acute glomerulonephritis : AGN

1. 정의

A군 β용혈연쇄상구균에 의한 선행감염으로부터 1~3주일의 잠복기를 거친 뒤에 혈뇨, 단백뇨, 부종, 고혈압이 나타나는 질환이다. 급성 신염증후군을 나타내는 경우가 많다. 병리소견으로는 대부분 관내증식성 사구체신염을 나타낸다.

젊은 사람들에게 많이 발생하고, 호발연령은 3~10세이며 신장기능의 예후는 양호하다.

V

2. 원인

표 5-4는 급성 신염증후군을 일으키는 원인이다. 그러나 이 중에서 급성 사구체신염은 관내증식성 사구체신염의 조직을 나타내는 병태를 말하는데 80~90%는 용혈연쇄상구균 감염 후에 일어난다. 따라서 이것만을 특별히 "연쇄상구균감염후 사구체신염(post streptococcal glomerulonephritis : PSGN)"이라고 한다. Group A β-hemolytic streptococcus 감염 후의 급성 사구체신염의 발병률은 다음과 같다.

- 상기도 감염(편도염 등) 후에 일어나는 것 ································ 5%
- 피부 감염 후에 일어나는 것 ·· 50%

피부 감염 후에 많이 발생하는 것을 알 수 있다. 이것은 류마티스열의 경우와 반대이다. 류마티스열에서는 상기도 감염 후에만 발병하고 피부감염 후에는 발병하지 않는다. 이것은 류마티스열과 PSGN에서의 발병기전의 차이를 추측하게 해 주지만, 상세한 것은 아직 밝혀지지 않았다. 또한 PSGN의 발병까지의 잠복기간에 대해서 살펴보면 다음과 같다.

- 상기도 감염 후 ············ 10일~2주일
- 피부 감염 후 ············ 3주일

감염경로에 따라서도 잠복기간이 다르다.

I. 감염증
- A. 연쇄상구균감염후 사구체신염(poststreptococcal glomerulonephritis)
- B. 비연쇄상구균감염후 사구체신염
  1. 세균성 : infective endocarditis, "shunt nephritis", sepsis, pneumococcal pneumonia, typhoid fever, 2차성 매독, 수막구균혈증(meningococcemia)
  2. 바이러스성 : parvovirus B19, hepatitis B virus(HBV), infectious mononucleosis, mumps, measles, varicella, echovirus, coxsackievirus
  3. 기생충성 : malaria, toxoplasmosis

II. 다계통성 질환 : SLE, vasculitis, Henoch－Schönlein purpura, Goodpasture's syndrome

III. 원발성 사구체질환 : 혈관간세포증식사구체신염(IgA nephropathy), 막증식사구체신염(MPGN)

IV. 기타 : Guillain－Barré syndrome, Wilms' tumor에 대한 radiation, diphtheria, pertussis, tetanus, 백신 투여, serum sickness

[표 5-4] 급성 신염증후군의 원인

3. 역학과 발생기전

소아에게 많이 발생하는 것이 특징으로 70%는 20세 이하에서 발생한다. 드물게 고령자에게서도 발생하는데 그러한 경우에는 심장기능저하 증상이 강하게 나타나기 때문에 중증화되기 쉽다.

상기도 감염(인두염, 편도염 등)을 선행감염으로 하는 경우가 많다.

4. 증상 (그림 5-3)

고혈압이나 부종은 사구체여과율(GFR)의 저하, 나트륨이나 수분의 저류에 의한 순환혈액량의 증가가 원인이 된다. 초기에는 핍뇨가 발생한다. 아래의 4가지 증상이 중요하다.

1) 혈뇨 Hematuria

모든 증례에서 나타나며, 현미경적 혈뇨로부터 육안적 혈뇨를 보이는 것까지 그 정도가 다양하다. 1~6개월간 지속된다.

2) 단백뇨 Proteinuria

단백뇨는 거의 모든 증례에서 나타난다. 단백뇨의 정도는 일반적으로 0.5~1.0g/day인 경우가 많으며, 신증후군(nephrotic syndrome)(3.5g/day 이상)을 나타내는 경우는 약 20% 정도이다.

1~2개월 지나면 소실된다.

3) 고혈압 Hypertension

고혈압은 병의 초기에 나타나며, 그 빈도는 60~70%이다. 소변감소증 및 무뇨에 의한 순환혈액량의 증가에 의해 일어난다. 증가한 순환혈액량 때문에 심장기능저하 증상을 나타내는 경우도 있고, 급격한 혈압상승으로 인해 중추신경증상을 초래하는 경우도 있다. 메스꺼움, 구토, 경련 등의 증상이 나타나는 경우, 고혈압뇌병증(hypertensive encephalopathy)이라고 부르기도 한다.

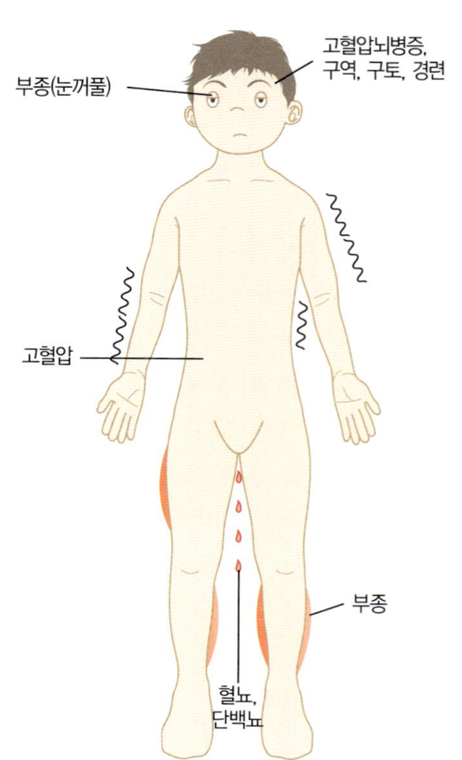

[그림 5-3] 급성 사구체신염의 전신증상

4) 부종 Edema

병의 초기에 50~70%의 빈도로 나타난다. 얼굴이 붓는데, 특히 눈꺼풀 주위의 부종이 눈에 띄게 나타난다. 다리가 부어오르는 경우도 있지만 전신부종 상태까지 이르는 경우는 많지 않다.

5. 병기와 경과

선행감염 후, 잠복기를 거쳐 발병하면 핍뇨기, 이뇨기, 회복기, 치유기를 거친다.

혈청보체가(CH_{50})의 저하는 대부분 나타나므로 진단에 유용하다.

ASO, ASK의 수치가 높다면 용혈연쇄상구균의 선행감염을 증명하는 것이다.

핍뇨기부터 이뇨기에 걸친 급성기에는 체액 · 혈압관리를 하며, 전체 병기에 걸쳐 생활지도, 식이요법을 실시한다.

소아는 95% 이상이 완치되지만, 성인의 20% 정도는 만성화가 나타난다.

V

6. 병리소견과 병태생리

1) 병리소견

급성 사구체신염에서는 양쪽 신장이 미만성(diffuse)으로 침습된다. 즉 신장에 있는 사구체가 전체적으로 손상을 받는다. 손상받은 모습을 현미경으로 보면 아래와 같은 소견을 나타낸다.

① 광학현미경 소견

발병 6주까지 볼 수 있고 그 후에는 사라진다.

- 사구체의 비대
- 모세혈관의 폐쇄
- 다핵백혈구의 침윤

② 전자현미경적 소견

발병 6주 후에는 소실된다.

- Hump의 존재

  Hump란 기저막의 상피쪽에 침착되는 electron dense deposit을 말한다.

③ 형광항체법에 의한 소견

- IgG 및 C3의 모세혈관고리에 대한 과립상 침착(granular pattern)

이와 같은 병리학적 소견이 관찰되지만, 이것으로는 무엇인지 알 수 없으므로, 이들이 어떠한 기전에 의해 일어나는지, 병태생리를 생각하면서 다시 한 번 정리해 보자.

앞에서 언급한 바와 같이 PSGN의 원인에 대해서는 잘 알려져 있지 않다. 그러나 아래와 같은 것을 추측해 볼 수 있다.

우선 용혈연쇄상구균(hemolytic streptococcus)에 감염되면 그 항원 부분에 대해 항체(면역글로불린 : Ig)가 만들어진다. 그리고 파괴된 세균의 일부(M protein 등)와 항체가 결합한다. 그렇게 해서 만들어진 결합물을 면역복합체(immune complex : IC)라고 한다.

이 IC가 신장 사구체를 통과할 때에 사구체기저막에 침착하는 것이다. 침착하는 쪽은 고리의 바깥쪽 즉, 상피세포쪽이다. 침착된 IC는 그곳에서 보체를 활성화하므로 보체의 일부도 또한 기저막에 침착한다.

그렇게 해서 생성된 침착물을 전자현미경으로 보면 검게 보이기 때문에, electron dense deposit, 즉 hump라고 부르는 것이다. 또한 항체에 대응하는 항체에 형광물질을 붙인 것을 그 병리절편에 걸어 보면, 기저막에 침착한 IC의 항체부분에 결합하기 때문에 IC가 형광을 띤다. 그것이 형광항체법으로 보았을 때의 과립상 침착이다. 즉, hump나 과립상 침착 모두 기저막에 있는 동일한 침착물이다.

2) 병태생리

사구체기저막에서 활성화된 보체는 다음으로 무엇을 할까?

보체가 활성화되면, 호중구주성인자(neutrophil chemotactic factor)가 발생한다. 이 물질은 활성화된 보체의 단편이지만, 호중구를 자신이 있는 곳으로 끌어들이는 작용을 한다. 따라서 보체가 활성화된 장소에는 호중구가 많이 모여든다. 이것이 광학현미경 소견의 다핵 백혈구(PMN) 침윤이다. 또한 호중구가 모여들면 소위 염증반응이 일어나기 때문에, 사구체 속에 있는 혈관간세포(mesangial cell)나 내피세포 등이 증식한다. 사구체 속에 많은 핵을 가진 세포가 존재하는 것처럼 보이는 것은 이 때문이다. 이처럼 사구체라고 하는 제한된 작은 공간 속으로 호중구가 침윤하거나, 혈관간세포나 내피세포 등이 증식하게 되면 사구체는 눈에 띄게 부풀어 오른다. 이것이 사구체 비대이다. 또한 이와 같이 팽팽하게 부푼 사구체 안에서는, 모세혈관고리 등이 납작해지기 때문에 모세혈관 내강이 폐쇄되는 것이다.

모세혈관 내강이 폐쇄되면 그 다음에는 어떤 일이 일어날까?

혈액은 모세혈관고리에서 여과되는데, 관내강이 폐쇄되어 버리면 혈액을 여과할 수 없게 되고 그렇게 되면 GFR이 저하되어 소변감소증이나 무뇨가 일어난다. 또한 신장에서 소변을 배출할 수 없게 되면 체내에 염분과 물이 쌓이게 되어 순환혈액량의 증가를 초래한다. 또한 염증에 의해 손상을 입은 기저막에는 큰 구멍이 뚫려 너덜너덜한 상태가 되므로, 정상이라면 통과할 수 없는 적혈구와 단백질 등이 소변으로 배출된다. 이렇게 해서 혈뇨, 단백뇨, 고혈압 등의 증상이 나타나는 것이다.

7. 검사

1) 신장기능 검사

혈청 크레아티닌(SCr)이나 요소질소(BUN)의 상승, GFR(임상적으로는 크레아티닌 청소율 〈Ccr〉로 대용한다)의 저하가 나타난다. 그러나 일반적으로 이들은 일과성이며 병태의 회복과 함께 개선된다.

2) 혈청학적 검사

(1) 용혈연쇄상구균(hemolytic streptococcus) 감염을 증명하는 것

- ASO(antistreptolysin O)의 상승
- ASK(antistreptokinase)의 상승

이들은 용혈연쇄상구균 감염 후 1~3주일 지나면 상승하기 시작한다. 3~5주 무렵에 절정에 도달해 6~12주에 정상화된다. ASO의 상승 정도 · 지속과 경과 · 예후는 서로 관련이 없다는 점이 중요하다.

(2) 혈청 보체값의 저하

- CH_{50}의 저하
- C3의 저하

이들의 저하는 거의 모든 환자에게서 발견된다. 신장의 병리소견이 사라지는 6주경에는 회복된다. CH_{50}이나 C3는 보체활성 및 보체값을 반영하지만, 그 밖의 보체, 즉 C1, C4, C2의 값은 정상인 상태이다. 이것은 보체 경로의 활성화가 고전적 경로(classical pathway)에서 일어나는 것이 아니라, 부경로(alternative pathway)에서 일어나고 있다는 것을 의미한다. 또한 MPGN이나 루푸스신장염(lupus nephritis)에서도 혈청 보체값의 저하를 볼 수 있지만, 이들 질환에서 나타나는 저하는 지속적이어서, 6주가 지나도 저하된 상태를 그대로 유지한다. 이것은 감별진단에 자주 이용된다.

8. 진단

진단에서 가장 핵심이 되는 것은 **용혈연쇄상구균 감염의 증명과 급성 신염증후군의 증상**, 두 가지이다.

1) 명백한 선행감염

피부염과 편도염의 기왕력이 있다.

2) 잠복기를 둔 혈뇨, 단백뇨, 부종, 고혈압

앞에서 언급한 것처럼 잠복기간을 거쳐 급성 신염증후군의 증상이 나타난다.

3) ASO의 상승, 보체값의 저하

ASO의 상승은 70% 정도의 환자에게서만 볼 수 있는데, 상승하면 용혈연쇄상구균 감염 기왕력의 중요한 증거가 된다.

4) 인두배양으로 용혈연쇄상구균의 증명

PSGN은 상기도 감염 후보다 피부 감염 후에 발생하기 쉽고, 감염 후부터 발병까지 상당한 시간이 걸리기 때문에 증명하기가 어렵다.

5) 신장생검

최근에는 모든 증례에서 신장생검을 하지는 않지만, 1) ~ 2)의 증상, 소견이 확실하지 않는 등 전형적인 경과를 나타내지 않는 경우나 중증인 경우에는 가능한 한 신장생검을 실시한다.

광학현미경 소견에서는 부핵/덧핵, 혈관내강의 협소화, 내피세포의 종대 · 증식이 보이며, 형광항체법 소견에서는 C3, IgG의 침착이 보인다. 또 전자현미경 소견에서는 기저막 상피 아래에 거대한 침착물(hump)이 보인다.

9. 치료

현재로서 PSGN의 근본적인 치료법은 없다. 따라서 치료내용도 대증요법으로 제한된다.

1) 안정

신장기능이 정상화되기까지는(약 1~2개월) 입원을 하거나 집에서 안정을 취해야 한다. 이 기간 중에는 보온도 효과가 있다.

2) 식사요법

식사의 내용은 저단백, 고칼로리, 저염식이로 하고, 수분도 제한한다. 제한은 소변감소기와 이뇨기가 다르다. 소변감소기에는 식염 섭취량을 3g 이하로 하고, 수분 섭취량은 불감증산과 전날의 소변량을 더한 양을 기준으로 한다.

3) 약물요법

① 항생제

신장염과 함께 아직 활동성이 있는 감염병소가 있을 때에 사용한다(즉, 발열과 ESR 항진이 나타나고 감염증상을 계속 호소할 때). 용혈연쇄상구균에 유효하고 신장기능에 대한 영향이 적은 것으로서, 페니실린계와 세펨계의 항생물질이 사용된다.

② 혈압강하제

현저한 고혈압이 나타날 때에 사용한다. 특히 소아는 자주 고혈압뇌병증을 일으키므로 치료가 늦어지면 심각한 후유증을 남기는 경우도 있기 때문에 주의가 필요하다.

③ 이뇨제

소변감소의 상태가 오래 계속되어 부종 등의 증상이 심하게 나타날 때에 사용한다. 일반적으로 고리이뇨제(loop diuretics)가 사용된다.

④ 혈액투석요법

신부전이 나타날 때에 일시적으로 사용한다. 고리이뇨제를 사용해도 이뇨가 되지 않을 때에는 GFR이 상당히 저하되기 때문에 투석 적용을 고려해야 한다.

10. 예후

예후는 발병 연령에 따라 차이가 있다. 소아의 경우에는 대부분이 치유되지만, 성인에게서 발병하면 10~15%가 만성화하여 지속성 혈뇨, 단백뇨, 고혈압 등을 나타낸다.

1. 병태생리로 보는 급성 사구체신염(급성 토리콩팥염)

A군 β 용혈연쇄상구균에 의한 선행감염으로부터 1~3주일의 잠복기를 거친 뒤에 혈뇨, 단백뇨, 부종, 고혈압이 나타나는 질환이다. 젊은 사람들에게 많이 발생하고, 호발연령은 3~10세이며 신장기능의 예후는 양호하다.

병 인	• 감염증(연쇄상구균감염후 사구체신염, 세균성, 바이러스성, 기생충성) • 다계통성 질환 • 원발성 사구체질환(혈관간세포증식사구체신염, 막증식사구체신염) • Group A β-용혈성 연쇄상구균 : 호흡기 및 피부로 감염된다. 재발방지를 위해 감염 시 즉시 치료하여 완치하는 것이 중요한다.

병 태	**급성 사구체신염** • 아동 및 청소년에서 호발한다. • 편도염, 인후염, 피부감염 후 발생한다. **만성 사구체신염** • 급성 사구체신염 후 발생한다. • 신부전으로 발전하고 사구체가 서서히 파괴되어 신장 기능이 점차 소실된다.

증 상	• 혈뇨, 혼탁뇨, 단백뇨, 핍뇨 • 고혈압, 복부통증 • 부종, 망막부종

진 단 및 검 사	**진단** • 광학현미경 소견(사구체의 비대, 모세혈관의 폐쇄) • 전자현미경적 소견(Hump의 존재) • 형광항체법에 의한 소견(IgG 및 C3의 모세혈관고리에 대한 과립상 침착) **검사** • 신장기능검사 • 혈청학적검사 • 신장생검
치 료	• 부종, 혈압 안정 시까지 침상 안정 • 식사요법(저단백, 고칼로리, 저염식, 수분제한) • 약물요법(항생제, 혈압강하제, 이뇨제, 혈액투석요법) • 감염예방

V

B 급속진행사구체신염/급속진행토리콩팥염 Rapidly progressive glomerulonephritis : RPGN

앞의 임상증상분류(p.98, 표 5-1)에서 5) 급속 진행성 신염증후군에 해당된다.

조직학적으로는 관외증식성(초승달 형성성) 사구체신염이 특징이다. 보통의 사구체신염과 크게 다른 점은, RPGN은 수일에서 수주 이내의 매우 짧은 기간에 신부전이 진행되는 사구체신염이라는 점이다. 이와 같이 급속하게 신부전에 빠지게 되는 이유는 아직 밝혀지지 않았지만, 넓은 범위에 걸친 관외증식성(초승달) 사구체신염이 RPGN의 근저에 있는 병리학적 변화로서 발견되고 있다.

1. 원인

RPGN의 원인으로는 표 5-5에 나타낸 것과 같이 일차성, 전신성, 감염증, 약인성 등을 들 수 있는데, 다음 항목과 같이 분류하면 이해하기 쉽다.

일차성	• 초승달사구체신염(Idropathic or primary RPGN) Anti – GBM Ab형 초승달사구체신염 면역복합체형 초승달사구체신염 Pauci – immune형 초승달사구체신염 혼합형 초승달사구체신염 분류불능의 일차성 초승달사구체신염 • 초승달이 형성되지 않는 사구체신염(다른 primary glomerulopathy에서 합병되어 발생) 막성 신병증 막증식사구체신염 면역글로불린A신병증(Berger's disease) 비IgA형 사구체간질(mesangium)증식성 사구체신염 기타 일차성 사구체신염
전신성	Goodpasture's syndrome SLE(전신홍반루푸스) Wegener's granulomatosis 현미경형 다발혈관염 기타 괴사성 혈관염 자색반신장염 한랭글로불린혈증(cryoglobulinemia) 류마티스관절염 악성 종양 기타 전신성 질환
감염증	용혈연쇄상구균감염후 급성 사구체신염 농양 기타 감염성 질환(HBV infection)
약인성	Penicillamine, Hydralazine, Rifampine, Allopurinol (vasculitis 동반시)

[표 5-5] RPGN의 원인

2. 분류

RPGN은 발병기전에 따라 다음의 세 가지 유형으로 분류된다.

1) 면역복합체형 (사구체에 IC가 침착되는 유형, 약 30%)

이 유형은 PSGN, 루푸스신장염, Henoch-Schönlein 자반병, 면역글로불린A신병증, MPGN 등의 원인질환으로 초승달 형성이 나타난 RPGN에서 볼 수 있다.

2) Pauci-immune형(사구체에 IC가 침착되지 않는 유형, 약 60%)

현미경다발혈관염(microscopic polyan-giitis : MPA), MPA의 신장 국한형이라고도 할 수 있는 pauci-immune형 초승달사구체신염, Wegener's granulomatosis 등 "혈관염"을 병태로 하는 질환에서 발생한 RPGN이 여기에 속한다.

3) 항사구체기저막 항체(anti-GBM Ab)형(anti-GBM Ab가 나타나는 유형, 약 5%)

Anti-GBM Ab형 초승달사구체신염이나 Goodpasture 증후군이 이 유형에 속한다.

V

3. 병리소견

1) 광학현미경 소견

사구체의 주위에 주로 사구체주머니(Bowman's capsule) 상피의 증식에 의해 초승달이 형성된 것을 볼 수 있다. 병변이 진행되면 대부분의 사구체가 경화된다(segmental sclerosis).

2) 형광항체법

형광항체법에 의한 면역글로불린(주로 IgG)의 침착유형에 따라 pauci-immune형, 항사구체기저막 항체형(선상형), 면역복합체형(과립상형)의 3형으로 나뉜다.

3) 면역염색 소견

각 유형에 따라 면역염색 소견이 다르다. IC 유형에서는 각 질환에 따라 다양한 염색유형을 나타낸다. 면역복합체형(과립상형)에서는 모세혈관벽에 과립모양으로 침착한다. Pauci-immune형에서는 양성 소견이 나타나지 않는 것이 특징이다. Anti-GBM Ab 유형에서는 기저막을 따라 IgG가 선모양으로 침착되는 것이 특징이다.

4. 임상증상

RPGN의 증상을 열거하면 다음과 같다.

① 선행감염의 증상

② 급성핍뇨 또는 무뇨

③ 부종

④ 혈뇨

보통은 현미경적 혈뇨이지만 육안적 혈뇨를 보일 때도 있다.

⑤ 단백뇨

신증후군에서와 같은 대량의 단백뇨가 나타나는 경우가 가끔 있다.

⑥ 고혈압
⑦ 가벼운 빈혈, ESR의 중등도 항진, CRP 상승
⑧ 급속 진행성, 비가역성의 신장기능 저하
기본적으로는 급성 신염 증후군일 때의 증상과 동일하다. 그러나 전체적으로 그 정도가 심하여 회복되지 않고 점점 악화된다. 신장기능의 저하가 진행되어 신부전으로 악화되면 신부전에 의한 증상도 동반된다.

5. 검사 및 진단

진단에서 중요한 것은 우선 RPGN인지 의심하는 것이다. 초기 단계에서 진단하여 치료가 가능하면 신장기능은 유지되는 경우도 많지만 크레아티닌이 4~5 mg/dL을 초과하면 치료를 해도 그대로 신부전이 되어, 투석토입을 해야 할 확률이 높아진다.

① 선행감염
원인은 밝혀져 있지 않지만, 절반 정도는 감염증상이 선행된다.

② 수주일에서 수개월 이내에 단백뇨, 현미경적 혈뇨를 동반하며 크레아티닌이 급격하게 상승한다.

③ 발열, 높은 수치의 염증반응
많은 경우 특히 혈관염을 주체로 하는 ANCA 관련 신장염에서는 발열, ESR, CRP 상승 등의 염증반응을 동반한다.

④ 높은 수치의 ANCA 또는 높은 수치의 anti-GBM Ab
질환이 의심되면 조기에 ANCA나 anti-GBM Ab의 측정이 필요하다.

⑤ 흉부 X-선
ANCA 관련(특히 현미경적 다발혈관염) 질환이나 anti-GBM Ab형(특히 Goodpasture 증후군)에서는 폐출혈, 간질폐렴이 많이 동반되기 때문에 반드시 흉부 X-선으로 확인해야 한다.

⑥ 신장생검
치료와 예후가 원인질환에 따라 달라지므로 ①~⑤의 소견을 확인하면서 최대한 빨리 입원시키고 신장생검을 실시하여 조기에 진단한다.

6. 치료 및 간호

PSGN과는 다르게, RPGN은 단순한 대증요법만으로는 치료되지 않는다. 부신피질스테로이드제, 면역억제제를 중심으로 다음과 같은 치료를 실시한다.

① 부신피질스테로이드제

일반적으로는 프레드니솔론(prednisolone) 40~60mg/day를 경구투여하지만, 대량의 스테로이드펄스요법을 실시하는 경우도 있다. 이것은 메틸프레드니솔론(methylprednisolone) 0.5~1g/day를 3일간 투여하는 방법이다. 그 후 1mg/kg 정도의 스테로이드요법을 계속한다.

② 면역억제제

사이클로포스파미드(cyclophosphamide), azathioprine, MMF 등을 투여한다.

③ 항응고제

헤파린(heparin), 와파린(warfarin)을 사용한다.

④ 혈소판응집억제제

디피리다몰(dipyridamole), sulfinpyrazone 등을 투여한다.

⑤ 혈장교환요법(plasmapheresis) (그림 5-4)

혈중의 anti-GBM Ab, 면역복합체(IC), ANCA의 신속한 제거를 목적으로 환자로부터 체외순환으로 혈액을 채취해서 혈구와 혈장으로 원심분리하여 혈장 성분의 일부를 제거하고 나머지는 환자 체내에 다시 주입시킨다. 특히 anti-GBM Ab-mediated RPGN에 효과적이다.

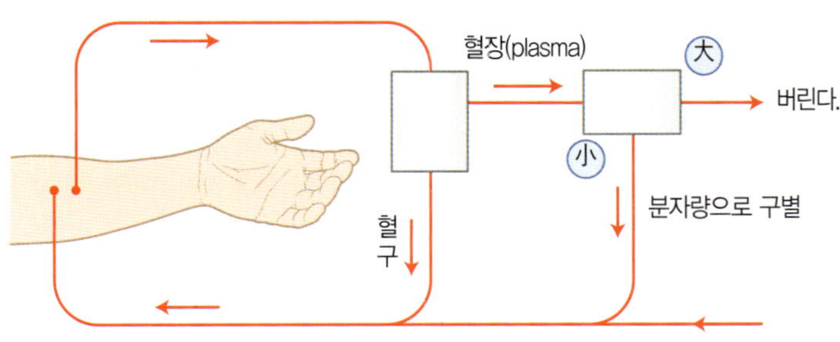

[그림 5-4] 혈장교환요법

⑥ 혈액투석요법

신장기능의 악화가 개선되지 않고 소변량도 확보되지 않는 경우에는 상기의 ①~⑤의 치료와 동시에 혈액투석을 실시한다. 그 다음 신장기능이 개선되면 투석을 중단할 수 있지만 개선되지 않으면 그대로 유지투석으로 이행한다.

⑦ 신장이식

7. 예후

RPGN은 약 30% 이상의 증례가 경과 중에 신장기능이 회복되지 않아 투석요법을 도입하게 되며, 또한 전체의 25%의 증례가 감염증 등으로 사망하게 된다. 치료하지 않으면 수주~수개월 이내에 비가역적인 말기 신부전으로 진행되며 예후가 매우 나쁜 질환으로 생존율은 10%이다.

플러스 코너

1. 스테로이드요법의 부작용

항염증 · 면역억제작용을 목적으로 투여하는 스테로이드제(부신피질스테로이드제)는 여러 가지 부작용을 일으킨다. 대표적인 것은 지나친 면역억제작용으로 인한 면역저하이다.

특히 대량투여나 장기투여를 하는 경우, 또 소아에 투여하는 경우 성장억제가 나타날 수 있으므로 충분한 주의가 필요하다.

스테로이드제를 감량할 때에는 서서히 해야 한다. 환자의 판단으로 스테로이드제를 갑자기 감량하거나 중단하면, 스테로이드이탈증후군을 일으킬 위험이 있다.

스테로이드제의 부작용

- 면역저하
- 동맥경화
- 골다공증* (골절)
- 저신장*
- 대퇴골두 괴사*
- 소화성 궤양
- 내당능 이상(당뇨병)
- 정신증상
- 털과다증
- 스테로이드이탈증후군
- 피부 줄무늬
- 좌창(여드름)
- 백내장*
- 녹내장(안압상승)
- 부종
- 고혈압
- 심부전
- 근육위축
- 월경이상
- 색소침착
- 지방침착(중심성 비만, 보름달 얼굴, buffalo hump[들소형 육봉])

* 성장억제로 연결되는 것.

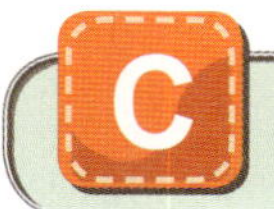

면역글로불린A신병증/IgA 신병증 IgA nephropathy

면역글로불린A신병증(IgA nephropathy)이란 사구체의 사구체간질(mesangium) 영역에 IgA를 중심으로 하는 침착물이 나타나는 만성의 원발성 사구체신염이다.

예전에는 면역글로불린A신병증이 비교적 서서히 진행하며 예후도 좋은 질환으로 알려져 있었지만 장기적인 경과 관찰 사례가 증가하면서 신장기능이 저하된 예가 증가했다.

신장생검에 의한 진단 후 20년 이상의 경과관찰에서 30~40%가 말기 신부전으로 진행되어 장기적 예후가 나쁘다고 알려져 있다. 무증상성 단백뇨 · 혈뇨나 신증후군을 나타내는 경우도 있다.

V

임상소견

면역글로불린A신병증은 소아에서 성인에 이르기까지 폭넓게 발병하지만, 발견 시의 연령은 성인에서는 20대가 가장 많고 소아에서는 10대가 가장 많으며 남녀비는 2:1로 남성에게서 더 많이 발생한다. 매우 느린 진행을 보이기 때문에 대부분의 증례는 건강진단 시 단백뇨와 혈뇨로 인해 우연히 발견된다.

이와 같은 발병 형태를 chance proteinuria/hematuria라고 한다. 또 상기도염이나 위장염, 예방접종, 심한 운동 직후 육안으로 확인할 수 있는 혈뇨를 배출하여 이 질환이 발견되는 경우도 있다.

검사소견

검사소견에서는 단백뇨, 혈뇨가 보이지만 80% 이상의 증례에서 혈뇨가 보이는 것이 특징이다.

혈액검사에서는 혈청 중의 IgA값이 50~60%의 증례에서 높게 나타나는 정도이며 혈청보체값도 정상이다.

소변 소견에서 지속적 현미경적 혈뇨, 간헐적 또는 지속적 단백뇨, 요침사에서 변형 적혈구나 적혈구원주가 보이며, 혈액검사에서 혈청 IgA의 증가를 볼 수 있다.

신장생검에 의해, 광학현미경 소견에서 사구체간질 증식성 변화, 형광항체법 소견에서 사구체간질 영역의 IgA, C3 등의 침착(이것으로 진단가능), 전자현미경적 소견에서 사구체간질 영역에 침착물이 보인다.

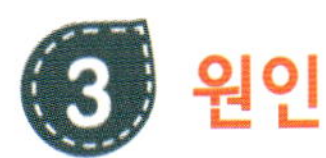

3 원인

면역글로불린A신병증이 왜 발생하는지에 대해서는 아직 그 원인을 알 수 없다. 그러나 어떤 면역학적 기전이 관계하고 있을 것으로 추측되고 있다. 즉, 면역반응의 조절 장애로 인해 어떠한 항원이 생체 IgA 항체의 생산을 촉진시켜, 항원과 항체가 결합한 소위 면역복합체(IC)가 사구체에 침착되어 사구체신염을 일으키는 것이 아닌가 추정되고 있다.

항원으로는 바이러스나 식물 단백질이 거론되고 있다. 바이러스는 상기도에서, 식물 단백질은 소화관에서, 각각의 점막에 대한 국소면역을 담당하는 IgA의 항체 생산을 촉진하는 것으로 추측된다. 그러나 최근에는 IgA hinge area(사구체에 침착한 IgA는 다량체로 존재하고 있으며 그 연결부분을 hinge area라고 한다)의 당쇄 이상이 보고되었으며 그 당쇄 이상을 갖고 있는 응집 IgA가 IC 비의존성으로 사구체간질에 결합하여 염증을 유발할 가능성도 있는 것으로 추정되고 있다.

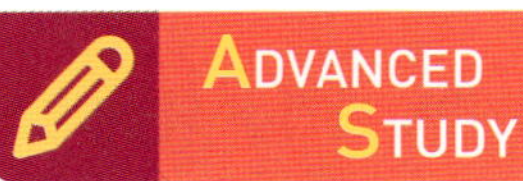

ADVANCED STUDY **면역글로불린A신병증/IgA 신병증** IgA nephropathy

면역글로불린A신병증의 병리소견

면역글로불린A신병증은 대표적인 혈관간세포증식사구체신염(mesangial proliferative glomerulonephritis)이다(정도가 가벼운 것은 WHO 조직분류의 최소변화질환이나 국소조각상 병변으로 분류되는 경우도 있다).

혈관간세포(mesangial cell) 증식과 혈관간기질(mesangial matrix)의 증가를 기본 병형으로 하고, 이 외에도 사구체 고리 내에 대한 세포침윤을 동반하는 관내증식성 병변이나 초승달 형성 등의 급성 활동성 병변이 나타나는 경우도 있다.

더욱 진행되면 사구체 loop가 유착되고 사구체 경화가 진전된다. 이어서 사구체병변뿐 아니라 요세관 위축과 간질의 섬유화가 진행된다.

형광항체법에서는 IgA가 사구체간질 영역에 심하게 편재되어 있고, 대부분의 경우 보체 성분 중의 하나인 C3도 이와 마찬가지로 존재한다. 사람의 혈청 IgA는 90%가 단량체 IgA이지만, 면역글로불린A신장병증의 사구체에 침착되어 있는 IgA는 다량체 IgA이고 그 sub class는 IgA1이 주체인 것으로 밝혀졌다(그림 5-5).

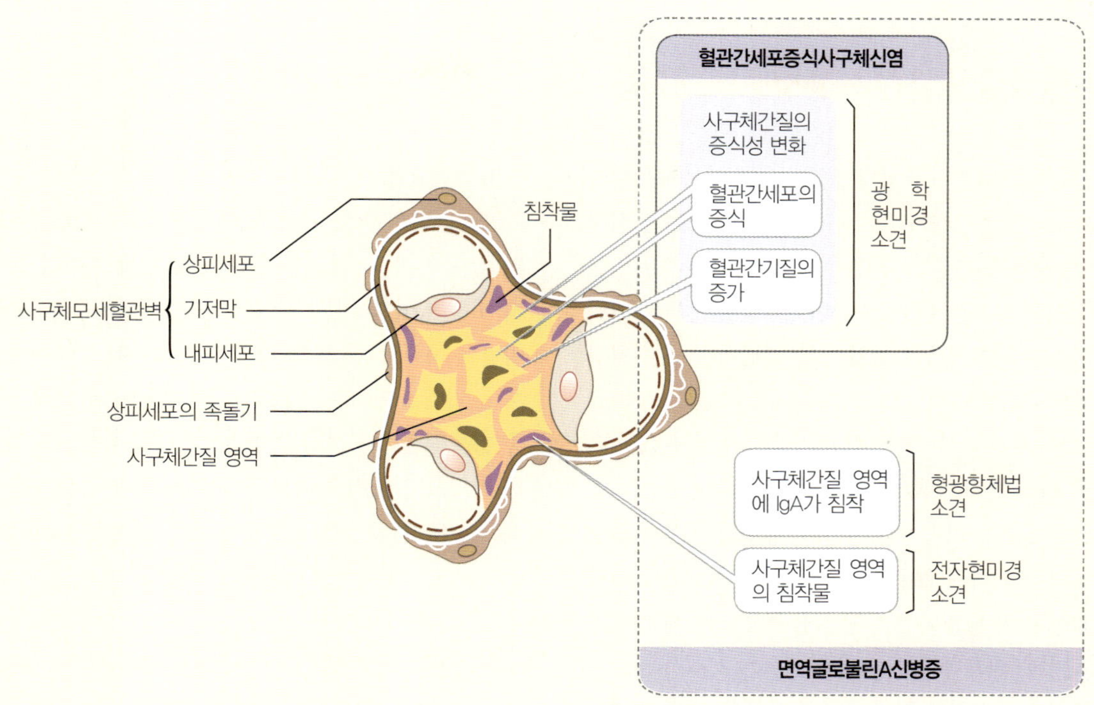

[그림 5-5] 면역글로불린A신병증의 병리소견

면역글로불린A신병증의 진단

지속성 현미경적 혈뇨, 간헐적 또는 지속성 단백뇨 및 혈청 IgA가 315 mg/dL 이상이면 면역글로불린A 콩팥병증의 가능성이 높은 것으로 본다.

그러나 최종진단을 위해서는 신장생검이 필수이다. 신장생검을 하여 앞에서 말한 조직소견을 확인하는 것이 중요하다.

감별해야 할 질환으로는 사구체간질에 IgA의 침착을 초래하는 다음과 같은 질환들이 있다.

① 자색반신장염(nephritis in Henoch-schönlein purpura)
② 루푸스신장염(lupus nephritis)
③ 간경변
④ 종양
⑤ 건선

그러나 각 질환에 특유한 전신증상의 유무로 판단하면 대부분은 감별이 가능하다.

면역글로불린A신병증의 치료

근치적 치료법이 확립되어 있지 않기 때문에 위험군에게는 적절한 생활관리, 식이요법, 약물요법을 실시한다. 저위험군이라고 판단되어도 진행되는 경우가 있기 때문에 정기적인 진찰에 의한 경과 관찰이 필요하다. 정기적인 진찰에서는 혈압측정, 신장기능 평가(혈청 크레아티닌[Cr]치, eGFR〈estimated glomerular filtration rate〉등), 소변정성 시험, 소변침전물, 요단백 Cr정량(요단백/Cr비) 등을 실시한다.

예후 양호군이나 예후 비교적 양호군에서는 일반적으로 치료하지 않고 경과를 관찰한다. 물론, 시간 경과에 따라 병형이 변화할 가능성이 있기 때문에 경과 관찰은 중요하다.

조직과 신장기능 외에 요단백 배설량, 혈압이 예후와 관련된다는 점은 중요하다.

예후 비교적 불량군이나 예후 불량군은 생활 · 식사 · 약물요법이 필요하다.

1) 생활습관 관리

기본적으로 금연, 적정 음주량의 지도, 체중관리(표준체중[kg] : 키[m^2]×22)가 중요하다. 특별히 운동을 제한할 필요는 없지만, 병태를 보면서 신중하게 운동량을 조절한다.

2) 식사요법

식사는 기본적으로는 만성 사구체신염의 항목에서 설명한 저염, 저단백질을 중심으로 한다. 물론, 예후불량군에서는 신장기능이 이미 저하되어 있는 경우가 많기 때문에 보다 철저한 염분과, 단백질 제한이 필요하다.

3) 약물요법

약물요법은 만성 사구체신염 항목에서 설명한 바와 같이 단백뇨 감소를 위해(신장 보호)ACE 억제제 또는 ARB를 제1선택제로 하고, 130/80mmHg 미만을 목표로 한 혈압 강하가 중요하다. 면역억제제는 일반적으로는 사용되지 않지만 loop 내의 염증세포 침윤이나 초승달 형성 등 사구체에 급성 병변이 있고 임상적으로 요단백 0.5g/day 이상, CCr 70mL/분 이상이면 고용량의 부신피질스테로이드(adrenocortical steroid)제가 적용된다.

최근에는 조직변화가 가벼운 상태(예후 양호군이나 예후 비교적 양호군 등)에서도 편도적출 (점막 감염시)과 대량의 스테로이드펄스요법(adrenocortical steroid제 점적술로 3일간 대량 투여하는 방법)을 조합시킨 방법으로 단백뇨나 현미경적 혈뇨의 개선율이 상승하고 신장기능 저하를 막을 수 있다는 보고도 있어 스테로이드 치료의 적용이 바뀌고 있다.

플 러 스 코너

2. 자색반신장염 Purpura nephritis

1) 개념

자색반신장염은 전신성 소혈관염을 일으키는 Henoch–Schönlein자색반병에 합병되는 신장염으로, 사구체간질 증식과 IgA의 침착이 나타난다.

자색반신장염은 이차성 면역글로불린A신병증/IgA신병증이라고 할 수 있다. Henoch – Schönlein 자색반병은 알레르기성 자색반병이나 혈관성 자색반병, 아나필락시스자색반병(anaphylactoid purpura)이라고도 한다.

자반은 진피나 피하조직 내에서의 출혈에 의한 것으로, 피부발진으로 인해 선홍색~검보라색을 나타낸다.

면역글로불린A신병증과 같은 병리소견을 나타내기 때문에, 면역글로불린A신병증 연관 질환으로 취급된다.

2) Henoch – Schönlein 자색반병의 경과

3~7세에 호발하며 약 50%의 증례에서 상기도감염이 선행 감염으로 나타난다.

1~3주 후에 40~50%의 증례에서 혈청 IgA가 높게 나타나며, 급성 복증(복통), 관절통, 자반이 3징후로 나타난다.

4주 이내에 자색반병신장염이 나타나는데 증상으로는 현미경적 혈뇨 (때로는 육안적 혈뇨) 및 단백뇨가 나타난다.

병리소견에서 IgA 침착이 보이는데 피하조직의 혈관에도 IgA 침착이 보이는 것이 특징이다.

3) 치료

신장염의 중증도에 따라 스테로이드제나 면역억제제, 항혈소판제, 항응고제 등을 이용한 약물요법으로 치료한다.

V

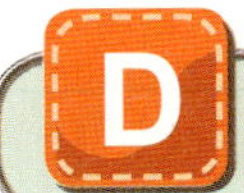

신증후군/콩팥증후군 Nephrotic syndrome : NS

신증후군은 신사구체막의 심한 손상으로 혈장단백이 빠져나가는 상태를 말한다.

신증후군은 하나의 독립된 질환이 아니다. 대부분의 원인질환으로부터 공통된 임상증상을 나타내는 증후군이다. 공통된 임상증상은 다음의 네 가지이다.

① 단백뇨(proteinuria) 및 지방방울
② 저알부민혈증(hypoalbuminemia)
③ 고지혈증(hyperlipidemia)
④ 부종(edema)

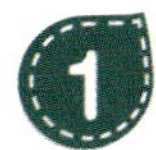

증상

신증후군의 4대 임상증상은 심한 단백뇨, 저알부민혈증, 전신부종, 고지혈증 등이다.

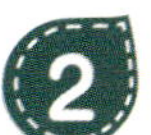

진단 및 병태생리

1. 진단과 소견 (그림 5-6)

소아 신증후군의 경우, 대부분이 MCNS이므로 보통 신장생검은 하지 않는다. 그러나 MCNS 이외의 질환이 의심되는 경우, 선천성이 의심되는 경우, 스테로이드 저항성을 나타내는 경우에는 신장생검을 고려한다. 한편, 성인의 신증후군에서는 일반적으로 신장생검을 실시한다.

단백뇨가 나타난 경우, 요단백 선택성을 조사하는 것이 진단에 유용하다.

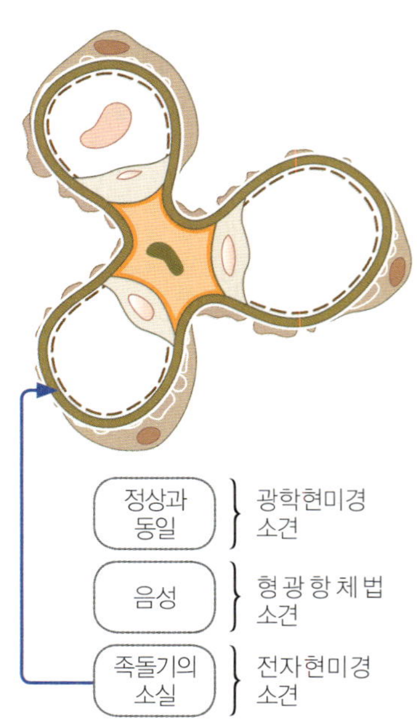

[그림 5-6] 미세사구체병변의 병리소견

2. 단백뇨 및 지방방울

신증후군의 진단기준을 **표 5-6**에 나타내었다.

신증후군이란 고도의 지속성 단백뇨와 속발하는 저알부민혈증이 특징으로 나타나는 병태의 진단명이다. 고도의 단백뇨란 "1일 3.5g 이상의 요단백"이 나타나는 경우를 말한다.

또한 요중으로 단백이 누출되면 당연히 혈중 단백량이 감소하는데, 이 저단백혈증의 한계선은 6g/dL 이하로 한다(알부민의 경우 3.0g/dL 이하). 공통된 임상증상 ①과 ②는 진단의 필수조건이 된다. ③과 ④는 필수조건은 아니지만, 요중으로 단백이 누출된 결과 발생하는 2차적 현상이다. 그러면 왜 신증후군에서 고지혈증이 되는 것일까? 지방, 특히 콜레스테롤은 주로 간에서 합성되고 있다. 신증후군에서는 이 간에서의 지방합성이 촉진되기 때문에 고지혈증이 되는 것이다.

혈청 중의 단백질은 대부분이 간에서 만들어지고 있다. 그러나 신증후군에서는 혈중의 단백질이 요중으로 계속 빠져 나가기 때문에 그것을 보충하기 위해 간에서는 단백질의 합성이 활발하게 이루어지는 것이다. 그러나 간이라는 장기는 그다지 정교하지 못해 단백질만 특별히 만들 수가 없다. 단백질 저하를 보상하기 위해 단백질을 만들 때 지방도 함께 합성되기 때문에 고지혈증이 되는 것이다(**그림 5-7**). 실제로 간에서의 지질단백질(lipoprotein), 특히 트리글리세리드(triglyceride)를 많이 함유한 저밀도 지질단백질(low density lipoprotein : LDL)의 합성이 증가되어 고지혈증이 나타나는 것이다.

성인 신증후군의 진단기준		소아 신증후군의 진단기준
1일의 요단백량이 3.5g 이상으로 지속된다.	단백뇨	1일의 요단백량이 3.5g 이상 또는 0.1g/kg/day, 또는 조기 기상시 제1뇨에서 300mg/100mL 이상의 요단백이 지속된다.
혈청 총단백량이 6.0g/100mL 이하, 저알부민혈증인 경우에는 혈청 알부민량이 3.0g/100mL 이하	저단백혈증	• 혈청 총단백량 아동, 유아 6.0g/100mL 이하, 영아 5.5g/100mL 이하 • 혈청 알부민량 아동, 유아 3.0g/100mL 이하, 영아 2.5g/100mL 이하
혈청 총콜레스테롤량 250mg/100mL 이상	고지혈증	• 혈청 총콜레스테롤량 아동 250mg/100mL 이상, 유아 220mg/100mL 이상 영아 200mg/100mL 이상
○	부종	○
1) 상기의 요단백량, 저단백(알부민)혈증은 본 증후군의 진단을 위한 필수조건이다. 2) 고지혈증, 부종은 본 증후군 진단을 위한 필수조건은 아니다. 3) 요침전물 중 다수의 난원형 지방체, 중굴절 지방체의 검출은 본 증후군 진단의 참고가 된다.	참고	1) 상기의 단백뇨량, 저단백(알부민)혈증은 본 증후군 진단을 위한 필수조건이다. 2) 고지혈증, 부종은 본 증후군 진단을 위한 필수조건은 아니지만, 이것이 발견되면 진단은 더욱 확실해진다. 3) 상기의 단백뇨는 3~5일 이상 지속된다.

[표 5-6] 신증후군의 진단기준

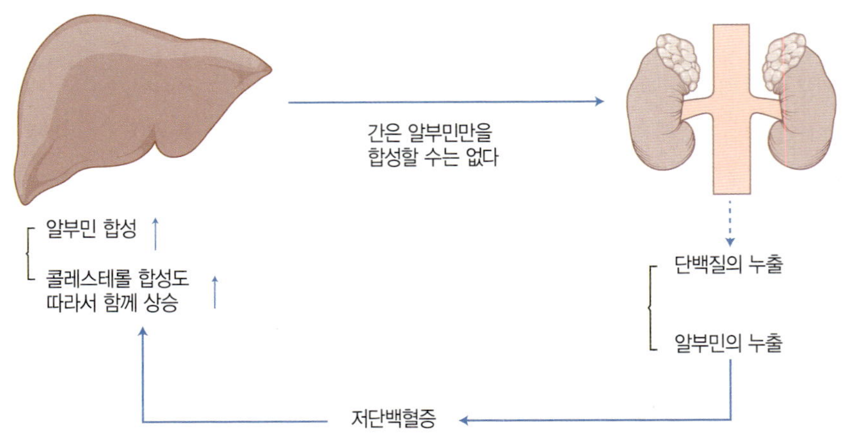

[그림 5-7] **신증후군에서 고지혈증이 되는 이유**

3. 부종

부종이 나타나는 이유는 교질 삼투압의 저하에 의해 간질/사이질로 수분이 이동하기 때문이다. 그 뿐만 아니라, 그 후에 동반되는 순환혈액량의 감소(간질로 물이 빠져나간 만큼 혈액량은 감소한다)로 인한 신장혈류량의 감소가 레닌의 분비를 항진시켜, 그것이 알도스테론의 분비를 늘리고, 물과 Na^+의 저류에 박차를 가하는 기전이 작용하는 것이다(**그림 5-8**).

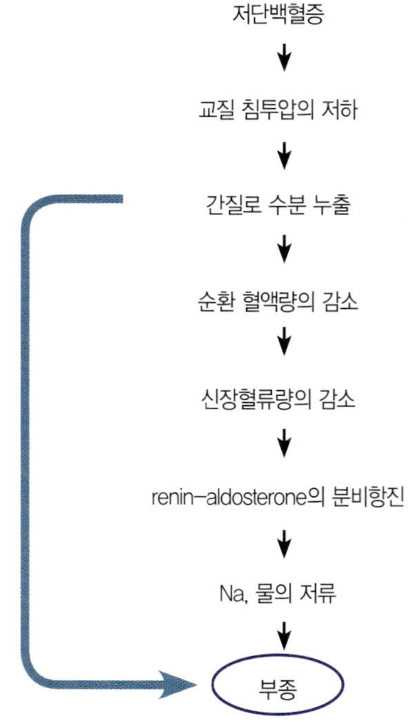

[그림 5-8] **신증후군에서의 부종의 발생기전**

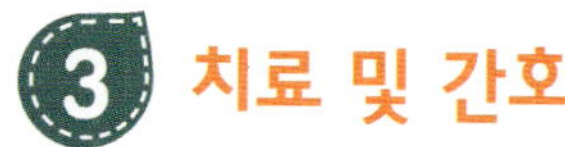

3 치료 및 간호

치료는 생활지도, 식사요법, 약물요법의 세 가지로 크게 나눌 수 있다.

1. 생활지도

과격한 운동을 피하는 것이 중요하지만 필요 이상의 운동 제한은 바람직하지 않다.

표 5-7~9는 생활지도를 A~E로 구분하여 지속성 단백뇨 · 혈뇨증후군 및 만성 신염증후군별로 지도하는 방법을 구분해 놓은 것인데 간단하게 살펴보기 바란다.

V

지도구분	A. 안정 (입원 · 자택)	B. 고도 제한	C. 중등도 제한	D. 경도 제한	E. 보통생활
통근 · 통학	불가	30분 정도(짧은 시간, 가능하면 자동차)	1시간 정도	2시간 정도	제한 없음
근무내용	근무 불가 (휴양 필요)	• 쉬운 작업 • 근무시간 제한 • 잔업, 출장, 야근 불가 (근무 내용에 따라 다름)	• 일반 사무 • 일반적인 수작업이나 기계조작을 할 경우에는 심야를 피하고 시간외 근무·출장도 피한다.	• 육체노동은 제한 • 그 외에는 보통 근무	• 잔업, 출장 가능 • 보통 근무 • 제한 없음
가사	가사 불가	• 가벼운 가사 (3시간 정도) • 쇼핑(30분 정도)	• 전업주부 • 육아도 가능	• 일반적인 가사 • 가벼운 시간제 근무	• 일반적인 가사 • 시간제 근무
학교생활	불가	• 교실 수업만 가능 • 체육 제한 • 특별활동 제한 • 아주 가벼운 운동 가능	• 일반적인 학교생활 • 가벼운 체육 가능 • 문화계 특별활동 가능	• 일반적인 학교생활 • 일반적인 체육 가능 • 체육계 특별활동 제한	• 일반적인 학교생활 • 제한 없음
가정 · 여가활동	불가	• 산책 • 체조 (3~4Mets* 이하)	• 빠른 걸음으로 산책 • 자전거(4~5Mets 이하)	• 가벼운 조깅 • 탁구, 테니스 (5~6Mets 이하)	• 수영, 등산, 스키, 에어로빅

*Mets : 사람은 숨을 들이마실 때 받아들인 산소로 영양소를 산화해서 발생된 에너지로 활동한다. 의자에 앉아 있는 것만으로도 체중 1kg당 1분간에 3.5mL의 산소가 필요하다. 이것을 1단위로 해서 1Mets라고 한다.

[표 5-7] 성인의 생활지도 구분

요소견		생활지도 구분
단백뇨의 정도	혈뇨의 정도	
(-)	6~20/HPF	E
(-)	21 이상/HPF	E
100mg/dL 미만	(-)	E
100mg/dL 미만	6 이상/HPF	D
100mg/dL 이상	(-) 또는 6 이상/HPF	C

HPF; high power field

[표 5-8] 지속성 단백뇨·혈뇨증후군의 생활지도

병기	Ccr	단백뇨 1g/day 미만		단백뇨 1g/day 이상	
		고혈압 (-)	고혈압 (+)	고혈압 (-)	고혈압 (+)
신장기능 정상	>90	E	E	E	D
신장기능 경도 저하	71~90	E	D	D	C
신장기능 중등도 저하	51~70	D	D	D	C
신장기능 고도 저하	31~50	D	C	C	C
신부전기	11~30	C	C	C	B
요독증기	<10	B	B	B	B

[표 5-9] 만성 신염 증후군의 생활지도

2. 식사요법

식사 제한의 포인트는 식염과 단백질의 섭취량이다. 이것도 병태에 따른 조절이 필요하며, 과도한 제한을 하지 않도록 주의해야 한다. 신증후군이 저단백혈증을 나타낸다고 해서 고단백식을 섭취하면 안 된다. 고단백식은 신장기능의 저하를 더욱 진행시킬 가능성이 있기 때문이다.

단백섭취량은 치료반응이 좋은 MCD(최소변화질환)에서는 1.0~1.1g/kg(표준체중)/day, MCD 이외에서는 0.8g/kg(표준체중)/day가 권장되고 있다.

C_{Cr} 70mL/분 이상으로 진행이 명확하지 않은 경우에는 7g/day 정도로 경도의 소금 제한만 실시한다. C_{Cr} 70mL/분 이하인 경우에는 소금 제한 뿐 아니라 **표 5-10**에 제시한 것과 같은 보존기 만성 신부전에 대한 식사요법이 적용된다.

그 외 칼슘이나 비타민 D를 보충할 수 있다.

총 에너지 (kcal/kg*/day)	단백질 (g/kg*/day)	소금 (g/day)	칼륨	수분	인산 (mg/day)
• 35가 기준 • 단, 연령이나 운동량에 따라 적정한 에너지량은 28 ~ 40의 범위가 될 수도 있다.	• 0.6 이상 0.7 미만 • 단, C_{Cr} 50mL/분 이상이고 단백이 1g/day 이하라면 0.9 전후에서 시작하는 경우도 있다.	• 7 이하	• 저단백식이를 하고 있다면 보통은 제한하지 않지만 혈청칼륨이 5.5mEg/ℓ이상일 때에는 칼륨을 제한한다.	• 신증후군 및 C_{Cr} 15mL/분 이하인 경우에는 소변량 + 불감증산량으로 한다.	• 저단백식이를 하고 있다면 제한할 필요가 없다. 단, 요중인산 배설량이 500mg/day 이상일 때에는 인산을 제한한다.

*표준체중

[표 5-10] 보존기 만성 신부전(CCr≦70mL/분)의 식사요법

3. 약물요법

조직병형에 따라서 다르지만 크게 두 가지로 나누어 신장보호를 목적으로 하는 일반요법과 사구체병변에 대한 치료를 실시한다.

1) 신장 보호를 목적으로 하는 일반요법

① 혈압강하제

신장기능의 저하를 억제하는 데 있어서 **혈압의 조절**은 가장 중요하다. 일반적인 혈압강하 목표는 140/90mmHg 미만이지만, 만성 사구체신염이 있는 경우는 130/80mmHg 미만, 특히 요단백 1g/day 이상인 경우는 125/75mmHg 미만이 권장되고 있다. 사용 약제는 요단백 감소, 신장기능 보호작용이 있는 ACE 억제제 또는 ARB를 제1선택약으로 한다. 혈압강하 목표치에 이르지 못하는 경우에는 약제의 증량 또는 칼슘 길항제를 추가 하여 철저한 혈압조절이 필요하다.

V

2) 사구체병변에 대한 치료

① 염증반응 또는 항체생산의 억제

사구체의 염증 또는 면역복합체가 사구체에 침착되는 것을 막는 의미에서 조직병변에 따라 부신피질스테로이드(adrenocortical steroid), 면역억제제(cyclosporine 등)를 사용한다.

② 혈액응고의 억제

염증반응의 결과 사구체내에 조직장애가 생겨, loop의 내막박리 등이 발생하면 혈액응고가 일어나 혈전이 형성되기 쉬워 그 부분이 사구체장애의 진전으로 이어질 가능성이 있다. 따라서 혈액응고를 막기 위해 항혈소판제(dipyridamole, 염산 dilazep), 항응고제(warfarin이나 heparin) 등을 사용한다.

신증후군 핵심정리

병태생리로 보는 신증후군

신증후군이란 신사구체막의 심한 손상으로 다량의 혈장단백이 소변을 통해 빠져나가는 상태를 말한다. "1일 3.5g 이상의 요단백"이 나타나는 고도의 지속성 단백뇨와 속발하는 저알부민혈증이 특징으로 나타나는 병태의 진단명이다. 또한 요중으로 단백이 누출되면 당연히 혈중단백량이 감소하는데, 이 저단백혈증의 한계선은 6.0g/dL 이하로 한다(알부민의 경우 3.0g/dL 이하).

병 인	**원발성 신증후군의 원인질환** • 최소변화신장병증(MCD) • 막성신장병증(MN/MGN) • 국소분절사구체경화증(FSGS) • 막증식사구체신염(MPGN) **속발성 신증후군의 원인질환** • 루푸스신장염(LN) • 당뇨병성 신장병 • 아밀로이드증 **그 밖의 중요 원인질환** • 당뇨병 • 울혈성 심부전 • 다발성 골수종 • 류마티스 관절염 • 알레르기성 자색반병 • 약물 알레르기 반응 • 간경변 • 매독

병 태

- 혈뇨 : 혈뇨(-)이면 MCD, MN 혈뇨(+)이면 FSGS, MPGN
- 최소변화신증후군(MCNS) : 상피세포 발돌기의 소실이 보이는 질환(급격한 부종, 체중증가, 고도의 단백뇨)
- 막성 신병증(MN) : 사구체모세혈관벽의 비대와 돌기형성이 보이는 질환

증 상

- 단백뇨 및 지방방울(고지혈증)
- 저단백혈증(저알부민혈증) : 혈청 총단백(TP)은 6.0g/dL 이하, 혈청알부민치는 33.0g/dL 이하로 저하된다.
- 고지혈증 : 혈청 총콜레스테롤 수치가 250mg/dL를 넘으면 고지혈증이 되며, 혈청의 중성지방 및 인지질도 상승한다.
- 전신부종 : 흉수의 정체
- 과응고상태
- 체중증가

진 단 및 검 사

- 혈뇨, 혈액검사
- 형광항체법
- 신장생검

치 료

약물요법

- 부신피질스테로이드 요법
- 이뇨제 투여
- 항응고제, 항혈소판제 투여
- 면역억제제(스테로이드 저항성인 경우)

식사요법

- 염분, 수분제한
- 고단백식이 제한

*** 과도한 제한을 하지 않도록 주의**

V

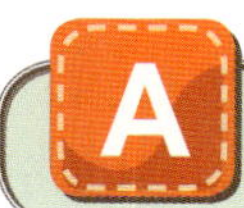

요세관 · 간질 질환

A 요세관 · 간질 질환

VI

요세관의 주된 기능은 각 물질과 수분 및 전해질의 재흡수와 분비이다. 때문에 요세관 기능이 장애를 받으면 산염기평형이상이나 전해질이상을 일으킨다(표 6-1).

또, 요세관 주위를 구성하는 간질에서 생긴 염증이 요세관에 파급해 장애를 일으키기도 한다.

근위요세관 장애	• Fanconi 증후군 • II형 요세관성 산증 • 시스틴뇨증 • 신장성 당뇨 • 가족성 저인산혈증성 구루병
간질/사이질 장애	• 요세관간질 신장염
원위요세관 장애	• Gitelman 증후군
헨레고리/콩팥세관고리 장애	• Bartter 증후군
집합관 장애	• I형 요세관성 산증 • IV형 요세관성 산증 • Liddle 증후군 • 신장기원요붕증

[표 6-1] 요세관 · 간질 질환

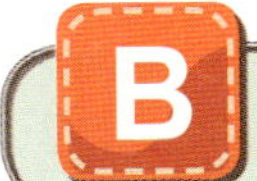

요세관성 산증 Renal tubular acidosis : RTA

요세관성 산증(RTA)은 GFR의 저하와는 불균형으로 신장에서 산성화의 장애를 일으키는 이상으로 AG ($Na^-(Cl+HCO_3)$)는 정상이며 고염소혈증성(hyperchloremia) 대사산증을 특징으로 한다.

RTA는 AG가 정상인 산증이라는 것과 RTA의 이상을 나타내는 증상이나 검사소견, 또는 Sjögren 증후군이 동반된다는 것은 중요하다.

RTA는 요세관 여러 부위에서의 산염기 흡수, 배출, 장애에 따라 세 가지 형태로 분류되고 있다. 근위요세관에서의 HCO_3^- 재흡수의 결손, 신장에서의 암모니아 생성의 억제, 부적절한 원위요세관에서의 양성자(proton) 분비가 RTA에서 나타나는 이상이다.

1) 분류와 특징

요세관성 산증은 병태에 따라 I, II, IV의 세 가지로 분류된다.

I형과 II형은 유전성 또는 후천성이다. I, II형 RTA는 요세관의 산염기 수송 그 자체의 장애가 원인으로, 신장기능저하는 나타나지 않는다. I형 RTA에서는 H^+분비가 감소되기 때문에, 관강내 전위를 전기적 중성으로 유지하기 위해 K^+분비가 증가되어 저칼륨혈증이 특징적으로 동반된다. II형 RTA에서는 근위요세관에서의 Na^+재흡수 저하로 인해 집합관에서의 Na^+재흡수가 증가되고, 전위 의존성으로 K^+분비가 증가하며, 더욱이 Na^+상실에 따른 2차성 RAA계(renin-angiotensin-aldosterone system) 항진이 가세하여 저칼륨혈증이 유발된다. IV형은 후천성으로 저알도스테론혈증(hypoaldosteronism)이나 글루코코르티코이드에 대한 요세관의 반응성 저하가 나타난다. 알도스테론 작용 저하에 의한 고칼륨혈증을 통해 이차적으로 산염기 수송이 장애를 받아 발생한다. 임상적으로 가장 높은 빈도로 나타나며, 신장기능저하를 동반하는 경우가 많다. 치료에서는 일차성 질환의 치료, 산증의 보정(탄산수소나트륨, 구연산 투여), 칼륨 보정 등을 실시한다.

III형은 예전에는 소아에서 나타나는 중탄산상실성 원위형 RTA로 정의되었지만 중탄산뇨는 나이가 들면서 개선되어 실제적으로 병적인 과정이 아니기 때문에 III형 RTA라는 용어는 이제 사용하지 않는다.

1. 근위형 RTA(II형) Proximal RTA

근위요세관에서의 요산성화 장애(= HCO_3^- 재흡수장애)에 의해 발생한다.

근위요세관에서는 아미노산, 인, 당 등 생명유지에 필수적인 물질이 재흡수되고 있다. 이 때문에 근위요세관 장애에서는 아미노산뇨, 신장성 당뇨, 뼈병변의 합병 빈도가 높은(저인산혈증

〈hypophosphatemia〉, 비타민 D 결핍이 관여하고 있다고 생각된다) 것이 특징이다. 근위형 RTA가 뼈병변을 동반한 경우에는 Fanconi 증후군이라고 한다.

2. 원위형 RTA(I형, 고전형) Distal RTA

원위요세관에서의 요산성화 장애(= 요중 암모니아, 적정산 감소)에 의해 일어나며 저칼륨혈증(hypokalemia)을 동반한다. 고칼슘혈증(hypercalcemia), 고인산혈증(hyperphosphatemia), 요로결석, 신장결석을 동반하는 경우가 많다(요산성화가 장애를 받고 있기 때문에 관내강에 탄산탈수효소가 존재하지 않는 것이 원인). 이러한 형태의 저칼륨혈증은 K^+과 알칼리의 보충으로 산증의 보정에 의해 개선된다.

또한, 자가면역성 질환(Sjögren 증후군 등)을 동반하는 경우가 많다.

VI

3. I 형과 II 형의 감별 및 소견

1) I 형과 II 형의 감별

I형 RTA와 II형 RTA는 양쪽 모두 저칼륨혈증이 동반되는 산증을 일으키기 때문에, 검사소견으로 병형의 분류와 확정진단을 내려야 한다.

감별방법으로는 염화암모늄(NH_4Cl) 부하시험과 탄산수소나트륨($NaHCO_3$) 부하시험이 있다.

2) I 형 · II 형 RTA의 소견

보통 산증을 초래하는 질환은 고칼륨혈증을 동반하는 경우가 많지만, I · II형 RTA는 저칼륨혈증을 동반하는 드문 병태로, 산증과 저칼륨혈증에 의한 증상이 동시에 나난다.

I형 · II형 RTA의 소견은 공통되는 점이 많지만, II형 RTA는 I형 RTA보다 산증이 가볍기 때문에 증상도 비교적 가볍고, 신장석회화 등도 초래하지 않는다(**표 6-2**).

저칼륨혈증에 의한 소견	• 심전도 이상 • 부정맥 • 근력 저하 • 탈진 • 사지마비 • 다뇨(Fishberg 농축시험에서 요농축 장애)
소변 소견	• pH↑ • Ca↑ • P↓
혈액 소견	• 정상 AG성 대사산증 (pH↓, HCO_3^-↓, Cl^-↑, AG = 12 ± 2mEq/L) • K↓ • Ca↓
산증에 의한 증상	• 성장 장애 • 골연화증 • 곱사병(사지통) • 신장석회화 • 요로 결석*

* 소변의 알칼리화, 소변 속 Ca배설 증가, 소변 속 구연산 배설 저하를 초래하기 때문에, 인산칼슘결석이 석출되기 쉽다.

[표 6-2] I 형 · II 형 RTA의 소견

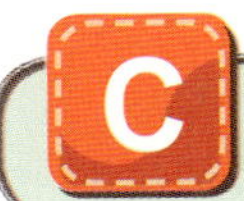

요세관간질 신장염 Interstitial nephritis

1. 발병기전

요세관간질 신장염이란 간질에서 림프구 등의 세포침윤과 부종 같은 염증소견이 병리조직학적으로 나타나는 신장병변을 말한다. 따라서 병변의 주요한 장소가 간질/사이질(interstitium)에 있다는 점에서, 사구체병변을 중심으로 하는 사구체신염이나 신증후군 등과 구별된다.

2. 분류

요세관간질 신장염은 크게 2가지의 유형으로 나누어진다. 첫 번째는 부종이 심한 유형, 두 번째는 세포침윤으로 인한 간질의 섬유화가 심한 유형이다(**표 6-3**).

분류	급성	만성
특징	부종이 심하다.	섬유화가 심하다.
원인	① 약제 – 페니실린(penicillin), 메티실린(methicillin), 아미노글리코시드(aminoglycoside), 리팜피신(rifampicin)	① 만성 신우신염 (요로폐쇄, 방광요관역류 현상, 가장 흔한 원인)
	② 세균(디프테리아〈diphtheria〉, 성홍열〈scarlet fever〉)	② 허혈
	③ 급성 신우신염 (혈행증)	③ 방사선 조사 (irradiation)

[표 6-3] 요세관간질 신장염의 원인·분류

1) 급성 요세관간질 신장염 (표 6-4)

급성 요세관간질 신장염에서는 간질에 염증세포의 침윤이나 부종이 생긴다. 대부분은 약제 알레르기나 감염증에 대한 면역반응이 원인이다.

증상이 잘 나타나지 않아, 무증상이거나 또는 증상이 있다고 해도 전신피로감이나 허리통증(요배부통) 정도로 나타나는 경우가 많다.

신장기능장애	• 요세관의 장애르 인해 GFR ↓
근위요세관 세포장애	• NAG 누출, β_2 MG재흡수↓에 의해 요중 배설 ↑
혈액소견	• IgE ↑ • BUN ↑ • 호산구 ↑ • Cr ↑
소변소견	• 요세관성 단백뇨 • 현미경적 혈뇨 • 농뇨(세균성, 무균성)

[표 6-4] 급성 요세관간질 신장염의 임상소견

VI

2) 만성 요세관간질 신장염 (표 6-5)

만성 요세관간질 신장염에서는 간질의 비가역적인 섬유화와 요세관의 위축 · 반흔화를 일으킨다. 급성 요세관간질 신장염이 만성화된 경우와 잠재적으로 발생 · 진행해서 만성화된 경우가 있다.

증상은 소변의 농축력 저하에 의한 다뇨를 나타내는 경우가 있지만 기본적으로 그러한 증례는 적고, 만성 신부전이 나타날 때까지 무증상인 경우도 있다.

신장기능장애	• 요세관 장애로 인한 GFR ↓
근위요세관 기능저하	• 재흡수↓ ➜ Fanconi 증후군, II형 RTA • β_2 MG 재흡수↓ ➜ 소변 속 배설↑
집합관 기능저하	• 수분 재흡수↓ ➜ 요농축력 저하 • H^+분비↓ ➜ I형 RTA
혈액소견	• IgE ↑ • 호산구 ↑ • BUN ↑ • Cr ↑ • 전해질 이상 • 산증
소변소견	• 요세관성 단백뇨 • 현미경적 혈뇨 • 농뇨(세균성, 무균성) • 다뇨 ※ 만성 요세관간질 신장염은 급성 요세관간질 신장염에 비해 소변소견이 부족하다.

[표 6-5] 만성 요세관간질 신장염 소견

3. 원인과 치료

원인은 다양하며 대부분의 경우 면역학적 기전(감염에 대한 면역반응이나 각종 알레르기)이 관여되어 있고, 급성 요세관간질 신자염인 경우 약인성의 빈도가 높다.

치료는 원인약물의 중지, 원인질환의 치료가 실시되지만, 중증인 경우에는 부신피질스테로이드를 사용하기도 한다.

원인 인자로서 특히 중요한 것은 약제인데, 꼭 기억해야 하는 것은 페니실린(penicillin)과 아미노글리코시드(aminoglycoside) 두 가지이다(**표 6-6**).

분류	급성 요세관간질 신장염	만성 요세관간질 신장염	병태
약인성 신장장애	• 항균제(β – 락탐계, 아미노글리코사이드계, 설파제) • NSAIDs(m/c)	• 진통제(페나세틴) • 면역억제제(시클로스포린) • 항암제(시스플라틴) • 한방약(아리스트로키아산)	• 신장 간질에서의 약제에 대한 알레르기 반응이나, 직접적인 독성에 의해 발생한다.
신장감염증	• 급성 신우신염(일반세균, 진균, 결핵균, 바이러스)	• 만성 신우신염	• 신장 간질에서 감염증이 발생한다.
전신감염증	• 성홍열 • 디프테리아 • 미코플라스마폐렴 • 바이러스 감염증	• 결핵 • EB 바이러스감염증	• 미생물에 대한 알레르기반응으로, 간질조직에 대한 교차 항체가 형성되어 발생한다.
전신질환	• SLE • Sjögren 증후군 • 사르코이드증	• 사르코이드증 • 다발골수종 • 고수산뇨증	• 자가면역 질환에 의한 경우가 많다.
면역계가 관여하지 않는 간질장애	• 요로폐쇄 • 사구체질환 • 혈관병변	• 요로폐쇄(m/c) • 방광요관역류(VUR) • 혈관병변	• 간질의 허혈, 요세관 내압 상승에 의한 자극, 다른 병변으로부터 생긴 염증물질의 영향으로 간질에 염증이 발생한다.
기타	• 이식 후의 급성 거부반응	• 방사선 신장염 • 이식 후의 만성 거부반응 • 중금속(납, 카드뮴)	

[표 6-6] 요세관간질 신장염의 원인

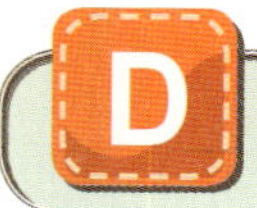

기타 요세관간질 질환

1. 판코니증후군 Fanconi's syndrome

판코니증후군이란 근위요세관의 광범위한 기능장애로 인해 여러 가지 용질의 재흡수 부전과 요중 상실이 발생하여 다양한 임상증상을 일으키는 증후군이다.

원인질환의 치료가 원인이고 그 외에 원인물질의 제거, 대증요법으로 치료한다. 대증요법에서는 산증 · 전해질의 보정(수분, P, K, Na, 비타민 D의 투여 등)을 실시한다.

원인에는 선천성과 후천성이 있으며 후천성인 것이 빈도가 높다(**표 6-7**).

선천성	• 시스틴(축적)증 • 미토콘드리아병 • Wilson병 • 갈락토오스혈증 • Lowe 증후군 • Dent병
후천성	• 신증후군 • 아밀로이드증 • 중금속(납, 카드뮴 등) • 다발골수종 • 요세관간질 신장염 • 약인성 신장장애

[표 6-7] 판코니증후군의 원인

1) 증상 및 임상소견

선천성, 후천성 모두 근위요세관에서 여러 가지 용질의 재흡수가 저해되어 다양한 증상과 임상소견이 나타난다.

저칼륨혈증으로 인한 사지마비, 근력저하, 심전도 이상 및 저인산혈증과 정상 AG성 대사산증으로 인한 성장장애, 구루병, 골연화증이 나타난다. 이 외에 다뇨로 인한 탈수, 다음 증상이 나타난다.

2. Bartter 증후군

헨레고리 굵은 상행각에서의 $Na^+-K^+-2Cl^-$ 공동수송체의 기능장애를 일으키는 선천성 질환(상염색체 열성유전)으로, 이에 대한 이차성으로 RAA계 항진과 저칼륨혈증, 대사 알칼리증이 발생한다. 대부분 신생아나 영유아기에 발병하여 성장장애를 가져올 수 있다.

$Na^+-K^+-2Cl^-$ 공동수송체의 제어에 관련된 인자 가운데 어느 하나라도 장애를 받으면 나타나며, 원인 유전자에 따라 I~ V형으로 분류된다.

3. Gitelman 증후군

Gitelman 증후군이란 원위요세관에서의 Na^+－Cl^- 공수송체의 기능장애에 기인하는 선천성 질환(상염색체 열성유전)이다.

Bartter 증후군과 같은 병태와 증상이 보이지만, 원위요세관에서의 Na^+ 재흡수율은 본래 약 7% 정도로 적기 때문에 증상이 경도이며, 성인이 된 이후에 진단되는 경우가 많고 장기 예후도 좋다.

고칼슘뇨증을 나타내는 Bartter 증후군과는 반대로 저칼슘뇨증을 나타내며, 또 저마그네슘혈증을 나타내는 것이 특징이다.

4. 신장기원요붕증 Nephrogenic diabetes insipidus

바소프레신에 대한 집합관의 반응성 저하로 인해 요농축능 저하를 일으키는 질환이다. 중추성 요붕증과 달리, 바소프레신의 합성 및 분비능은 정상이다.

수분이뇨에 의한 다뇨가 주증상이 되며, 진단에서는 다뇨를 일으키는 다른 질환과 감별해야 한다.

기전

선천성인 경우, 바소프레신 V_2 수용체(V_2R) 유전자 이상으로 V_2R이 기능하지 않거나, 수분이동 채널(Aquaporin：AQP 2) 유전자 이상으로 수분채널의 발현 또는 기능에 장애가 발생한다.

후천성인 경우는 약인성, 고칼슘혈증, 저칼륨혈증, 만성 신우신염, 요로폐쇄 등이 원인이 된다. 수분채널을 발현하는 경로의 장애나 간질의 삼투압 저하를 초래하기 때문에 수분의 재흡수는 저하된다.

증상

- 구갈
- 다음
- 고나트륨혈증
- 바소프레신 정상～고수치
- 다뇨
- 야간 빈뇨
- 저장뇨(50～150mOsm/kgH_2O)

치료

원인을 제거하는데, 이것이 불가능한 경우는 소금섭취를 제한하거나 티아자이드계 이뇨제를 투여한다.

5. Liddle 증후군

Liddle 증후군이란 집합관 및 원위요세관에서의 Na^+채널의 기능항진에 기인하는 선천성 질환(상염색체 우성유전)으로, 나트륨 재흡수 항진 및 K^+, H^+의 소실로 심각한 고혈압을 나타낸다.

알도스테론 과잉상태(일차성 알도스테론증)의 병태와 비슷하지만, Liddle 증후군에서는 체액 양의 증가에 동반해서 레닌 활성이 억제되어 혈중 알도스테론은 낮은 수치가 된다. 또, 알도스테론 작용에 의한 Na^+재흡수 항진은 아니기 때문에 항알도스테론제(spironolactone)은 효과가 없다.

임상소견으로는 저칼륨혈증, 대사알칼리증, 고나트륨혈증, 혈중 레닌활성 저수치, 혈중 알도스테론 저수치, 고혈압, 사지마비, 근력저하 등이 나타난다.

치료에서는 소금섭취 제한과 함께 Na^+채널저해제(triamterene or amiloride)를 투여한다.

Ⅵ

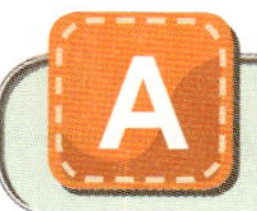

신장혈관계 질환

A 총론

1. 신장혈관계 질환의 개요

신장에는 혈관이 풍부하게 분포되어 있어, 신장혈관에 장애가 발생하면 다양한 질환이 일어나게 된다. 혈관장애를 일으키는 병태로서는 고혈압, 혈관염, 동맥경화증, 혈전증 · 색전증, 혈전성 미세혈관 병증(TMA) 등이 있다.

이 밖에도 신장동정맥누공, 신장동맥누공, 신장피질괴사, 신장유두괴사, 호두까기증후군(nutcracker syndrome) 등이 있다.

2. 동맥경화 Atherosclerosis

동맥경화란 동맥벽이 비대해져 탄력성이 저하된 병태로, 혈관내강의 협착 및 폐쇄를 초래해 다양한 질환을 일으킨다.

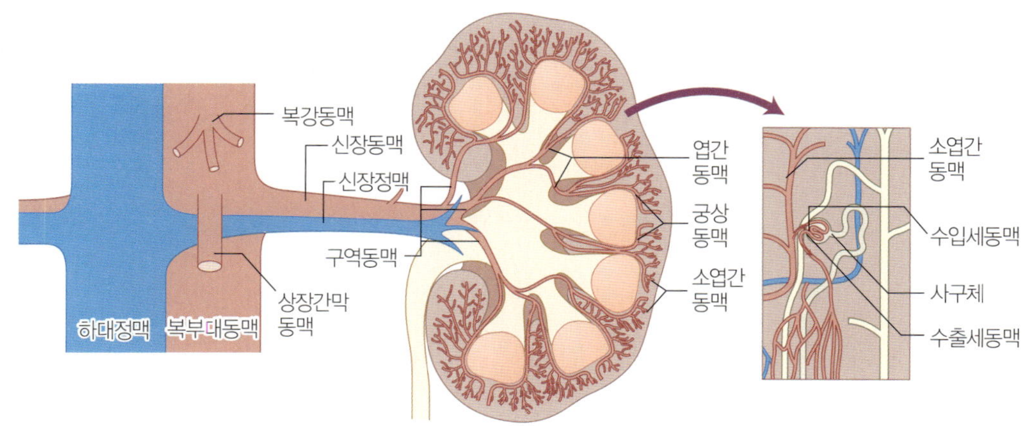

[그림 7-1] **신장혈관계**

동맥경화가 형성되는 부위의 혈관 크기에 따라 병리학적 변화가 달라진다. 신장동맥에서는 죽상경화가 나타나고 궁상동맥/활꼴동맥 소엽간 동맥까지는 섬유성 내막비후가 나타나며, 수입세동맥에서는 유리화(세동맥경화)가 나타난다.

악성 고혈압 등에서 볼 수 있는 증식성 동맥내막염도 동맥경화의 하나로 볼 수 있다.

플러스 코너

1. 신장정맥혈전증(RVT)

신장정맥혈전증은 외부로부터의 압박이나 혈액응고 이상으로 인해 신장정맥에 혈전이 형성되는 질환이다.

급성으로 발병하는 경우 신장의 울혈성 비대나 복통, 단백뇨나 혈뇨 등이 보이는 경우가 있지만, 만성 발병에서는 고혈압만 나타나거나 무증상인 경우도 많다.

성인에서는 신증후군(특히 막성 신병증〈MN〉)에 합병해서 나타나 신증후군 악화의 원인이 되기도 하며, 소아에서는 설사나 구토로 인한 탈수에 의해 발병하는 경우가 많다.

진단은 선택적인 정맥성 신우조영(selective renal venogram)이나 조영 CT 등으로 실시하며, 치료는 장기간의 항응고요법을 실시하는데, 큰 혈전의 경우에는 혈전제거술을 실시한다.

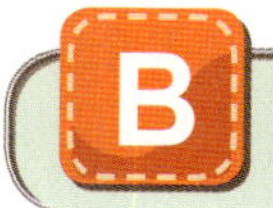

신장혈관고혈압 Renovascular hypertension : RVHT

1. 정의

동맥경화 등의 원인으로 발생한 신장동맥의 협착으로 인해 신장혈류의 저하를 초래하며, 그에 따른 레닌-안지오텐신-알도스테론계(RAA계)의 항진으로 고혈압을 일으키는 병태이다. 30세 이하 또는 50세 이상에서 호발한다. 급속히 발병하고 악화되며(III도 고혈압) 치료저항성을 나타내는 고혈압이다.

2. 증상 및 병태생리

신장동맥에는 두 가지가 있는데 하나는 오른쪽 신장에 혈액을 공급하고 또 하나는 왼쪽 신장에 혈액을 공급한다. 이들 2개의 신장동맥은 다시 수많은 가는 동맥으로 나누어진다. 신장동맥이나 그 굵은 분지가 폐쇄되는 일은 거의 없다. 폐쇄는 대부분의 경우 체내의 다른 부위에서 발생한 혈전이 흘러와서 신장동맥이 막혀 발생한다(색전). 주로 심장에서 생긴 큰 혈전 조각이나 대동맥에서 형성된 지방성 침착물(죽종)의 단편이 색전을 일으킨다. 이것들에 의해 급성 또는 만성의 전신혈압 상승이 일어난다.

50세 이상의 환자(보통은 남성)에서는 신장동맥 협착의 원인으로 죽상경화가 가장 많고 젊은 층의 환자(주로 여성)에서는 섬유성 형성이상이 가장 많다. 30세 이하 또는 55세 이상의 환자에서 처음으로 확장기 고혈압이 발생하는 경우 또는 평소에 안정되어 있던 고혈압이 갑자기 악화되는 경우에는 신장혈관고혈압을 의심해야 한다. 발병에서 6개월 이내에 악성 고혈압으로 급속하게 진행된 경우에는 신장동맥병변이 의심된다. 명치부위의 수축기-확장기 잡음(high-pitched epigastric bruit)은 보통은 상복부의 좌우, 또는 한쪽으로 방사되고 가끔 등쪽으로 퍼지는 경우도 있어 매우 특징적인 신체소견이지만 섬유성 질환 환자인 경우에는 약 50% 들리지 않고 죽상경화 신장혈관질환 환자인 경우에는 거의 들리지 않는다. 복부 혈관잡음이 들린다면 신장혈관고혈압을 의심해야 한다.

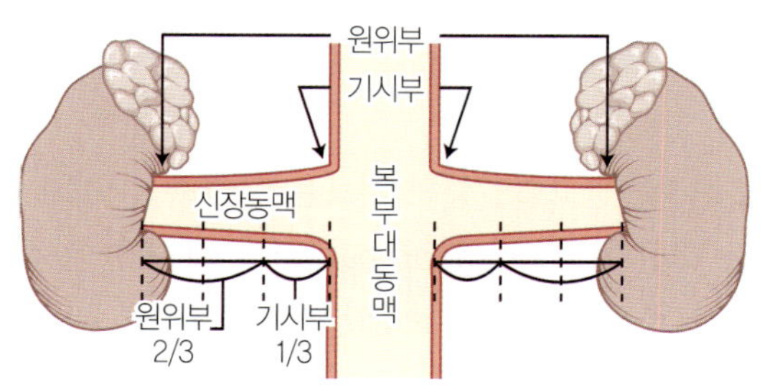

[그림 7-2] 신장동맥

3. 신장동맥(그림 7-2) 협착의 원인

신장혈관고혈압을 일으키는 신장동맥 협착의 원인으로는 죽상경화, 섬유근육형성이상, 대동맥염증후군 등이 있으며, 그 중에서도 죽상경화가 가장 많다. 그 밖에 혈전색전증, 신장동맥자루, 대동맥해리, 외상 등도 원인이 된다.

4. 검사소견

혈관조영, 초음파검사, CT, ^{99m}Tc-DTPA 섬광조영술(scintigraphy)의 이상이 임상적인 감별점이 된다. Doppler 초음파검사(duplex scan)는 신장동맥(main renal arteries)에서 명확한 협착(예 : >60%)의 유무를 검사하는 신뢰성 높은 비침습적 검사법으로 initial screening test도 좋다.

특이적인 임상증상은 다소 부족하지만, 다음과 같은 경우에 신장혈관고혈압을 생각할 수 있다(**표 7-1**).

고혈압	• 30세 이하 또는 50세 이상에서 발병 • 중증고혈압, 치료 저항성 고혈압 • 짧은 병력
청진	혈관협착으로 인한 복부의 혈관잡음(bruit) 청취
혈액검사	• ACE 저해제나 ARB 투여 후의 혈청 Cr↑ • 저칼륨혈증 알도스테론↑ (이차성 알도스테론증) • 혈장레닌활성(PRA)↑*

* 편측성에서는 상승하지만, 양측성에서는 정상 ~ 저수치가 되는 경우가 있다.

[표 7-1] 신장혈관고혈압의 증상

5. 진단

신장혈관고혈압이 의심될 때는 신장동맥협착의 스크리닝으로서 다음과 같은 검사를 실시한다.

① 캡토프릴 부하 PRA(plasma renin activity) : PRA↑
② 레노그램 : 협착 측의 동위원소 축적↓, 배설 지연
③ CTA · MRA(CT · MR angiography) : 신장동맥 협착부의 확인
④ 신장동맥 조영 : 신장동맥 협착부위, 협착정도의 확인(확정진단)

6. 치료 및 간호

신장혈관고혈압증의 치료는 크게 두 가지로 혈행재건술과 약물요법이 있다. 혈행재건술에서는 풍선카테터(balloon catheter)에 의한 혈관확장술인 경피경관신장동맥성형술(PTRA)과 외과적 신장혈행재건술이 있다. 제1선택은 PTRA이다.

혈행재건술이 적응되지 않는 증례나 수술까지 시간이 있는 증례에서는 안지오텐신변환효소(ACE)저해제, 안지오텐신II수용체길항제(ARB) 등의 약물요법을 실시한다. Ca 길항제와 β 차단제를 병용하기도 한다.

플러스 코너

2. 이차성 고혈압

고혈압 환자의 대부분(전체 고혈압 환자의 90~95%)은 원인이 불분명한 본태성 고혈압이다.

고혈압을 일으키는 명확한 원인질환이 있는 경우를 이차성 고혈압이라고 하는데, 그 종류로는 신장성, 내분비성, 혈관성, 신경성, 약인성 등이 있다(그림 A).

신장고혈압은 이차성 고혈압의 75%(전체 고혈압 환자의 2~5%)를 차지하며, 신장실질성 고혈압과 신장혈관고혈압이 있다.

신장혈관고혈압 치료의 제1선택은 경피경관신장동맥성형술(PTRA)에 의한 혈행재건술이다.

PTRA가 곤란하고 약물요법으로 저항성인 경우는 외과적 혈행재건술(신장동맥성형술이나 대동맥-신장동맥 단락수술)을 검토한다.

대퇴동맥에서부터 풍선카테터를 삽입하고 풍선카테터의 맨 앞쪽 풍선을 부풀려, 신장동맥의 협착부위를 확장시킨다.

PTRA 후의 재협착을 방지하기 위해서, 풍선으로 확장한 후에 스텐트를 유치하기도 한다.

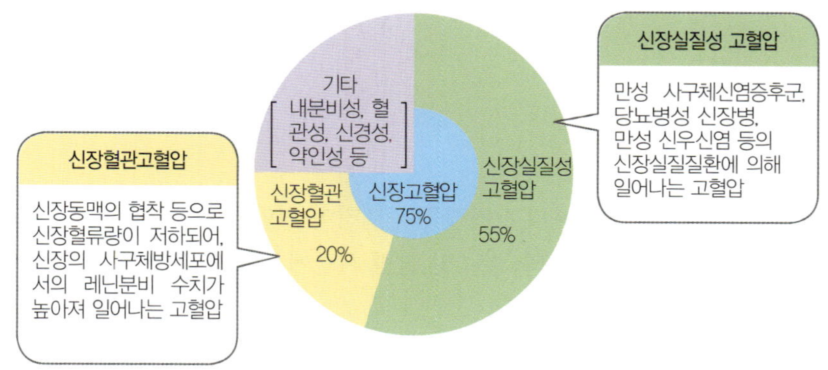

[그림 A] 이차성 고혈압의 원인

C 허혈성 신장병 Ischemic nephropathy

1. 정의

허혈성 신장병이란 한쪽 또는 양쪽 신장동맥의 협착으로 인해 신장이 허혈 상태가 되어 진행성 신장기능장애를 일으키는 병태이다.

진행성 신장기능저하(혈청 Cr 증가 등)가 나타나지만 자각증상이나 소변소견은 적다(경도의 단백뇨가 보이는 경우도 있다). 복부혈관의 잡음이나 혈장 레닌활성(PRA) 항진 등이 나타난다.

2. 병태생리

신장동맥의 협착으로 허혈이 초래되어, 진행성 신장기능장애를 나타낸다. 죽상경화에 의해 신장동맥의 편측 또는 양측에 협착이 일어나 허혈을 일으켜 신장기능장애를 초래한다.

3. 증상 및 소견

신장혈관고혈압(RVHT)과 마찬가지로 신장동맥 협착이 원인이므로 다음과 같이 공통되는 증상과 소견이 나타난다. 하지만 폐쇄의 정도 및 발병 시간에 따라 다양한 증상이 나타나기도 한다.

- 50세 이상에서 호발한다.
- 원인불명의 진행성 신장기능저하가 나타난다.
- 조절이 어려운 고혈압이다(정상 혈압인 경우도 있다).
- 복부의 혈관잡음이 발생한다.
- 소변소견은 적다.
- ACE 저해제나 ARB 투여 후에 혈청 Cr이 증가한다.

4. 검사

신장혈류 도플러 검사, CTA, MRA, 신장동맥조영 등에서 신장동맥협착이 확인된다.

5. 치료 및 간호

치료로는 기저질환을 찾고 예방하는 것이 우선이며 그 외 내과적 치료로 혈압강하제에 의한 혈압조절을 실시한다. 혈압조절이 곤란하거나 또는 신장기능저하가 진행되는 경우에는 혈행재건술(PTRA 또는 외과적 수술)을 고려한다.

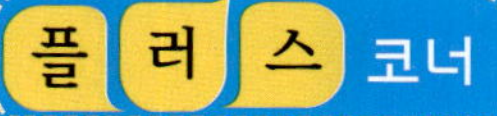

3. 동맥경화에 동반되는 신장장애

신장에서 동맥경화는 신장동맥협착, 고혈압, 신장기능장애를 초래하며, 이러한 요인이 겹쳐 신장혈관고혈압(RVHT), 허혈성 신장병, 양성 신장경화증을 유발한다.

양성 신장경화증이나 콜레스테롤결정색전증으로 인해 발생한 허혈성의 신장기능장애도 허혈성 신장병에 포함한다.

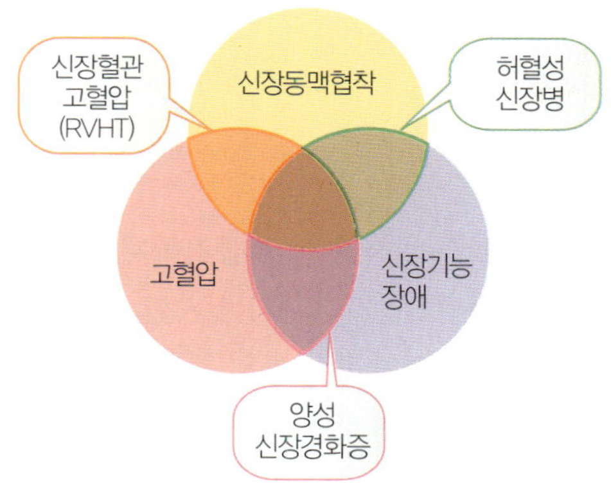

D 신장경색 Renal infarction

1. 정의

신장동맥과 그 분지가 폐쇄되어 혈류가 막힘으로써 신장조직이 괴사되는 병태이다.

2. 병태생리

신장동맥이나 그 분지가 폐쇄되는 원인에는 심원성 색전증과 혈전증이 있는데 심원성 색전증에 의한 것이 많다.

색전증에서는 심장과 상류동맥으로부터 흘러들어온 색전자에 의해 혈관이 폐쇄된다. 기저질환으로 심방세동/심방잔떨림, 심장판막증, 감염성 심내막염 등이 있으며, 이로 인해 심강내 혈전의 유리에 의한 심원성 색전증이 많다. 그 외에 콜레스테롤결정 색전증과 종양색전증 등이 있다.

혈전증은 신장동맥에서 발생한 혈전에 의한 폐쇄인데, 외상이나 혈관염 등이 원인이 된다.

3. 증상 및 소견

중요한 신장동맥이나 그 구역의 하나가 2시간 이상 급격하게 폐쇄되면 경색이 일어난다. 신장동맥의 부분적 폐쇄는 종종 무증후성이어서 간과하기 쉽지만 완전 폐쇄되면 측복부통과 국한성 압통이 일어난다. 발열, 구역, 구토가 일어나는 경우도 있다. 한쪽 신장의 신장동맥이나 양쪽의 신장동맥이 완전 폐쇄되면 완전 무뇨와 급성 신부전이 발생한다. 혈액소견에서는 백혈구 수 증가, AST · ALT 상승, LDH 상승 등이 나타나며 소변소견에서는 현미경적 혈뇨(때로 육안적 혈뇨), 단백뇨 등이 나타난다. 요로결석과의 감별이 필요하다.

4. 검사

일반적인 검사에서는 백혈구의 증가와 혈장 크레아티닌 수치의 상승이 나타나는데 모든 예에서 나타나는 것은 아니다. 육안적 및 현미경적 혈뇨는 증례의 30%에서만 나타난다.

증상이나 요검사만으로 폐쇄가 있다는 것을 확실히 알아내는 것은 불가능하며 신장이 정상적으로 기능하지 않는다는 것을 확인하기 위해서는 영상진단이 필요하다.

1) 혈관조영은 진단을 확정하는 데 있어서 적절한 방법 중 하나이지만 침습적이라는 단점이 있다.

2) Helical CT 검사는 혈관조영을 대신하는 영상진단법으로서 정확한 폐쇄부위를 특정하는 데 도움이 된다.

3) 조영 CT검사에서는 신장에 경계가 명료한 저흡수 영역이 나타난다. 의사는 반복해서 초음파검사나 방사성 핵종 신장기능도(renogram) 검사 등을 실시하여 신장기능의 회복상태 경과를 주의 깊게 관찰한다. 방사성 핵종 신장기능도 검사에서 신장혈류는 주된 혈전색전성 질환 쪽에서는 감소하거나 보이지 않게 된다.

5. 치료 및 간호

VII

항응고요법이나 혈전용해요법만이 신장기능을 회복시키지만 그것은 폐쇄가 불완전하고 효과적인 혈전용해가 90~180분 이내(정상적인 신장의 허혈에 대한 내구성)에 시작되었을 때만 효과적이다. 그러나 그와 같은 급속한 진단과 치료는 거의 불가능하다. 정맥내 투여보다는 오히려 동맥내에 투여된 스트렙토키나아제(strepto-kinase)나 우로키나아제(urokinase)에 의한 혈전용해가, 위험성이 낮은 환자(일반적으로 기능하는 신장조직을 가진 환자)에게 효과적이다.

치료에 의해 신장기능이 회복되는 경우도 있고 발병 전의 상태로 되돌아가는 경우도 드물게 있는데 그 경우에도 신장 이외의 색전형성과, 본래 있는 죽상동맥경화성 심장질환에 의한 합병증을 평가하는 것이 중요하다.

혈관통과성을 회복시키기 위한 수술은 외상성 신장동맥혈전증을 가진 환자에서, 특히 최초의 120~180분 이내에 실시된다면 치료할 수 있지만 그 이외에는 치료하기 힘들다. 예방적 항응고는 보통 헤파린 정맥주사와 와파린 경구투여로 실시한다.

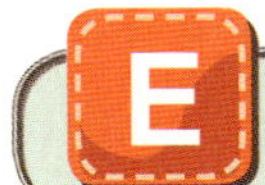

양성 신장경화증 Benign nephrosclerosis

1. 정의

경도나 중등도의 고혈압이 지속됨으로써 생기는 신장장애이다.
고령의 고혈압 환자에게서 많이 발생하며, 경도나 중등도의 고혈압이 특징이다.

2. 병태생리

신장경화증은 보통 노령화와 함께 일어나지만 만성 고혈압에 의해 악화된다. 본태성 고혈압 환자 전체로 보면 진행성 신장질환의 발병률은 그다지 높지 않지만 투석 환자의 기초질환으로는 만성 사구체신염, 당뇨병에 이어서 제3위를 차지하는 질환이다.

3. 증상 및 소견

고령의 고혈압환자에게서 호발한다. 자각증상이나 소변소견이 적고(경도의 단백뇨가 보이기도 한다), 신장기능장애는 서서히 진행된다.

4. 검사소견

초음파검사나 CT에서 양측의 신장위축이 보인다. 혈청요소질소(BUN)와 혈청크레아티닌 〈SCr〉 농도는 서서히 상승한다. 소변검사에서는 일반적으로 세포나 원주가 보이지 않는다.

5. 진단

보통은 고혈압성 망막증, 좌심실비대, 비교적 정상인 소변검사치, 신장의 위축, 단백뇨(전형적인 예에서는 비신장단위성)의 증가를 동반하고 서서히 진행하는 신부전 등이 전형적인 소견이다.

6. 치료 및 간호

양성 신장경화증은 투석 환자의 기초질환으로, 만성 사구체신염, 당뇨병에 이어서 제3위를 차지하는 질환이다. ACE억제제나 ARB는 다른 혈압강하제보다 신장보호작용이 크다고 알려져 있다. 생활습관 개선이나 혈압강하제로 혈압을 조절한다. 치료의 핵심은 고혈압의 조절이다.

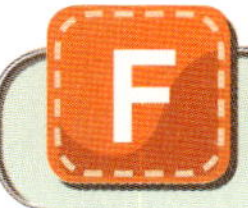

악성 신장경화증 Malignant nephrosclerosis

1. 개념

악성 고혈압(고도의 고혈압)에 의해 발생하여 급속히 진행되는 신장장애이다. 악성 고혈압은 임상적 개념이며, 악성 신장경화증은 병리조직학적 개념이다.

30~40대 남성에게서 호발하며, 60세 이상의 발병률은 적다.

중증 고혈압과 급격한 진행성 신부전을 나타내며 병리적으로는 신장세동맥 괴사, 증식성 내막염, 사구체섬유소성 괴사를 나타낸다. 대부분의 증례는 만성으로서 조절이 불가능한 고혈압의 경과 중에 일어난다. 본태성 고혈압은 가장 일반적인 원인이지만 급성 사구체신염, 만성 신부전, 신장동맥 협착, 신장혈관염, 그리고 드물게 내분비장애(갈색세포종, 원발성 알도스테론증〈primary aldosteronism〉, 쿠싱증후군)에 의한 이차성 고혈압으로 일어나는 경우도 있다.

2. 병태생리

악성 고혈압이란 확장기 혈압의 현저한 상승과 신장기능장애가 급속히 진행하는 병태로서, 방치하면 뇌, 심장 등에 장기장애를 일으켜 예후가 좋지 않다.

3. 증상과 진단

증상은 뇌, 심장, 신장질환의 정도에 따라 달라진다. 대부분의 증상은 뇌수종에 의한 고혈압 뇌병증과 관련이 있어 뇌압상승에 의한 두통, 시력장애, 구역, 구토가 일어난다.

소변소견은 단백뇨(가끔은 신장증 영역의 수치)와 현미경적 혈뇨 또는 육안적 혈뇨가 나타난다.

4. 병리소견

확장된 수입세동맥의 섬유소성 괴사가 토리에 미치면 악성 신장경화증이 있다는 증거가 된다.

5. 치료 및 간호

신속하게 혈압강하요법(Ca 길항제의 점적정맥주사 등)을 실시한다. 과도한 혈압강하요법은 장기의 관류장애를 일으킬 가능성이 있기 때문에, 초기의 혈압강하목표는 확장기 혈압 100~110mmHg를 기준으로 한다.

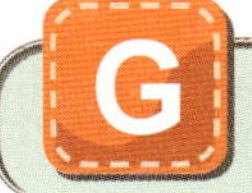

G 신장정맥혈전증 Renal vein thrombosis : RVT

신장정맥혈전증(RVT)이란 신장에서 혈액을 운반하는 신장정맥이 혈전으로 폐쇄되어 버린 상태이다.

성인의 원발성 RVT는 보통 신증후군을 일으키는 다른 신장질환(특히 MN)에 동반되어 발생한다. 그러나 드물게 신장에 암이나 종양이 생겨 신장정맥이나 신장정맥이 흘러들어가는 하대정맥이 압박을 받아 발생하는 경우도 있다. 원인으로는 이 외에도 경구피임약의 사용이나 외상, 임신, 드물게 전신의 여러 정맥에서 혈전이 차례로 발생하는 유주성 혈전성 정맥염 등이 있다. 성인에 있어서 RVT를 동반하는 신증후군 환자의 원질환은 막성 신병증(MN)인 경우가 많다. 원인으로는 다음과 같은 것이 있다.

① 사구체순환 후의 혈액농축(대량의 소변생산에 의해 유발된다)
② 항트롬빈 III(antithrombin III)의 혈중농도 저하
③ 피브리노겐(fibrinogen) 농도의 상승
④ 혈소판 이상

원발성 RVT와 속발성 RVT는 모두 일측성 또는 양측성이며 하대정맥으로 확대되는 경우가 있다.

1. 증상 · 징후 · 진단

자각증상 없이 발병하는 것이 가장 일반적이다.

신장에 기인하는 증상을 나타내지 않는 경우도 많지만 막성 신병증으로 혈뇨가 증가한 경우에는 RVT가 동반되었는지 의심해야 한다.

신장정맥 폐쇄는 보통은 서서히 진행되어 만성적으로 경과하지만 갑자기 급성으로 발병하는 경우도 있다. 발병 형태가 만성이냐 급성이냐에 따라 신장정맥혈전증 이후의 경과도 달라진다. 급성 발병은 신장경색 형성의 증상과 징후를 나타낸다. 즉, 갑작스러운 측복부통, 현미경적 또는 육안적 혈뇨, 혈장 LDH의 현저한 상승(아미노전이효소〈transaminase〉의 변화 없이), 그리고 X-선 사진에서 확대된 신장이 보인다.

폐동맥색전은 신장 및 그 외의 심재정맥의 혈전증이 나타나는 것이 유일한 임상적 단서가 되는 경우도 있다. 혈전이 폐에 흘러가서 폐색전증을 일으켰기 때문에 이 병이 발견되는 경우가 있다.

폐색전증의 특징적인 증상은 갑자기 일어나는 흉통이며, 호흡을 하면 통증이 심해지고 호흡곤란도 일어난다. 소변 생산량이 저하되는 경우도 있다. 이상 폐환기 - 혈류스캔(scan)은 RVT 환자의 10~30%에서 볼 수 있는 폐동맥색전을 시사하고 있다. 그러나 대부분의 환자는 폐증상을 전혀 나타내지 않는다.

RVT는 선택적 신장정맥 조영시에 실시했던 하대정맥 조영, CT, MRI로 진단한다. Doppler 초음파검사는 신장정맥이 잘 보이는 경우 정확하고 비침습적인 screening법이 된다.

지금까지 설명한 신장혈관 병변의 각 증상을 **표 7-2**에 정리하였다.

신장혈관고혈압증	두통, 신장혈관장애에 의한 혈류잡음이 명치부위, 복부에서 들린다. 고레닌혈증(hyperreninemia), 고알도스테론증(hyperaldosteronism), 고나트륨혈증(hypernatremia), 저칼륨혈증(hypokalemia)이 나타난다.
신장경색	부분적 폐쇄이며 무증후성이다. 완전폐쇄되면 외측복부통, 국한성 압통, 발열, 구역, 구토, 완전 무뇨, 급성 신부전, 백혈구 증가, SCr 상승, 혈뇨, 혈압상승 등이 나타난다.
양성 신장경화증	어깨결림, 현기증, 두통, 심계항진, 단백뇨, 고혈압, 신장위축, 망막증, 좌심실비대, 신부전, 수입세동맥의 유리질(hyalin)화, 내부 탄성막과 기저막의 변성, 맥관의 섬유소성 괴사, UN/SCr값의 상승 등이 나타난다.
악성 신장경화증	고혈압, 시력장애, 두통, 구역, 구토, 졸음, 착란, 간질발작과 혼수, 의식장애, 심장비대와 심부전, 폐부종, 피로감과 무력감, 빈혈, 단백뇨, 현미경적 혈뇨, LDH의 상승, 혈소판 저하, 수입세동맥의 섬유소성 괴사, 증식성 내막염 등이 나타난다.
신장정맥혈전증	주로 등의 늑골 하부와 허리의 통증, 발열, 소변량 저하, 단백뇨, 혈뇨, 조직의 부종, 백혈구수의 이상 증가, 신부전 등이 나타난다.

[표 7-2] 신장혈관 병변의 증상

2. 예후와 치료

경과의 예후는 혈전증의 원인, 합병증, 신장의 손상 정도에 따라 달라진다.

신장정맥혈전증이 원인이 되어 사망하는 경우는 거의 없고 사망하는 대부분의 원인은 생명에 관계되는 기저질환이나 폐색전증 등의 합병증이다. 신장기능에 대한 영향은 손상을 받은 신장이 한쪽인지 양쪽인지 그리고 혈류의 회복정도, 폐쇄가 일어나기 전의 신장기능의 상태 등에 의해 결정된다.

치료에는 주로 항응고제를 사용하고 새롭게 혈전이 생성되는 것을 막음으로써 신장기능을 개선하고 폐색전증의 위험을 줄일 수 있다. 또한 혈전용해제를 사용해서 혈전을 용해하는 치료법이 있다. 드물게는 수술로 신장정맥의 혈전을 제거할 수도 있다. 신장을 적출하는 경우는 드물며, 고혈압 등의 합병증이 일어난 경우에만 실시한다.

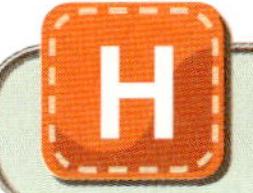

H 혈전성 미세혈관증 Thrombotic microangiopathy : TMA

1. 정의

혈전미세혈관증(혈전성 미세혈관장애 : TMA)은 다양한 원인에 의한 혈관내피세포의 손상으로 인해 미세혈관 내에 혈전이 많이 형성되는 병태를 말한다. 신장장애가 중심으로 나타나는 용혈요독증후군(HUS)과 정신신경증상이 중심으로 나타나는 혈전저혈소판혈증자색반병(TTP)이 대표적인 질환이다.

2. 병태생리

감염, 약제, 유전 등으로 인해 미세혈관 내의 혈관내피세포가 손상을 받으면 미세혈관 내에 혈전이 형성됨으로써 혈소판의 소비가 증가되어 결국 혈소판 수가 감소한다.

이렇게 되면 적혈구의 파괴가 일어나(적혈구파쇄증후군) 용혈빈혈(LDH↑, 합토글로빈↓, 파쇄적혈구)이 발생하게 된다.

3. 용혈요독증후군 HUS

1) 정의

혈전미세혈관증(TMA)의 대표질환 가운데 하나로, 혈소판 감소, 용혈빈혈, 급성 신부전을 3징후로 한다. 장출혈성 대장균(EHEC)에 감염된 후 EHEC의 베로독소가 원인으로 발병한다.

2) 병태생리와 증상

HUS는 대부분 소아에게서 발생하며, 장출혈성 대장균(EHEC) 감염에 의한 설사에 속발하여 발병한다.

설사, 심한 복통, 혈변이 발생하고 나서 약 4~8일 뒤 EHEC(O-157, O-26, O-111 등)의 베로독소가 혈관내피세포를 손상시켜 혈전이 다발하고 이로 인해 파쇄적혈구가 발생한다.

증상으로는 혈소판 감소, 용혈빈혈, 급성 신부전, 3징후가 중요하며 이로 인해 부종, 고혈압, 핍뇨, 헤모글로빈뇨 등이 나타난다.

3) 검사

혈액검사에서 혈소판 감소, 파쇄적혈구, LDH 상승, 합토글로빈 저하, 혈청 Cr 상승이 나타난다.

4) 치료 및 간호

급성 신부전에 대해서는 수액, 혈압강하요법, 혈액정화요법 등을 시행한다. 소아에서 발생한 경우 대개 치료 없이 회복되는 경우도 있고, 급성기에 적절한 치료를 한다면 예후는 양호하다.

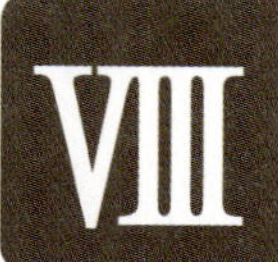

VIII 전신질환에 동반되는 신장장애

신장장애는 일차성 신장질환뿐만 아니라, 다양한 전신질환이 원인이 되어 이차성으로 발생하기도 한다. 전신질환에 의해 유발되는 신장장애는 서로 관련성을 가지고 진행된다(표 8-1).

다양한 전신질환 외에도, 임신에 의한 변화(임신고혈압증후군 등)나 약제(항균제, NSAIDs, 조영제 등), 중금속(납, 카드뮴, 수은 등), 방사선 등의 화학적 · 물리적 인자도 신장장애의 원인이 될 수 있다.

대표적인 것은 당뇨병과 SLE에 의한 것이다. 요단백의 소견으로 신증후군이라는 것을 쉽게 알 수 있다. 그리고 DM이나 SLE에서 보이는 특징적인 소견이 많이 나타나기 때문에 바로 진단을 내릴 수 있다.

1 당뇨병성 신병증 Diabetic nephropathy

1) 정의

당뇨병성 신병증은 당뇨병에 동반하는 고혈당으로 인해 발생하는 신장장애(주로 사구체장애)로, 당뇨병의 3대 합병증의 하나이다. 당뇨병의 장기적인 이환(5년 이상)을 거치면서 요중 알부민 배설의 증가(미량 알부민뇨)가 나타나고, 진행됨에 따라 지속성 단백뇨가 발생하게 된다.

2) 병기분류

당뇨병성 신병증은 주로 요중 알부민 · 요단백의 소견에 따라 제1~5기로 분류된다. 임상적으로는 장기간 무증상이지만, 진행됨에 따라 미량의 알부민뇨가 나타나고, 결국은 지속성 단백뇨가 나타난다. 지속성 단백뇨가 심해지면 부종을 동반하며, 신증후군을 나타내는 경우도 있다.

	대표적인 질환	신장장애의 명칭 (명칭이 있는 것만 표시)
대사이상	당뇨병	당뇨병성 신병증
	통풍, 고요산혈증(hyperuricemia)	통풍신장
	전신아밀로이드증	아밀로이드 신장병증
결합조직질환 및 유연질환	전신홍반루푸스(SLE)	루푸스신장염
	전신피부경화증(SSc)	피부경화증 신장
	류마티스관절염(RA)	–
	Sjögren 증후군	–
	한랭글로불린혈증	–
혈액질환	다발골수종(MM)	골수종 신장 등
	용혈요독증후군(HUS)	–
	혈전저혈소판혈증자색반병(TTP)	–
	파라프로테인혈증	–
혈관염 증후군	현미경적 다발혈관염(MPA)	ANCA 관련 신장염
	Wegener 육아종증	ANCA 관련 신장염
	Henoch – Schönlein자색반병	자색반신장염
	결절성 다발동맥염(PN)	–
순환기질환	심부전	–
	대동맥 해리	–
	고혈압	신장경화증
	동맥경화	신장혈관성 고혈압 허혈성 신장병
	색전증	신장경색
순환기질환 / 감염증	감염심내막염(IE)	–
감염증	메티실린내성황색포도상구균(MRSA)	MRSA 관련 신장염
	사람면역결핍바이러스(HIV)	HIV 관련 신장증
	후천성 면역결핍증후군(AIDS)	AIDS 관련 신장증
감염증 / 간질환	B형간염바이러스(HBV)	HBV 관련 신장증
	C형간염바이러스(HCV)	HCV 관련 신장증
간질환	간부전	간신장증후군
	간경변	간성 사구체경화증

[표 8-1] 전신질환에 동반되는 신장장애

3) 당뇨병성 신병증의 발생기전 (그림 8-1)

당뇨병에 의한 고혈당의 지속은 사구체에 장애를 일으켜, 최종적으로 사구체경화증에 이르게 된다.

당뇨병성 신병증의 초기에는 사구체의 과잉여과나 신장혈류량의 증가에 의해 신장종대가 나타나는 경우가 있다.

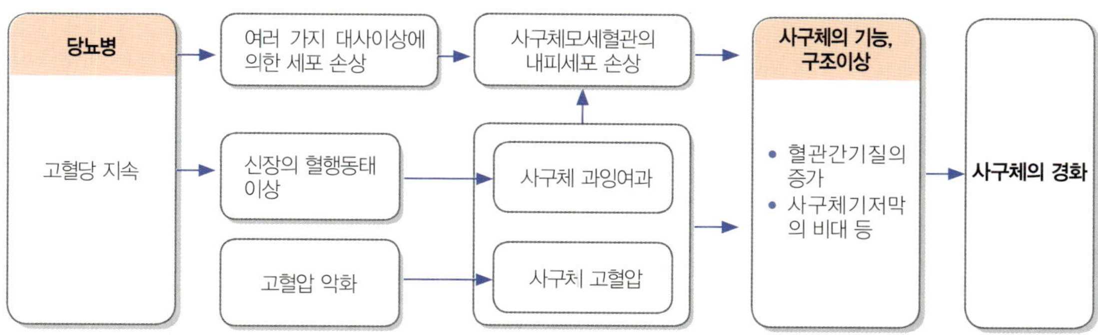

[그림 8-1] 당뇨병성 신병증의 발생기전

4) 병리소견

신장생검에 의한 당뇨병성 신병증의 광학현미경 소견에서는 사구체의 경화성 병변을 볼 수 있다(당뇨병신장경화증이라고도 한다).

이외에도 세동맥경화나 요세관의 위축, 간질/사이질의 섬유화 등이 나타나는 경우도 있다.

전자현미경 소견에서는 사구체기저막의 비대와 혈관간기질의 증가를 볼 수 있으며, 형광항체법에 의한 소견에서는 사구체모세혈관벽을 따라 선모양으로 IgG의 침착이 보이는 경우가 있다.

당뇨병성 신병증의 사구체병변은 광학현미경상에서 미만성 병변, 결절성 병변, 삼출성 병변으로 구분할 수 있다.

5) 검사

당뇨병성 신병증에서는 미량 알부민뇨나 지속성 단백뇨를 볼 수 있다.

다른 원인질환이 없고, 망막증이나 신경장애 등 다른 당뇨병의 합병증을 가지고 있는 경우, 임상소견만으로 진단해 병기분류를 한다. 다른 신장질환이 의심되는 경우 감별을 위해서 신장생검을 실시한다.

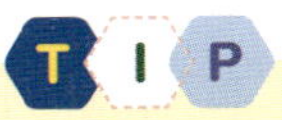

미량 알부민뇨

당뇨병성 신병증의 초기에는 시험지법에 의한 요단백검사에서 음성이 나올 정도로 약간의 알부민이 소변 속에 나타날 가능성이 있다.

당뇨병 환자에서 신장병증이 의심되는 경우, 면역비탁법(turbidimetric immunoassay)에 의해 요중 알부민을 정기적으로 측정하는 것이 중요하다. 그 이유는 미량 알부민뇨 시기까지는 신장병증의 진행을 늦출 수 있기 때문이다.

	정상	미량 알부민뇨	현성 단백뇨**(현성 알부민뇨)
24시간뇨(mg/일)	< 30	30 ≦, < 300	300 ≦
수시뇨(mg/gCr)*	< 30	30 ≦, < 300	300 ≦

* 요중 크레아티닌(Cr) 1g당으로 환산한 요중 알부민의 상대농도. 요중 알부민(mg/dL)/요중 크레아티닌(g/dL)

** 요단백 측정에서는 500mg/일 이상을 현성 단백뇨로 한다.

[표 A] 알부민뇨의 기준

6) 치료 및 간호

당뇨병성 신병증에서는 엄격한 혈당관리와 혈압관리(혈압강하요법)가 중요하다.

혈당관리는 당뇨병의 치료로서 식이요법이나 운동요법 등의 생활습관 개선이나 체중감량(표준체중이 목표), 약물요법(경구용 혈당강하제, 인크레틴 관련 약제, 인슐린 주사 등)을 병기에 따라 조합해서 실시한다(**표 8-2**).

- 제1기(신장증 전기) … 혈당관리
- 제2기(조기 신장증기) … 엄격한 혈당관리, 혈압강하요법
- 제3기(현성 신장증기) … 엄격한 혈당관리, 혈압강하요법, 소금섭취 제한, 저단백식
- 제4기(신부전기) … 혈당관리, 혈압강하요법, 소금섭취 제한, 저단백식
- 제5기(투석요법기) … 투석요법, 혈당관리, 혈압강하요법

혈압강하요법은 신장기능의 악화를 억제하는(신장 보호작용) ACE 저해제나 ARB 등의 레닌-안지오텐신계 저해제(RA계 저해제)가 제1선택약제가 되며, 효과가 불충분한 경우는 칼슘 길항제나 이뇨제를 병용한다.

제3기 후기 이후는 부종의 정도에 의해 수분제한을 실시한다.

당뇨병 환자에 대한 스테로이드제의 투여는 원칙적으로 금기이며(내당능 이상의 부작용 때문), 당뇨병성 신병증의 신증후군에서도 사용하지 않는다.

최근 당뇨병 환자의 증가에 따라 당뇨병성 신병증이 증가하는 추세이다.

		제1기 (신장증 전기)	제2기 (조기 신장증기)	제3기(현성 신장증기)		제4기 (신부전기)	제5기 (투석요법기)
				A(전기)	B(후기)		
치료방침	**혈당관리**	목표치 : HbA1c치< 6.9%					
			← 엄격한 혈당관리 →				
		혈당강압 요법	목표치 : 혈압 < 130/80mmHg(단백뇨 1g/일 이상인 경우는< 125/75mmHg)				
							투석요법 또는 신장이식
식이요법	총에너지 (kcal/kg표준체중*/일)	25 ~ 30			30 ~ 35		투석환자의 식이요법에 준한다.
	단백질 제한 (g/kg 표준체중*/일)	–	1.0 ~ 1.2	0.8 ~ 1.0		0.6 ~ 0.8	
	식염섭취제한(g/일)**	–		7.0 ~ 8.0		5.0 ~ 7.0	
	칼륨제한(g/일)	–			경도제한	< 1.5	
운동요법		원칙적으로 당뇨병의 운동요법		경도제한	운동제한		가벼운 운동가능

* 표준체중(kg) = [신장(m)]^2×22　　** 고혈압 합병 예에서는 6.0g/일 이하를 권장

[표 8-2] 병기에 따른 치료

VIII

플러스 코너

1. 당뇨병이란?

인슐린은 이자에서 분비되는 호르몬으로, 세포내에 포도당(글루코스)을 받아들여 혈당치를 저하시키는 작용을 한다. 당뇨병이란 인슐린 분비장애나 세포의 인슐린저항성 항진에 의해, 세포가 포도당을 받아들이지 못하기 때문에 만성적인 고혈당 상태가 되는 질환이다.

당뇨병은 1형 당뇨병과 2형 당뇨병, 기타(유전자이상이나 임신당뇨병 등)로 나눌 수 있다.

2. 당뇨병 합병증

장기적인 고혈당 상태가 지속되면 전신성 미세혈관장애가 유발되는데, 특히 망막, 신장, 신경에 합병증을 일으킨다(3대 합병증). 또 당뇨병 환자에서는 동맥경화, 족부병변이 발병하기 쉽다. 만성 합병증 외에, 급성 합병증(당뇨병케토산증, 또는 고삼투압 고혈당증후군에 의한 혼수)이나 면역저하 등을 초래하는 경우도 있다.

당뇨병성 망막증	3대 합병증	• 망막의 혈관장애에 의해 생기며, 진행하면 시력저하를 가져온다. • 성인의 실명 원인으로 많다.
당뇨병성 신장병증		• 모세혈관으로 이루어진 사구체에 장애를 일으켜, 알부민뇨·단백뇨를 일으킨다.
당뇨병성 신경병증		• 신경조직의 혈행장애나 대사장애에 의해 생긴다. • 감각둔마, 운동신경장애(주로 발부분)나 자율신경장애를 나타내는 경우가 많다.
동맥경화		• 당뇨병은 동맥경화의 위험인자의 하나이다. • 허혈심장질환이나 뇌혈관장애, 다리의 폐쇄성 동맥경화증을 합병하기 쉽다.
당뇨병족부병변		• 신경장애나 혈행장애에 외상이나 감염증 등이 관여해서 궤양이나 괴저가 생긴다.

[표 A] 당뇨병의 만성 합병증

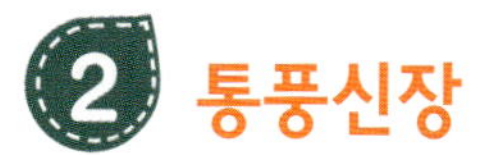

2 통풍신장

1) 개념

통풍이란 고요산혈증(혈청 요산치가 7.0mg/dL를 초과하는 상태)이 지속됨으로써 요산염이 조직에 침착해 발생하는 질환으로, 관절 내에 침착해 발생하는 급성 관절염(통풍발작)을 주증상으로 한다. 통풍신장은 통풍 및 고요산혈증 환자에게 발생하는 신장장애로 요세관과 간질에 요산염이 침착함으로써 장애를 일으킨다.

2) 증상 및 소견

남성에게 호발하며, 통풍결절, 요로결석, 급성 관절염(통풍발작, 제1중족지절관절에 호발), 고요산혈증(혈청 요산치 > 7.0mg/dL) 등의 증상이 나타난다.

수질/속질을 중심으로 한 요세관 및 간질/사이질에 요산염이 침착해 만성 요세관간질 신장염을 일으키며, 수질기능 저하로 인해 요농축력이 저하된다.

3) 검사

요산염은 X-선 투과성이기 때문에, X-선 검사나 CT에서는 검출되지 않는다.

진단에 유용한 검사는 초음파 검사이며, 신장피수질 경계로부터 수질에 걸쳐 군데군데 초음파 수준이 높은(하얗게 비친) 부분이 나타난다.

관절액 천자를 통한 관절액 속에는 요산염 결정이 보인다.

4) 치료 및 간호

통풍신장의 치료는 고요산혈증을 조절하기 위한 식사 및 운동요법이나 요산강하제의 복용, 소변의 알칼리화를 위한 구연산 제제의 복용 및 요중 요산농도를 저하시키기 위한 소변량의 유지 등을 시행한다.

3 루푸스신장염 Lupus nephritis

1) 정의

루푸스신장염이란 전신홍반루푸스(SLE)에 동반하는 신장장애(사구체장애)를 말한다. SLE는 결합조직질환의 대표질환으로서 10~30대의 여성에게 호발하며, 항핵항체(ANA) 등 다양한 자가항체의 생산에 의해 여러 장기에 장애를 일으킨다. 루푸스신장염은 전신홍반루푸스 환자의 50~60%에서 볼 수 있으며, 이는 환자의 예후와 관련이 있다.

2) 증상 및 검사소견

루푸스신장염은 사구체에 면역복합체(IC)가 침착하여 손상을 일으키는 것이다.

소변소견에서 단백뇨, 현미경적 혈뇨(때로는 육안적 혈뇨)가 나타나며, 소변침전물에서 적혈구, 백혈구, 다양한 세포성 원주 등의 소견이 나타난다. 혈액검사에서는 혈청 Cr↑, BUN↑이 나타난다. 또한, anti-ds DNA의 증가와 C3, C4의 감소가 보인다.

3) 치료 및 간호

신장생검을 하여. 병리조직학적 분류(I~VI)에 따라 치료방침을 결정한다.

급성기에는 면역학적 활동성에 대해 완화도입요법을 실시하고, 만성기에는 재발방지를 위한 유지요법을 실시한다.

완화도입요법에서는 경구 스테로이드요법이 중심이 되는데 활동성이 높은 클래스 III, IV에서는 스테로이드펄스요법을 실시하고, 필요에 따라서 면역억제요법(MMF or cyclophosphamide), 혈장교환요법을 병용한다.

유지요법에서는 저용량의 경구스테로이드요법을 실시한다.

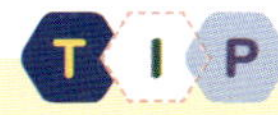

전신홍반루푸스 Systemic lupus erythematosus : SLE

전신홍반루푸스(SLE)는 여러 가지 자가항체가 생산됨으로써 여러 장기에 장애를 일으키는 만성 염증성 질환이다.

장기장애의 주된 원인은 자가항원과 그에 대한 자가항체로 이루어진 면역복합체(IC)가 조직으로 침착되는 것이다.

바이러스, 스트레스, 자외선, 약제, 호르몬 등의 환경인자, 유전인자, 면역이상 등으로 인해 다양한 자가항체(항핵항체 등)가 생산됨으로써 면역복합체가 여러 장기에 침착되어 다양한 장기병변이 발생하게 된다. 'Lupus'는 라틴어로 '이리'라는 뜻인데, 전신홍반루푸스에 특징적인 원반모양의 홍반이 이리에게 물린 모양과 비슷하기 때문에 이러한 병명이 유래되었다.

4 아밀로이드신장증 Amyloid nephrosis

1) 개념

아밀로이드증은 섬유구조를 갖는 특수한 단백질(amyloid)인 아밀로이드단백질이 각종 장기에 침착함으로써 그 장기의 기능장애를 일으키는 질환이며, 아밀로이드가 신장에 침착하여 신장기능장애를 일으키는 질환을 아밀로이드신장증(amyloid nephrosis)이라고 한다. 전신아밀로이드증의 부분증으로서, AL 아밀로이드증이나 AA 아밀로이드증에 의해 발생하기 쉽다. 단백뇨가 발생하며 신증후군을 나타내기도 한다.

아밀로이드단백질은 전구단백질이 변성되어 만들어지는 난용성 단백질로, 섬유구조를 가지고 있어 분해되기 어려운 성질을 가지고 있다.

2) 분류 (표 8-3)

아밀로이드증은 아밀로이드단백질의 침착이 전신의 여러 장기에서 보이는 전신아밀로이드증(**표 8-3**)과 특정의 장기에 국한된 국소성 아밀로이드증으로 나뉘며, 다시 아밀로이드단백질(전구 단백질)의 종류에 따라 분류된다.

국소성 아밀로이드증에는 뇌 아밀로이드증(알츠하이머형 치매 등) 외에, 내분비, 국소결절성, 각막 등의 아밀로이드증이 있다.

아밀로이드신장증에서는 모든 치료제에 저항성 신증후군을 보이며 신부전에 이르게 된다. 즉, 이에 대한 확실한 치료법이 없고 예후가 나쁘다. 아밀로이드의 침착부위는 사구체가 중심이지만 진행되면 요세관이나 혈관에도 침착한다. 아밀로이드증에는 원발성 아밀로이드증 외에 다발골수종, 결핵, 류마티스관절, 암 등에 속발해서 나타나는 속발성 아밀로이드증이 있다. 양쪽 모두에게서 아밀로이드신장증이 나타난다(**그림 8-2**). 침착된 아밀로이드는 Congo red 염색을 하여 광학현미경을 통해 보면 적색의 무구조 침착물로 보인다.

3) 증상

전신아밀로이드증에서는 아밀로이드의 침착부위나 정도에 따라 **표 8-4**와 같이 증상이 다르다.

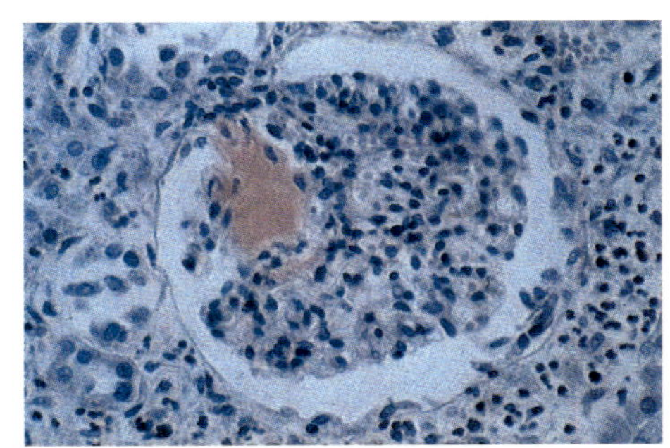

(58세 남성의 신장생검 광학현미경 Congo red 염색소견)

[그림 8-2] 다발골수종 및 아밀로이드신장증

4) 치료 및 간호

아밀로이드증의 치료로는 전구단백질의 생산과 아밀로이드단백질의 침착을 억제하는 근본적 치료와 아밀로이드단백질 침착으로 발생한 장기장애에 대한 대증요법을 시행한다.

심장병변이나 아밀로이드 신장증이 발병했을 때의 예후는 일반적으로 좋지 않지만, 최근 근본적 치료가 향상되어 예후가 개선되고 있다.

<table>
<tr><th></th><th colspan="2">병태</th><th>전구단백질</th><th>아밀로이드 단백질</th><th>특징</th></tr>
<tr><td rowspan="4">비유전성</td><td colspan="2">AL 아밀로이드증</td><td>면역글로불린 L사슬(이상 형질세포로부터 생산)</td><td>AL</td><td>• 다발골수종(MM)이나 원발성마크로글로불린혈증과 함께 발병하는 것을 면역글로불린성이라고 부르며, 이것들을 동반하지 않는 경우는 원발성이라고 부른다.
• 심장, 소화관, 간, 신장, 신경 등 여러 장기에 침착한다.
• 근본적인 치료로서 자가말초혈줄기세포 이식이나 화학요법을 실시한다.</td></tr>
<tr><td colspan="2">AA 아밀로이드증</td><td>혈청 아밀로이드 A</td><td>AA</td><td>• 만성 염증질환(대부분은 류마티스관절염[RA])에 동반하여 발병한다.
• 기저질환의 치료에 의한 염증의 억제가 치료의 기본이 된다.</td></tr>
<tr><td colspan="2">투석 아밀로이드증</td><td>β_2 - 미크로글로불린 (β_2MG)</td><td>Aβ_2M</td><td>• 장기 투석환자에서 볼 수 있는 대표적인 투석 합병증으로 주로 관절부위에 침착하며, 손목관절의 침착에 의한 손목굴증후군/수근관증후군의 빈도가 높다.
• 투석요법에 대한 궁리(β_2MG흡착)가 예방이나 진행 방지에 효과가 있다.
• 뼈관절통증에 대해 진통제를 투여하거나 정형외과적 치료를 실시한다.</td></tr>
<tr><td colspan="2">노인성 전신 아밀로이드증(SSA : senile systemic amyloidosis)</td><td>트랜스티레틴(정상형)</td><td>ATTR</td><td>• 60대 후반의 남성에게서 많이 볼 수 있으며, 심장, 폐, 신장, 전신의 미세혈관에 침착한다.
• 심장병변에 의한 심장기능상실이나 부정맥의 치료가 중심이 된다.</td></tr>
<tr><td rowspan="4">유전성 (가족성)</td><td rowspan="4">가족성 아밀로이드 뉴로파치(FAP)</td><td>I형</td><td rowspan="2">트랜스티레틴(변이형)</td><td rowspan="2">ATTR</td><td rowspan="4">• 대부분은 상염색체 우성유전이지만, 단독으로 발병하는 경우도 있는데, 말초신경, 자율신경, 눈, 심장, 소화관, 신장에 침착한다.
• 근본적 치료로서 간이식을 실시하는 경우가 있다.</td></tr>
<tr><td>II형</td></tr>
<tr><td>III형</td><td>아포지질단백 AI(변이형)</td><td>AApoAI</td></tr>
<tr><td>IV형</td><td>겔조린(변이형)</td><td>AGel</td></tr>
</table>

[표 8-3] 대표적인 전신아밀로이드증

심장병변 (심장 아밀로이드증)	• 심전도 장애(심전도 이상) • 심부전 • 심장 비대
신경계 병변	• 다발신경염 • 자율신경장애
간병변 (간 아밀로이드증)	• 간비대 • 간기능 장애
아밀로이드 신장증 (신장성 아밀로이드증)	• 주로 사구체나 혈관벽에 아밀로이드가 침착한다. ※ 증상 : 단백뇨, 부종 등이 나타나며, 신증후군을 나타내기도 한다. 진행되면 신부전으로 이행한다.
소화관 병변	• 설사 • 변비 • 소화불량
기타 증상	거대혀, 갑상선종, 수근관증후군, 종아리 부종 등

[표 8-4] **전신아밀로이드증의 주된 증상**

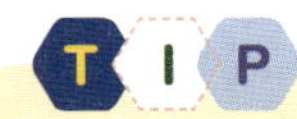

아밀로이드단백질의 병리소견

아밀로이드단백질은 병리조직학적으로 특징적인 소견을 나타낸다.

전신아밀로이드증의 확정진단을 위해서는 소화관, 피부나 복벽지방 등에서 생검을 실시한다. 아밀로이드증의 원인이 되는 전구단백질을 분류하기 위해, 항체를 이용한 면역염색도 실시된다.

① 광학현미경에 의한 관찰

• HE 염색 : 분홍색으로 무구조로 균일하게 염색된다.

• Congo red 염색 : 누런빛을 띤 짙은 붉은색으로 염색된다.

② 편광현미경에 의한 관찰

• Congo red 염색 : 녹색의 이중굴절을 나타낸다.

③ 전자현미경에 의한 관찰

가는 섬유구조가 뒤섞여서 보인다.

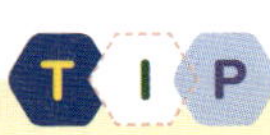

Congo red 염색

아밀로이드신장증의 확정진단을 위해 신장생검을 실시한다.

광학현미경 소견에서는, 사구체나 혈관벽에 Congo red 염색을 하면 누런빛을 띤 짙은 붉은색으로 염색되며 아밀로이드단백질의 침착이 보인다.

편광현미경 관찰에서는, 아밀로이드단백질의 침착이 녹색의 이중굴절을 나타낸다.

5 골수종 신장 Myeloma kidney

1) 개념

골수종 신장은 다발골수종(MM)에 동반하는 신장장애의 하나로, 이상 형질세포가 생산하는 면역글로불린의 L사슬인 Bence Jones 단백질(BJP)에 의해 요세관장애를 초래하는 질환이다. 골수종 신장으로 인해 Fanconi 증후군이나 요세관성 산증이 유발되는 경우가 있다.

2) 다발골수종

(1) 개념

다발골수종(MM)이란 골수에서 이상 형질세포가 증식하는 B세포 종양으로, 이상 형질세포는 단일클론성의 면역글로불린(M단백질)을 대량으로 생산해, M단백질혈증, 골융해나 골수기능저하 등을 일으킨다.

소변소견에서는 단클론성 면역글로불린의 L사슬인 Bence Jones단백질(BJP)이 보인다.

MM에서는 골수종 신장(BJP에 의한 요세관장애)이나 다양한 신장장애를 일으켜 진단 시 약 1/3에서 신장기능 저하가 존재한다.

(2) 증상

① 압박골절 등의 뼈병변
② 빈혈
③ M단백질혈증, 고칼슘혈증(신장기능감소의 가장 흔한 원인), 고요산혈증
④ 소변 속에 Bence Jones 단백질(BJP)
⑤ 다발골수종에 동반되는 신장장애
- 골수종 신장
- AL 아밀로이드증의 합병에 의한 아밀로이드 신장증
- 고칼슘혈증이나 고요산혈증에 의한 신장장애

3) 치료 및 간호

골수종 신장의 치료는 MM에 대한 치료(화학요법, 조혈모세포이식 등)를 기본으로 하며, 대증요법으로 탈수의 개선, 이뇨제 등에 의한 소변량의 증가, 소변의 알칼리화(원주형성 억제) 등을 실시한다.

6 간염바이러스 관련 신장증

B형간염바이러스(HBV)나 C형간염바이러스(HCV)의 관여로 발병하는 사구체장애를 각각 HBV 관련 신장증, HCV 관련 신장증이라고 한다. 이들은 원인 항원이 밝혀진 대표적인 사구체장애로, 간염바이러스에 대한 치료(항바이러스제나 인터페론 등)에 의해 신장증상이 개선된다.

1. HBV 관련 신장병증 Hepatitis B virus-associated nephropathy

1) 개념

HBV 감염에 의해 일어나는 신장장애를 HBV 관련 신장병증(HBV 관련 사구체신염)이라고 하며, 특히 소아에서는, 막성 신병증(MN)을 나타내는 경우가 많다.

HBV를 항원으로 해서(특히 HBe 항원의 관여가 중요), 그에 대한 면역복합체(IC)에 의해 사구체장애를 일으킨다.

MN 이외에, 성인에서는 막증식사구체신염(MPGN) I형 등이 나타나기도 한다.

VIII

2) 임상소견

① 혈액소견

- HBs 항원, IgG형 HBc 항체 양성
- 높은 IC수치를 나타내는 경우가 많다.
- 보체 활성은 정상

② 소변소견

- 단백뇨 → 신증후군(고혈압과 신부전은 드물다)
- 현미경적 혈뇨

③ 병리소견

막성 신병증(MN)을 나타내는 경우가 많다. 형광항체법에서 IgG나 C3 등과 마찬가지로 HBV 항원(HBe 항원 등)의 모세혈관벽 침착이 보인다.

3) 치료 및 간호

인터페론이나 핵산 아날로그제제(lamivudine) 등을 투여하여 단백뇨를 감소시키고 신장기능을 안정화시킨다.

2. HCV 관련 신장병증 Hepatitis C virus-associated nephropathy

1) 개념

HCV 감염으로 인해 유발되는 신장장애를 HCV 관련 신장병증(HCV 관련 사구체신염)이라고 하며, 막증식사구체신염(MPGN) I형을 나타내는 경우가 많다.

HCV를 항원으로 해서 그에 대한 면역복합체(IC)에 의해 사구체장애를 초래한다.

MPGN 외에, MN이나 면역글로불린A신병증 등을 나타내는 경우가 있다.

2) 임상소견

① 혈액소견

- HCV 항체, HCV-RNA
- 한랭글로불린혈증
- 저보체혈증
- 류마티스 인자

(한랭글로불린혈증, 저보체혈증, 류마티스 인자: 70%의 증례에서 볼 수 있다.)

② 소변소견

- 단백뇨 → 신증후군
- 현미경적 혈뇨

③ 병리소견

막증식사구체신염(MPGN) I형을 나타내는 경우가 많다. 전자현미경에서 관상구조를 나타내는 한랭글로불린의 침착이 나타나는 경우가 있다.

3) 치료 및 간호

인터페론의 투여 및 증례에 따른 리바비린의 병용, 스테로이드나 면역억제제의 사용, 혈장교환요법 등을 실시한다.

약인성 신장장애 Drug-induced renal dysfunction

신장은 중요한 약제배설 경로이며 혈류량이 많고 요농축에 의해 요세관강 내의 약제 농도가 상승한다는 점에서 약제로 인해 장애를 받기 쉽다.

신장장애를 일으키는 대부분의 약제는 항균제, NSAIDs(비스테로이드성 항염증제), 항종양제, 조영제이다(**표 8-5**).

투약 개시 후에 신장기능저하나 소변에서 이상소견이 나타났을 경우, 약인성 신장장애를 의심해야 한다. 따라서 각 약제로 인해 예측되는 신장장애의 병태나 경과를 알아 두어야 한다.

<table>
<tr><th></th><th colspan="2">병태</th><th>원인이 되는 대표적인 약제</th></tr>
<tr><td>급성요세관 괴사(ATN)</td><td colspan="2">용량의존성으로 발생하는 요세관장애로, 급성 신부전을 나타내는 경우가 많다.</td><td>• 아미노글리코사이드계 항균제
• 암포테리신B(항진균제)
• 시스플라틴(항종양제)
• 조영제</td></tr>
<tr><td>급성 요세관간질 신장염</td><td colspan="2">알레르기반응에 의한 장애로, 소량만 투여해도 발생한다(용량비의존성).</td><td>• 페니실린계 항균제
• NSAIDs
• 반코마이신</td></tr>
<tr><td>만성 요세관간질 신장염</td><td colspan="2">만성으로 경과해 간질의 섬유화를 초래한다.</td><td>• 시클로스포린(면역억제제)
• 한방약에 함유되는 아리스트로키아산</td></tr>
<tr><td>신전성 신부전
(신장혈류저하)</td><td colspan="2">신장에서의 혈관수축과 확장의 균형 장애로 인해 발생한다.</td><td>• NSAIDs
• ACE 저해제, ARB(혈압강하제)
• 조영제</td></tr>
<tr><td rowspan="3">사구체장애</td><td rowspan="3">어떤 면역기전에 의해 사구체장애가 발생한다.</td><td>최소변화신장병증
(MCNS)</td><td>• NSAIDs, IFN-α, rifampin, ampicillin</td></tr>
<tr><td>막성 신병증(MN)</td><td>• 페니실라민, 금제제(항류마티스제)</td></tr>
<tr><td>초승달사구체신염</td><td>• 프로필티오우라실(항갑상선제)</td></tr>
<tr><td>폐쇄성 신장병증</td><td colspan="2">약제가 결정화되어 요세관강을 폐쇄한다.</td><td>• 아시클로버(항바이러스제)</td></tr>
<tr><td>혈관장애</td><td colspan="2">약제가 혈관내피세포를 손상시켜, HUS나 TTP가 발생한다.</td><td>• 마이토마이신C, 시스플라틴(항종양제)
• 시클로스포린(면역억제제)</td></tr>
<tr><td rowspan="3">요세관기능이상</td><td rowspan="3">약제가 요세관의 기능장애를 초래한 결과, 수분·전해질 이상이 발생한다.</td><td>요세관성 산증</td><td>• 암포테리신B(항진균제)</td></tr>
<tr><td>Fanconi 증후군</td><td>• 변성된(기한이 지난) 테트라사이클린계 항균제
• 아미노글리코시드계 항균제</td></tr>
<tr><td>요붕증</td><td>• 탄산리튬(기분안정제)</td></tr>
</table>

[표 8-5] 약인성 신장장애의 종류

1) 위험인자

약인성 신장장애를 일으키는 위험인자(risk factor)로는 다음과 같은 것이 있다.

- 선행하는 신장장애(신장기능저하)
- 고령
- 당뇨병
- 다발골수종(MM)
- 기타 신장장애 물질, 유사한 약의 병용
- 약인성 알레르기의 과거병력
- 울혈성 심부전 } 순환혈장량의 저하
- 탈수 }

이와 같은 위험인자를 지닌 환자에게 약제를 투여할 때는 특별히 주의가 필요하다.

2) 검사 및 치료

일반적으로 신장기능검사를 실시하는 것 외에 상황에 따라 신장생검을 고려한다.

치료로는 제1원인으로 의심되는 약제를 중지하고, 적절한 수액 등으로 탈수, 저혈압, 전해질 이상을 개선하고 소변량을 유지한다. 혈액정화요법이 필요한 경우도 있다.

급성 요세관간질 신장염에서는 혈중의 호산구나 IgE의 상승소견, 림프구 유약화시험, 칼륨 섬광조영술에 의한 평가가 유용하며, 치료에는 스테로이드제가 효과적이다.

3) 예방

약제 투여 시에는 약인성 신장장애나 그 외의 부작용을 예방하기 위해, 다음과 같이 대처한다. 신장장애가 적은 대체약을 사용하거나 정기적으로 신장기능을 검사하는 것도 예방이 된다.

① 약제 투여 전에 환자의 신장기능을 파악

혈청 Cr이나 Ccr, eGFR 등으로 신장기능을 평가한다. 혈청 Cr이 정상 범위라도 신장기능이 저하되는 경우(고령자 등)도 있기 때문에 주의해야 한다.

② 약제 투여량의 조절

신장기능저하가 나타났을 경우, 투여량을 감량하거나 투여횟수를 조절한다.

약제에 따라서는 혈중농도를 모니터하면서 투여량을 조절한다(치료약물 모니터링[TDM]).

③ 탈수의 보정, 충분한 소변량의 확보

투여 전부터 물을 많이 마시게 하고 수액을 투여해 탈수를 막고, 소변량을 확보해서 요중으로의 약물 배설을 유지한다.

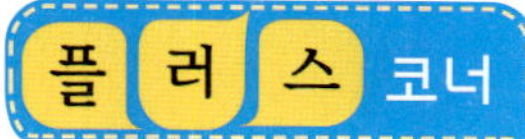

3. 조영제 신장병증

Contrast medium-induced nephropathy / Radiocontrast-induced nephropathy

CT나 혈관조영 등의 영상진단에서 널리 사용되는 요오드 조영제는 합병증으로 신장장애를 일으키는 경우가 있다. 요오드 조영제를 투여하고 1~2일 후 신장혈관의 수축에 의한 신장혈류 저하 및 요세관장애로 신장기능이 악화되어, 급성 신부전(BUN↑, 혈청 Cr↑, 소변량↓)을 일으킨다.

대부분은 대증요법으로 회복된다.

당뇨병이나 기존의 신장기능장애 등의 위험인자가 있는 경우, 신부전으로 진행되는 경우가 있으므로, 예방을 위해 검사 전부터 계속적으로 수액을 투여한다.

조영 MRI에서 이용되는 가돌리늄 조영제는 신장기능이 저하된 환자에게 투여하면, 신성/콩팥성 전신섬유증(NSF)을 일으킬 가능성이 있으므로 투여 시 주의한다.

VIII

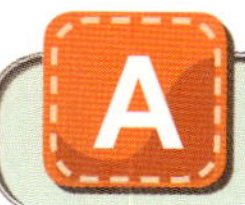

혈액 정화요법

A 투석요법

1. 투석요법의 목적

투석요법은 신장대체요법의 하나로서 급성 신부전이나 말기 신부전 환자에게 실시되는데, 반투막을 통해 환자의 혈액과 투석액을 접촉시켜 혈액으로부터 수분이나 나트륨 등의 과잉 물질을 제거하고 체내에 부족한 물질을 보충하여, 체액의 항상성을 유지하는 것을 목적으로 한다.

약물중독이나 용혈 등에 의해 체액 중에 원인 물질이 축적되었을 경우에도 이를 제거하기 위해 실시된다.

IX

2. 투석도입 원질환

우리나라 투석환자 수는 2008년 말 기준으로 혈액투석 3만 3427명, 복막투석 7840명이다.

2008년 새로 투석을 시작한 환자 중 65세 이상 투석환자의 원질환을 보면 47.4%가 당뇨병성 신병증이며 이어 고혈압 20.7%, 만성 사구체신염 8.8% 순이었다. 최근, 고령화에 따라 신장경화증이 증가경향을 나타내고 있으며 그 외에도 원질환에는 다발성 낭포신, 만성 신우신염, 급속 진행성 사구체신염, SLE 신장염 등이 있다.

3. 투석의 원리

투석에서는 반투막을 통해 혈액과 투석액 사이에서 발생하는 농도차에 의한 용질의 수동적 확산(diffusion)과 압력차에 의한 수분의 한외여과(ultrafiltration)의 두 가지의 원리를 이용한다.

확산에 의해 혈액에서 물질의 보충과 제거를 실시하고, 한외여과에 의해 혈액으로부터 수분과 나트륨을 제거한다. 한외여과에서는 반투막을 통과할 수 있는 소분자 용질도 수분과 함께 투석액으로 이동하기 때문에, 한외여과는 물질을 제거하는 데에도 기여한다고 할 수 있다.

1) 확산에 의한 물질의 보충과 제거

보충하고 싶은 물질의 농도는 높게 하고, 제거하고 싶은 물질의 농도는 낮게 해서 투석액을 조성한다.

반투막을 통해 투석액과 혈액을 접촉시키면 각 물질은 농도가 높은 쪽에서 낮은 쪽으로 이동하며(확산), 물질의 농도가 평형에 이르면 이동하지 않는다.

2) 초미세여과에 의한 수분 제거

(1) 기계적인 압을 이용하는 방법

기계적으로 혈액과 투석액에 압교차를 발생시킴으로써, 투석막의 작은 구멍보다 작은 물질이 수분과 함께 혈액으로부터 이동하게 한다.

(2) 삼투압을 이용하는 방법

삼투압이 높은(용질농도가 높다) 투석액과 혈액을 반투막을 통해 접촉시키면, 혈액이 여과되며 투석액 쪽으로 수분이 이동한다.

4. 투석의 종류

투석요법은 크게 나누어 혈액투석과 복막투석의 두 가지가 있다. 각각 장단점이 있으므로 환자의 병태나 생활습관을 고려해 선택한다.

혈액투석은 큰 치료를 며칠에 한 번 실시하는 방법으로, 한 번 시행할 때의 속박시간이 길어 신체에 부담을 준다. 한편, 복막투석은 한 번 시행할 때의 속박시간이 짧아 신체에 주는 부담은 적은 대신 자주 실시해야 한다.

1) 혈액투석

혈액투석은 혈액을 체외에서 순환시켜 투석기를 이용해서 투석을 실시하는 방법이다. 투석기 내에서 관 모양의 반투막에 혈액을 흘려 넣어, 주위를 흐르는 투석액과의 사이에서 투석을 실시하는 방법이다. 혈액투석은 분자량이 작은 물질의 제거 효율은 높지만, 분자량이 큰 물질의 제거는 어렵다.

일반적으로는 주 3회 통원해 1회당 약 4시간의 투석을 실시한다. 1회의 투석에 필요한 속박시간은 길지만 투석이 없는 날은 거의 평소와 같은 생활을 할 수 있다.

(1) 혈액투석의 합병증

체액의 조성이 급격하게 변화하기 때문에, 투석 중이나 투석 직후에 합병증이 발생하기 쉽다.

① 불균형 증후군

첫 회의 투석 시나 급속하게 투석을 실시했을 때 일어나기 쉬운데, 소분자를 급격하게 제거함으로써 혈장삼투압이 낮아져, 수분이 뇌세포 내로 이동해 뇌부종 증상이 나타난다.

투석을 천천히 실시하고 농도가 진한 글루코오스, 만니톨 등의 삼투압물질을 첨가해 투여함으로써 예방할 수 있다.

② **저혈압**

특히 당뇨환자에서 투석 시 수분제거량이 많아서 발생하는데 투석목표체중(dry-weight)을 적절히 설정해, 투석과 투석 사이의 체중증가를 적게 함으로써 예방할 수 있다.

이 외에도 혈액내 전해질의 급격한 변화에 따라 부정맥, 전신피로감, 근경련 등이 발생할 수 있다.

	혈액투석(HD)	복막투석(PD)
원리	환자의 혈액을 체외로 꺼내(탈혈), 투석기 안에서 투석을 실시해, 체내로 되돌린다(반혈).	환자의 복강 내에 투석액을 주입하여, 복막을 반투막으로 이용해 체내에서 투석을 실시한다.
시행방법	• **의료기관**에서 의료종사자에 의해 시행된다. • 1회 4시간 정도의 투석을 1주일에 2~3회 실시한다.	• **집**에서 환자 자신이 시행하기 때문에, 엄밀한 자기관리가 필요하다. • 투석은 체내에서 상시 행해지므로, 매일 몇 차례씩 투석액을 교환한다. (4 ~ 5회/day)
투석효율	**높다.**	낮다.
전신의 영향	투석 전후에 체액조성의 변동이 크고, 심혈관계나 신장기능에 부담을 주기 때문에 잔존 신장기능의 저하가 빠르다.	투석 전후에 체액조성의 변동이 작고, 신체에 주는 부담이 적어 **잔존 신장기능도 비교적 오래 유지된다.**
식사제한	엄격하다.	혈액투석보다는 유연하다.
지속 가능기간	반영구적	복막이 약해지기 때문에, 치료기간은 5~8년이 한도

[표 9-1] 혈액투석과 복막투석

2) 복막투석

복강 내에 투석액을 주입해, 복막을 반투막으로 이용해서 투석을 하는 방법이다. 투석액 속의 글루코오스가 삼투압을 만들어 수분이 이동한다.

보통, 20~30분의 투석액 교환을 1일 4회씩, 매일 실시한다. 투석액을 주입하고 나서 배액할 때까지 항상 투석이 이루어지고 있다.

통원 부담이 적고(검사를 위해서 월 1~2회 통원), 사회활동을 할 수 있다.

복막투석에서는 낮 동안에 투석액을 교환하지 않는 대신, 야간 취침 중에 기계를 이용해 자동적으로 투석액 교환을 실시하는 방법도 있다(Automated peritoneal dialysis : APD).

(1) 복막투석의 원리

복강 내 카테터 유치술을 시행해, 그곳으로부터 투석액의 주액 · 배액을 실시한다.

복막투석은 혈액투석에 비해 1회의 투석효율은 떨어지지만 혈액투석에 비해 환자의 염분 및 수분의 섭취가 더 자유롭고 자율적인 치료가 가능한다. 또한 단백질(주로 알부민)이 누출되어 저단백혈증이 되기도 한다.

(2) 복막투석의 합병증

복막을 투석막으로 이용하기 때문에, 복막 자체에 중대한 합병증이 발생하기 쉽다.

그 외, 저단백혈증이나 투석액 속의 글루코오스가 혈중으로 확산되어 고혈당 · 비만 등이 합병되는 경우가 있다.

① 감염증(복막염, 카테터 출구 부분 · 피하터널 감염)

카테터나 출구 부분으로부터 세균이 침입하여 발생한다. 복강 내의 투석액은 최적 온도에서 글루코오스를 많이 함유하기 때문에, 세균이 번식하기 쉽다.

수기를 실시할 때에는 무균적 조작을 함으로써 예방할 수 있다.

감염증이 발병한 경우는 항균제를 투여하고 카테터를 제거한다.

복막투석 중지의 원인으로서 가장 많은 것은 복막염이다.

② 피낭성 복막경화증(EPS)

복막이 미만성으로 비후되고 장관에 유착되어 연동운동이 장애를 받아 구역질 · 구토, 복통 등의 창자막힘증상을 나타내는 비가역성 합병증이다.

장기간에 걸친 복막투석, 복막염, 고농도의 글루코오스 투석액 등이 복막비후의 원인이 된다.

8년 이상 장기투석하는 경우 발생률이 높아지기 때문에 증상이 나타나기 전에 복막투석을 종료하고 혈액투석으로 이행할 필요가 있다.

5. 투석요법의 관리

투석은 신장기능의 완전한 대용은 되지 못하기 때문에 식이요법이나 약제투여, 합병증에 대한 주의가 필요하다.

1) 식이요법

투석으로 인해 요소 등의 노폐물이 제거되기 때문에, 엄격한 단백질의 섭취제한이 필요하지 않게 되므로 단백질 섭취는 약간만 제한한다(0.8~1.0g/kg/day). 신장기능이 다시 저하됨으로써 점차 소변량이 감소하기 때문에, 수분과 인(P)이 추가로 제한된다. 염분 섭취량이 많아지면, 고혈압이나 울혈성 심부전을 일으키기 때문에 특히 주의가 필요하다.

2) 금기 약제

투석환자에게 신장배설형의 약제를 투여하면, 약제가 배설되지 않고 체내에 축적되기 때문에 투여량의 감량이나 투여 회수의 조절이 필요하다. **표 9-2**에 투약금기 약제를 제시하였다.

일반명	부작용
스크랄페이트 (위점막보호제)	• 알루미늄뇌증(치매 등) • 알루미늄 골증(골연화증 등)
시벤졸린호박산염 (항부정맥제)	• 의식장애가 따르는 저혈당
아만다딘염산염* (파킨슨병 치료제)	• 의식장애 • 정신증상 • 경련

* 항인플루엔자제로 이용된다.
※ 간에서 대사되어 담즙 속으로 배설되는 간배설형 약제는 보통 양을투여할 수 있다.

[표 9-2] 주요 금기 약제

3) 합병증

투석요법은 신장기능의 완전한 대용은 되지 않는다. 따라서 장기적으로 실시했을 경우 여러 가지 합병증이 발생한다. 투석의 합병증은 투석 자체에 의해서 발생하는 것과 신부전의 진행으로 인해 발생하는 것이 있다(**표 9-3**).

(1) 투석 아밀로이드증

투석으로 충분히 제거되지 않는 β_2-마이크로글로불린(β_2MG)이 아밀로이드단백으로 변성되어 전신에 침착함으로써 발생한다.

주로 뼈나 관절에 침착해, 수근관증후군이나 골낭포, 용수철손가락(spring finger), 파괴성 척추관절증 등이 발생한다.

치료는 골관절통에 대해 비스테로이드성 항염증제(NSAIDs)나 스테로이드제를 투여하거나 또는 수근관/손목굴증후군에 대해 정형외과적 수술(수근관개방술 등) 등을 실시한다.

β_2MG의 제거에 유효한 투석막의 사용이나 혈액투석여과(HDF)로의 변경, 혈액흡착법에 의한 β_2MG 제거가 예방이나 치료로 이어진다.

신장성 빈혈	주로 에리트로포에틴(EPO)의 분비저하로 발생한다. 거의 모든 투석환자에서 볼 수 있다.
만성 신장질환에 동반되는 뼈 미네랄대사이상 (CKD – MBD*)	활성화 비타민 D_3↓, 혈청 Ca농도↓, 혈청 P농도↑, 이차성 부갑상선기능항진증 등으로 뼈병변이나 이소성 석회화가 발생한다.
심혈관계 질환	신부전에 의한 고혈압이나 CKD–MBD 등이 동맥경화를 촉진시켜 심혈관계 질환을 초래한다. 유지 투석환자의 사망원인으로 가장 많다.
후천성 낭포신장 /주머니콩팥	신부전에서는 경과와 함께 위축된 신장에 낭포(주머니)가 다발하게 되지만, 낭포 자체는 경과 관찰만 해도 된다. 낭포에는 신장세포암이 발생하는 경우가 있기 때문에, 정기적인 영상검사를 실시할 필요가 있다.
투석 아밀로이드증	β_2–마이크로글로불린을 주요 성분으로 하는 아밀로이드섬유가 뼈나 윤활막 등에 침착해서 수근관증후군 등을 유발한다.

* CKD – MBD : chronic kidney disease – mineral and bone disorder

[표 9-3] **투석요법의 합병증**

IX

B 특수한 혈액정화요법

특수한 혈액정화요법으로서 apheresis(제거요법)가 있는데, 이것은 혈장교환요법과 흡착식 혈액정화요법으로 크게 나뉜다.

1. 성분채집술 Apheresis

성분채집술(apheresis)은 체외순환에 의해 혈액 중에서 병의 원인으로 여겨지는 체액성 인자(항체나 염증성 cytokine 등)나 세포(림프구나 과립구 등)를 제거해, 병태를 개선하는 치료법이다.

① 혈장교환요법 (표 9-4)

병인물질을 여과해 제거하는 방법으로, 병인물질을 함유한 혈장성분을 폐기하기 때문에 여러 가지 물질의 제거가 가능하지만, 혈장을 보충해야 하기 때문에 비용의 상승이나 보충 혈장에 의한 감염의 위험이 있다.

	단순 혈장교환법(PE)	이중막 여과 혈장교환법(DFPP)
방법	혈구가 통과하지 못하는 크기의 구멍을 가진 막으로, 병인물질을 함유한 혈장 성분을 여과하며(혈장분리), 대신에 정상적인 혈장을 되돌리는 방법	혈장분리 후 분리된 혈장을, 병인물질은 통과하지 못하고 알부민 등은 통과할 수 있는 막으로 다시 여과하여, 체내로 되돌리는 방법
제거되는 물질	혈장 내에 함유되어 있는 병인물질이 모두 제거 · 면역글로불린(Ig) · 혼수 유발 물질 · 용혈 후의 헤모글로빈	혈장 내에 함유되어 있는 분자량이 큰 물질이 모두 제거 · 면역글로불린(Ig)

[표 9-4] 혈장교환요법

② **흡착식 혈액정화요법 (표 9-5)**

병인물질을 흡착해 제거하는 방법이다. 보다 선택적인 물질제거가 가능하여 보충액은 필요 없지만 수분 제거나 전해질 조절은 할 수 없다.

	혈액흡착법(HA)	혈장흡착법(PA)	혈구성분 제거요법
방법	혈액으로부터 병인물질을 흡착해 제거하고, 제거 후의 혈액을 체내로 되돌리는 방법	혈장분리 후, 분리된 혈장 속의 병인물질을 흡착해 없애고, 제거 후의 혈장을 체내로 되돌리는 방법	혈액으로부터 병인이 되고 있는 혈구성분을 흡착해 없애고, 제거 후의 혈액을 체내로 되돌리는 방법
제거되는 물질	혈장 내에서 제거하고 싶은 물질 · 엔도톡신 · β_2MG · 약물 등	혈장 내에서 제거 하고 싶은 물질 · 면역글로불린 · LDL 콜레스테롤 등	혈액 내의 혈구성분 · 백혈구 · 과립구 등

[표 9-5] **흡착식 혈액정화요법**

IX

X 신장이식

1. 신장이식과 투석

말기 신부전(ESRD)에 대해서 행해지는 신장대체요법에는 투석요법과 신장이식이 있다.

신장이식은 말기 신부전의 가장 이상적이며 완전치유적 치료로 신장기능을 회복할 수 있다. 또한 투석요법에 비해 여러 가지 장점이 있지만, 우리나라에서는 제공자(doner)의 부족으로 이식을 하지 못하고 투석요법을 선택해야만 하는 말기 신부전 환자가 대부분이다(**표 10-1**).

신장이식	투석요법
• 정상인과 동등한 사회복귀나 출산도 가능하며, 삶의 질이 개선된다. • 10년 생존율은 약 90%로 높다. • 이식한 신장의 기능이 저하된 경우, 재이식 또는 투석이 필요하다. • 대기 기간이 길고, 빨리 치료를 실시할 수 없는 경우도 많다.	• 어느 정도의 시간의 구속이나 식사 제한 등이 있으며, 삶의 질이 낮다. • 10년 생존율은 약 35%로 낮다. • 대기하지 않고 치료를 받을 수 있다.

[표 10-1] 신장이식과 투석요법의 비교

2. 생체 신장이식과 사체 신장이식

신장이식은 생체 신장이식과 사체(뇌사, 심장정지) 신장이식으로 나뉜다.

우리나라에서는 서양에 비해 사체 신장이식이 적은데 그 이유로는 장기제공 의사표시 카드의 보급률이 낮은 점과 일반사회에서 제공자에 대한 인식이 낮은 점 등을 들 수 있다.

생체 신장이식은 친족 등의 건강한 제공자로부터 신장을 이식받는 것으로, 조혈시간이 짧기 때문에 수술 후 신속하게 이뇨할 수 있게 된다. 생착율이 높고 양호한 신장기능을 기대할 수 있다.

사체 신장이식은 뇌사 또는 심장정지 제공자로부터 신장을 이식받는 것으로, 조혈시간이 길기 때문에 조직장애의 진행에 의해 이식신장에 요세관 괴사가 일어나는 경우가 있어, 이식 후 일시적으로 투석이 필요한 경우가 있다(2주일 전후). 또한, 생체 신장이식에 비해 생착율이 낮다.

3. 신장이식의 적응조건 (그림 10-1)

말기 신부전 환자가 신장이식의 적응이 된다. 수용자, 제공자에게는 각각 다음과 같은 적응조건이 있으며, 이 적응조건은 생체 신장이식과 사체 신장이식에서 약간의 차이가 있다.

생체 신장이식 제공자(donor)의 적응조건	조직적합성검사	생체 신장이식 수용자(recipient)의 적응조건
• 원칙적으로 친족으로 제한된다. • 양호한 신장기능 • 20~70세가 바람직하다. • 악성 종양, 이식에 의한 감염의 위험성(전신성 활동성 감염증, 단백뇨 등 일차성 신장질환이 있는 경우, HIV, HBV, HCV항체 양성, 일차성 뇌종양을 제외한 모든 종양 환자, Creutzfeldt – Jakob 병 등)이 있는 경우는 금기된다. • 혈액생화학 · 소변소견에서 기질적인 신장질환의 존재가 생각되는 경우는 적응을 신중하게 검토한다.	• 림프구 직접 교차시험 음성	• 이식수술을 실시할 수 있는 건강 상태와 연령(1~70세 정도) • 말기 신부전 환자(투석도입 기대 또는 유지투석 중) • 전신감염증, 활동성 간염, 악성 종양 등이 있는 경우는 금기이지만, 완치하면 적응이 된다. • 연령과 환자 상태에 따라 종합적으로 판단한다.

사체 신장이식 제공자의 적응조건	조직적합성검사	생체 신장이식 수용자(recipient)의 적응조건
• 본인의 의사표시(의사표시 카드 등) 또는 가족의 승낙(본인의 거부의지가 없는 경우에 한정한다) • 70세 이하가 바람직하다. • 금기되는 질환이나 검토가 필요한 증례는 생체신장이식 제공자와 같다.	• 림프구 직접 교차시험 음성 • ABO 혈액형 일치 및 적합	• 이식수술을 실시할 수 있는 건강 상태와 연령(1~70세 정도) • 말기 신부전 환자(유지투석 중) • 금기되는 질환, 검토가 필요한 증례는 생체 신장이식 수용자와 같다. • 연령과 환자 상태에 따라 종합적으로 판단한다.

[그림 10-1] 신장이식의 적응조건

1) 생체신장 제공자의 선정

환자와 혈액형이 같은 만 20세 이상 65세 이하의 양호한 신장기능을 가진 성인이 해당된다(단, 혈액형이 O형인 제공자는 모든 혈액형의 환자에게 제공할 수 있으며, 혈액형이 AB형인 환자는 모든 혈액형의 제공자로부터 신장을 제공받을 수 있다).

생체 신장 제공자에서 HLA typing을 하여 HLA 항원이 일부 일치하는 가족 구성원을 선택한다. HLA 항원의 종류는 HLA-A, -B, -DR 각 2개씩 총 6개의 항원으로 계산하여 6개의 항원이 모두 일치할 경우 5년 생존율이 증가하는 것으로 알려져 있다. 또한, 이식 전 신장동맥조영술을 반드시 시행해야 한다. 그 이유는 신장동맥이 여러 개이거나 비정상일 경우 수술과정이 어려워지고 이식신장의 허혈시간(ischemic time)이 길어지기 때문이다.

2) 사체 신장 제공자에 관한 장기이식법

사체 신장의 경우 4℃ UW(University of Wisconsin) 용액에 보존하여 수혜자에게 이식하게 된다. 사체 신장 제공자는 악성 종양, 간염바이러스, HIV가 없는 사람이 적합하다.

4. 조직적합성 검사

신장이식 전에는 조직적합성 검사를 하는데, 림프구 직접 교차시험은 반드시 음성이어야 한다 **(표 10-2)**.

수술 전의 면역억제요법이나 항체제거요법(apheresis)을 시행할 경우 생체 신장이식에서는 ABO 혈액형이 부적합해도 시행이 가능하다. 사체 신장이식의 경우, 일치하거나 적합(일치하지 않지만 수혈이 가능한 조합 : O → A, AB → B 등)하면 시행이 가능하다**(표 10-3)**.

림프구 직접 교차시험	ABO 혈액형	HLA의 일치 수
제공자의 T림프구에 대해서 수용자가 항체(항HLA 항체 등)를 갖고 있지 않은지 조사한다. 항체가 존재하는 경우(양성), 이식 후에 초급성 거부반응을 일으킬 위험이 있다.	ABO 혈액형의 일치를 조사한다. 이식신장의 혈관내피세포에도 혈액형 항원이 존재해, 부적합한 경우 거부반응이 일어날 가능성이 있다.	세포표면에 발현하고 있는 HLA의 유전자형이 일치하는 수를 조사한다. HLA의 불일치 수가 많을수록, 거부반응을 일으킬 가능성이 높아진다.

[표 10-2] **조직적합성 검사**

	수혈	생체 신장이식	사체 신장이식
일치	○	○	○
적합	○	○*	○*
부적합	×	○*	×

* 수술 전 치료에 의해 이식 가능

[표 10-3] **혈액형 부적합 이식의 가부**

5. 면역억제요법

신장이식에서는 거부반응을 일으키는 림프구(T세포, B세포)의 작용을 억제하기 위해서 수용자에 대한 면역억제요법을 실시한다**(표 10-4)**.

칼시뉴린 저해제, 대사길항제(퓨린 길항제), 스테로이드제의 병용이 중심이 되며, 수술 후에도 투여량을 줄이면서 장기투여가 필요하다.

최근에는 초기에 항CD25 항체(Basiliximab)의 투여를 실시하는 경우가 많다.

혈액형 부적합 신장이식에서는 수술 전에 항CD20 항체(rituximab)의 투여와 항체 제거 요법(혈장교환요법 등)을 추가로 실시한다.

거부반응이 일어난 경우에는 면역억제제를 증량하거나 추가한다.

X

	작용기전	일반명	주된 부작용		투여 시기
칼시뉴린 저해제	• T세포의 신호전달에 관여하는 칼시뉴린을 저해하고, IL-2 등의 사이토카인 생산을 억제한다.	• 타크로리무스(TAC) • 시클로스포린	신장 독성	• 면역저하 • 소화기증상(메스꺼움 · 구토) • 악성 종양	수술 전~수술 후에 병용한다. (장기투여 필요)
대사길항제 (퓨린 길항제)	• 세포의 핵산합성에 필요한 퓨린합성계를 저해한다.	• 아자티오푸린 • 미조리빈 • 미코페놀산 모페틸(MMF)(m/c)	골수 억제		
스테로이드제 (부신피질 스테로이드)	• 다양한 사이토카인의 생산을 억제함으로써 면역억제에 작용한다.	• 프레드니솔론(PSL) • 메틸프레드니솔론	• 면역저하 • 위궤양 • 내당능저하 • 골다공증		
항CD25항체	• 활성화 T세포의 IL-2수용체 α사슬(CD25)에 결합해 T세포를 억제한다.	• 바실릭시맙 (Basiliximab)	과민성 반응		이식 후 수일

[표 10-4] 주요 면역억제제

6. 신장이식 후의 관리 (그림 10-2)

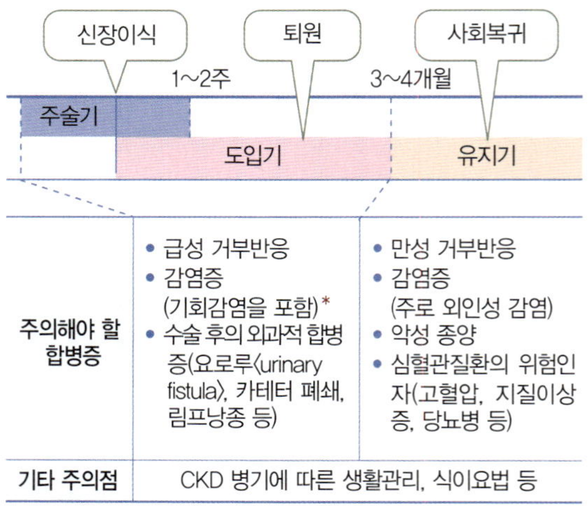

[그림 10-2] 신장이식 후 관리

신장이식을 한 후에는 합병증의 예방이나 치료, 신장기능을 관찰하기 위한 정기적인 외래검사가 필요하다.

합병증에는 거부반응 외에 면역억제제 부작용에 따르는 감염증이나 악성 종양 등이 있다. 만성 신장병(CKD) 환자의 경우 병기에 따른 생활관리나 식이요법을 실시하는 것도 중요하다.

이식신장이 효과적으로 기능하는 것은 평균 10~15년 정도라고 했지만, 최근 우리나라에서는 10년 생착율이 80~90% 정도로, 장기적 생착도 가능해지고 있다. 다만, 기능을 하지 못하게 된 경우에는, 투석요법이나 재이식이 필요하다.

장기적인 예후의 개선을 위해 이식 후의 적절한 관리가 중요하다.

플러스 코너

1. 이식신장 채취술과 신장이식술

제공자로부터 적출한 신장은 일반적으로 수용자의 장골와/엉덩뼈오목 후복막강/복막뒤공간에 이식한다. 기본적으로 수용자의 자가신장 적출은 실시하지 않지만, 악성 고혈압, 만성 신우신염/만성깔때기콩팥염, 역류성 신장증이 발생한 경우에는 적출한다.

이식신장 채취술

- 신장동맥은 이식에 필요한 길이로, 요관은 총장골동맥(온엉덩동맥) 교차부의 원위에서 절단한다.
- 생체 신장이식에서는 신장정맥이 긴 왼쪽 신장이 일반적으로 선택된다.

신장이식술

- 신장동맥은 내장골동맥(속엉덩동맥) 또는 외장골동맥(바깥엉덩동맥)과 연결하고, 신장정맥은 외장골정맥(바깥엉덩정맥)과 각각 연결한다.
- 요관은 혈관보다도 앞면을 통과시켜 방광에 연결한다.

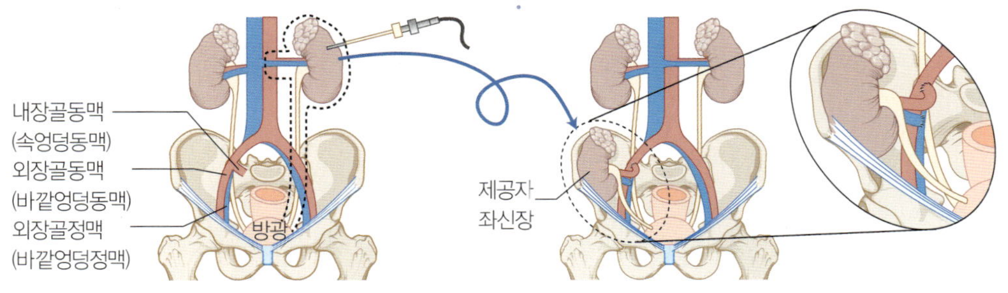

※ 최근 이식신장 채취술은 좀더 침범이 적고 회복이 빠른 복강경을 이용하는 경우가 많다.

[그림 A] 이식신장 채취술과 신장이식술

XI 요로결석

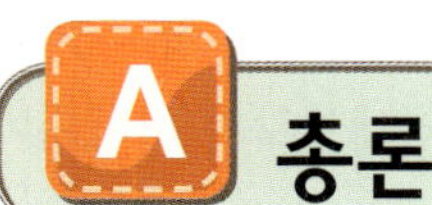

A 총론

소변 성분의 일부가 침전하고 결정화해서 요로 내(신장 · 요관 · 방광 · 요도)에서 비정상적으로 침착하고 커져 돌 모양으로 형성된 구조물을 요로결석이라고 한다. 30~50대에 호발하며 남성에게 많이 발생하는데, 일생에서 남성이 이환될 확률은 9%이다**(그림 11-1)**.

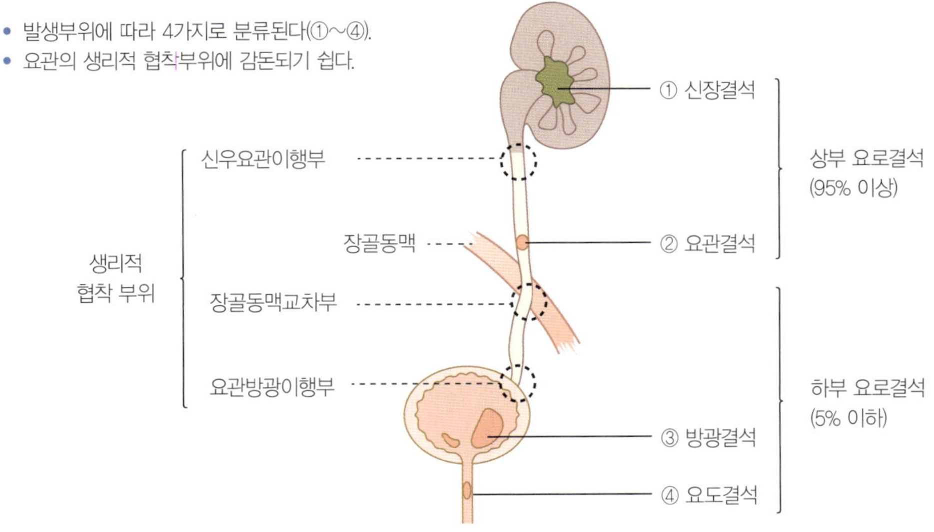

[그림 11-1] 신장결석·요로결석의 발생부위

1. 발생기전

우리 주변에서 흔히 볼 수 있는 돌은 규소가 주성분이지만 몸속에서 생성된 결석은 성분이 다르다. 대부분의 요로결석은 신장의 소변 성분에 의해 만들어진다.

신장의 수질/속질부분에서는 최고 약 1,500mOsm까지 소변의 농축이 이루어진다. 즉, 혈장의 약 5배까지 소변을 진하게 만들고 있는 것이다. 그와 같은 환경 속에서는 다양한 염류가 포화상태로 존재하고 있기 때문에, 어떤 결정이나 이물질이 핵이 되어(결정화) 결석이 형성되는 일이 쉽게 일어날 수 있다. 보통은 결정화를 막기 위한 억제인자가 작용하여 결정 형성을 막는 기전이 존재하고 있다. 따라서 요로결석이 생기는 사람은 그와 같은 결정 형성 억제인자가 저하되어 있거나, 또는 요중에 포화되어 있는 결정염을 더욱 과포화 상태에 이르게 하는 환경에 놓여 있는 것이다. 전자의 억제인자로는 피로인산염(pyrophosphate)이나, 인산염(phosphate), 구연산(citric acid), Mg 등을 들 수 있고, 후자인 과포화로 이끄는 환경인자로는 식이습관, 신장기능, 대사상태, 해부학적 이상 등을 들 수 있다.

2. 결석의 성분과 특징 (표 11-1)

인산칼슘(calcium phosphate), 수산칼슘(calcium oxalate)이 전체 결석(돌)의 약 80%의 성분을 차지한다. 나머지 결석의 성분으로는 칼슘을 포함하지 않은 인산마그네슘암모늄결석(magnesium ammonium phosphate stone), 요산결석(uric acid stone), 시스틴결석(cystine stone), 감염결석(infection stone) 등이 있다.

구연산이나 마그네슘은 칼슘 결석의 형성을 억제하는 작용이 있다. 또 구연산이나 탄산수소나트륨은 소변의 알칼리화 작용이 있어, 요산결석의 용해요법에 이용된다.

일반적으로 시스틴결석은 약물에 의한 용해요법을 실시한다고 하지만 실제의 임상 현장에서 용해효과가 적다. 앞서 말한 약제는 어디까지나 결석의 재발을 방지하기 위해 이용되는 경우가 많다.

이 외에 크산틴결석 등이 있는데, 시스틴결석, 요산결석, 크산틴결석은 X-선 사진에 거의 또는 전혀 찍히지 않기(X-선 투과성이 높다) 때문에 X-선 음성결석이라고 불린다. 그러나 CT에서는 모든 성분의 결석이 찍힌다.

결석의 성분	수산칼슘 (calcium oxalate)	인산칼슘 (calcium phosphate)	인산마그네슘암모늄 (magnesium ammonium phosphate : MAP)	요산 (uric acid)	시스틴 (cystine)
소변침전물 결정 (모식도)	➡ : 타원형 (일수화물) ⇨ : 정팔면체 (이수화물)	➡ : 침상 ⇨ : 판상 ※ 과립모양으로 침전된 것은 무정성 인산염이다.	관뚜껑모양	불규칙한 판상	육각형 (벤젠고리모양)
빈도	약 80%	단일 성분은 드물다.	10% 미만	10% 미만	1 ~ 2%
원인이 되는 소변의 변화	산성	알칼리성	알칼리성	산성	산성
	• 고칼슘뇨 • 고수산뇨	• 고칼슘뇨	–	• 고요산뇨	• 고시스틴뇨
연관 질환	• 부갑상선 기능항진증	• 요세관성 산증 I형 • 부갑상선 기능항진증 • 쿠싱증후군	• 요로감염증 (우레아제 생산균) • 여성의 발병률이 남성보다 훨씬 높다.	• 통풍	• 시스틴뇨증
원인 약제	• 부신피질 스테로이드 • 활성형 비타민 D_3 • 칼슘제제	• 아세타졸라미드 • 부신피질스테로이드 • 활성형 비타민 D_3	–	• 요산배설촉진제 • 고리이뇨제 • 티아자이드계 이뇨제	–
약물에 의한 용해요법	• 티아자이드계 이뇨제 • 구연산제제 • 탄산수소나트륨	• 티아자이드계 이뇨제	※ 결석 제거가 치료의 기본이다. 요로감염증에 대해서는 항균제를 투여한다.	• 구연산 제제 • 탄산수소 나트륨 • 요산생성 억제제	• 구연산 제제 • 탄산수소 나트륨 • 티오프로닌 • 페니실라민

[표 11-1] 결석의 성분과 특징

3. 증상

많이 나타나는 증상은 통증이다. 그러나 결석이 존재하는 부위에 따라 통증에도 상당한 차이가 있어 때로는 가볍게 나타나는 경우도 있다. 결석이 존재하는 부위와 증상의 관계로 살펴보면 다음과 같다.

- 신배/콩팥잔(renal calyx)결석
  증상이 가벼운 경우가 많다.
- 신우/콩팥깔때기(renal pelvis)결석
  신우 요관 이행부가 폐쇄되면, 측복부에 둔통이 나타난다. 신우신염을 일으키기 쉽다.
- 요관결석(상부)
  배부~측복부통이 나타나는데 복부로 퍼져 오심 · 구토를 동반하는 경우가 있다.
- 요관결석(하부)
  역시 측복부통이 있지만 남성의 경우는 서혜/샅굴를 따라 퍼져서 음낭까지 통증이 방사된다. 한편 여성의 경우는 통증이 음순까지 방사되는 경우가 있다. 방광에 가까워지면 빈뇨 등의 방광염 증상을 나타낸다.

타진 소견으로서 늑골척추각 압통(CVA tenderness)이 있다. 요관결석의 75%에서 이 압통이 양성이다.

그밖에 신장 이외의 증상을 동반하는 경우도 있다. 신장과 위가 동일한 감각신경의 지배를 받고 있기 때문에 요관 산통이 오심 · 구토를 동반하는 경우가 있어 위장관질환과의 감별이 필요하다.

4. 진단

모든 결석 환자에 대해서 소변검사와 요세관검사, 혈청생화학검사, 초음파검사 등을 실시한다.

결석의 원인으로는 칼슘결석(calcium stone)이 압도적으로 많기 때문에, 혈중과 요중 Ca^{2+} 수치를 조사해 두는 것도 중요하다. X-선 사진에서는 칼슘결석(calcium stone)은 찍히지만, 요산결석(uric acid stone), 시스틴결석(cystine stone)(이것은 CT로 확인한다)은 찍히지 않기 때문에 효과가 없다. 이렇게 X-선 사진에 찍히지 않는 negative stone은 전체의 10~20% 정도 존재하는데, 이 경우에는 다시 초음파, 배설요로조영술, CT 등을 시행해서 결석을 발견하도록 해야 한다.

5. 요로결석의 형성원인 (그림 11-2)

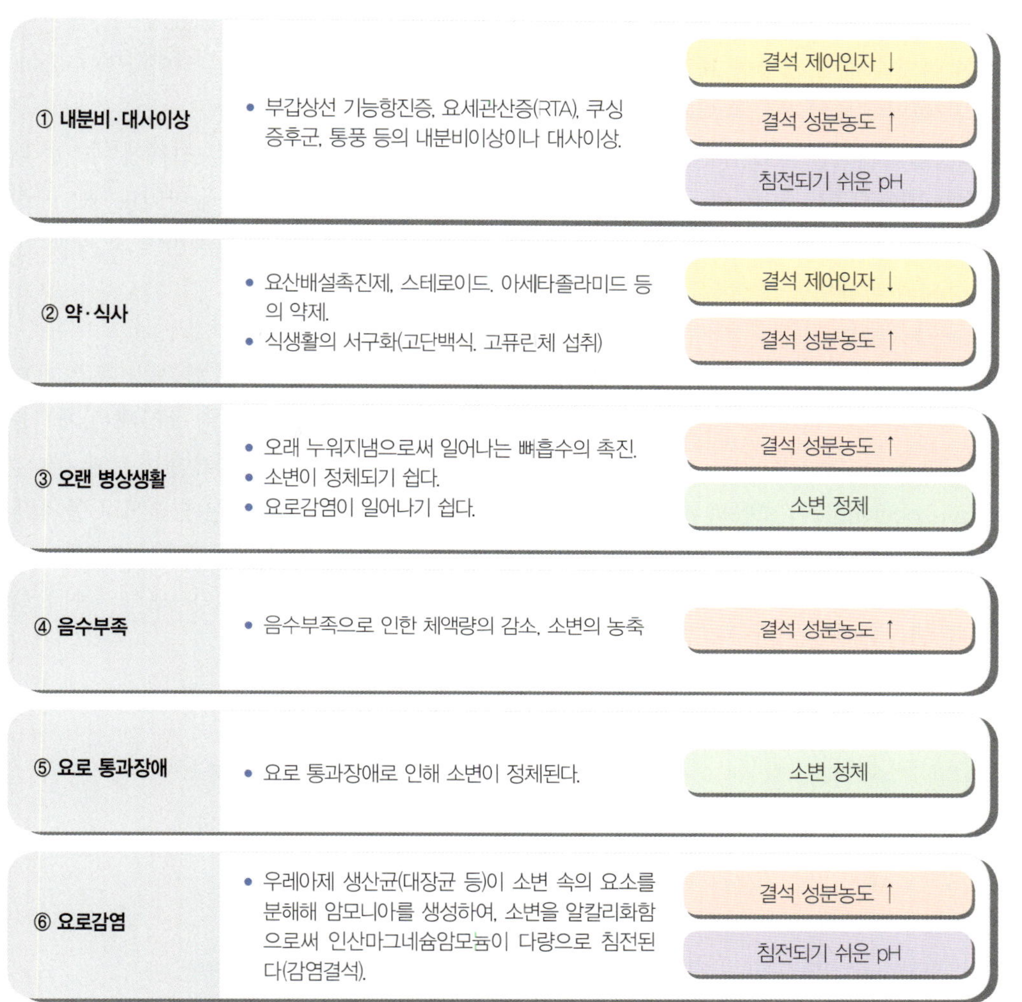

[그림 11-2] 요로결석의 형성원인

6. 치료

기본적으로 물을 많이 마시게 하고 운동하게 함으로써 자연적으로 배출되게 한다. 작은 결석이라면 이렇게 해서 상당한 효과를 볼 수 있다. 그러나 지름 1cm 이상의 결석이라면 수술이 필요하다. 여기에서는 결석의 외과적 치료방법에 대해서 살펴보기로 하겠다.

체외충격파쇄석술(ESWL : extracorporeal shock wave lithotripsy)은 신체에 메스를 대는 일 없이, 비침습적(noninvasive)으로 치료할 수 있는 방법이다. 이 장치의 아이디어는 군사용 잠수함의 충격파포로 사용하기 위해 개발된 것이다. ESWL은 초음파를 사용하여 그 파를 한 점에 집중시켜 파쇄력을 발생시킨다.

환자는 **그림 11-3**에 있는 것처럼 수조 위 둥글게 구멍을 낸 곳에 허리를 담근다. 초음파 단층도를 두 방향에서 실시하여 결석이 존재하는 위치를 확인하고 그곳이 구의 중심에 일치하도록 위치를 맞춘다. 그 다음에는 구 내면에 빽빽하게 깔린 piezoceramic에 전류를 흐르게 한다. 그러면 piezoceramic이 초음파를 발생하는데, 그것이 모두 구의 중심에 모이게 되므로 합쳐진 파의 힘으로 결석이 파괴되는 것이다. 초점의 지름은 1cm 이하로 정밀도가 매우 높기 때문에 비교적 작은 결석에 대해서도 효과적으로 사용할 수 있다. 상부 요로결석의 80~90%가 이 ESWL에 의해 치료가 가능하다.

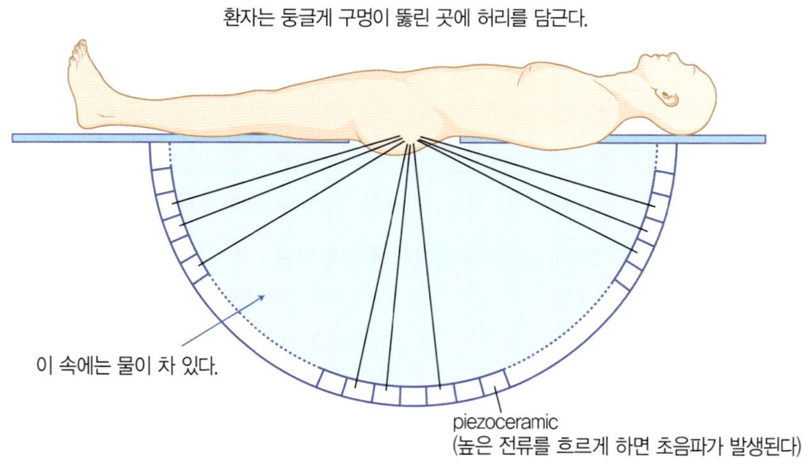

[그림 11-3] 체외충격파쇄석술(ESWL)

B 상부 요로결석증

1. 개념

상부 요로결석은 상부 요로인 신장 및 요관에 발생하는 결석을 가리키는데 요로결석의 90% 이상을 차지하고 있어 임상현장에서 가장 많이 볼 수 있는 질환이다. 요로결석은 생리적 협착부위인 깔때기요관 이행부, 엉덩동맥 교차부, 요관방광이행부에 호발한다. 청장년기의 남성에게서 호발하며 재발하는 경우가 많다.

2. 증상

신장결석에서는 증상이 나타나지 않거나 가벼운 경우가 많다.

결석이 신우요관 이행부나 요관에 감돈하면, 요로가 폐쇄되어 급격하게 수신증/물콩팥증(hydronephrosis)이 발생하여 산통을 일으킨다. 초발증상은 이 산통발작인 경우가 많다.

허리와 등 부분에서 옆구리에 걸쳐 산통발작이 나타나고 서혜부/살굴부위에서 외음부에 걸쳐 방사통이 나타나며, 늑골척추각(costovertebral angle : CVA)에서 고타통이 나타난다. 산통에는 메스꺼움, 구토, 식은땀, 복부팽만감 등의 자율신경증상이 동반되는 경우가 있다.

현미경적 혈뇨는 반드시 나타나며 발작 시에는 육안적 혈뇨가 나타난다.

80% 이상에서 자연적으로 결석이 배출되는데, 배뇨 시 요도의 통증이나 변기에 단단한 것이 부딪치는 소리로 알아차릴 수 있다.

3. 검사

소변검사에서 현미경적 혈뇨가 보인다.

복부 영상진단(KUB, 초음파검사, IVU, CT 등)에 의해 신우/깔때기, 신배/콩팥잔에서 결석/돌을 볼 수 있으며, 요관이나 신우요관/깔때기요관 이행부에 요관 내의 결석, 상류 요관 · 신우 · 신배의 확장 (수뇨관/물요관, 수신증/물콩팥증) 등의 소견이 보인다.

4. 치료

요로결석증 진료지침에 따라 치료를 실시한다.

결석(돌)이 작고 긴급하지 않은 경우에는 자연 배출되는 경우가 많기 때문에 보존적 치료를 실시한다. 신우요관이행부에 감돈한 신장결석은 상부요관결석과 똑같이 취급하여 치료한다.

1) 치료방법 (그림 11-4)

① 통증 대책 : NSAIDs(좌약, 경구제), 비마약성 진통제, 항콜린작용제

② 결석에 대한 치료

a. 보존적 치료(5mm 이하의 결석)

- 2~3L/일의 물을 마시게 하거나, 운동에 의한 자연배출을 촉진한다.
- 약물요법(티아자이드계 이뇨제, 구연산 제제, 요산결석이나 시스틴결석의 경우 결석용해요법 등)

b. 적극적 제거법

- 체외충격파 쇄석방법(ESWL), 내시경적 치료, 개방수술 등

재발을 예방하기 위해 일차성 질환의 치료, 수분섭취나 식사지도를 하는 것도 중요하다.

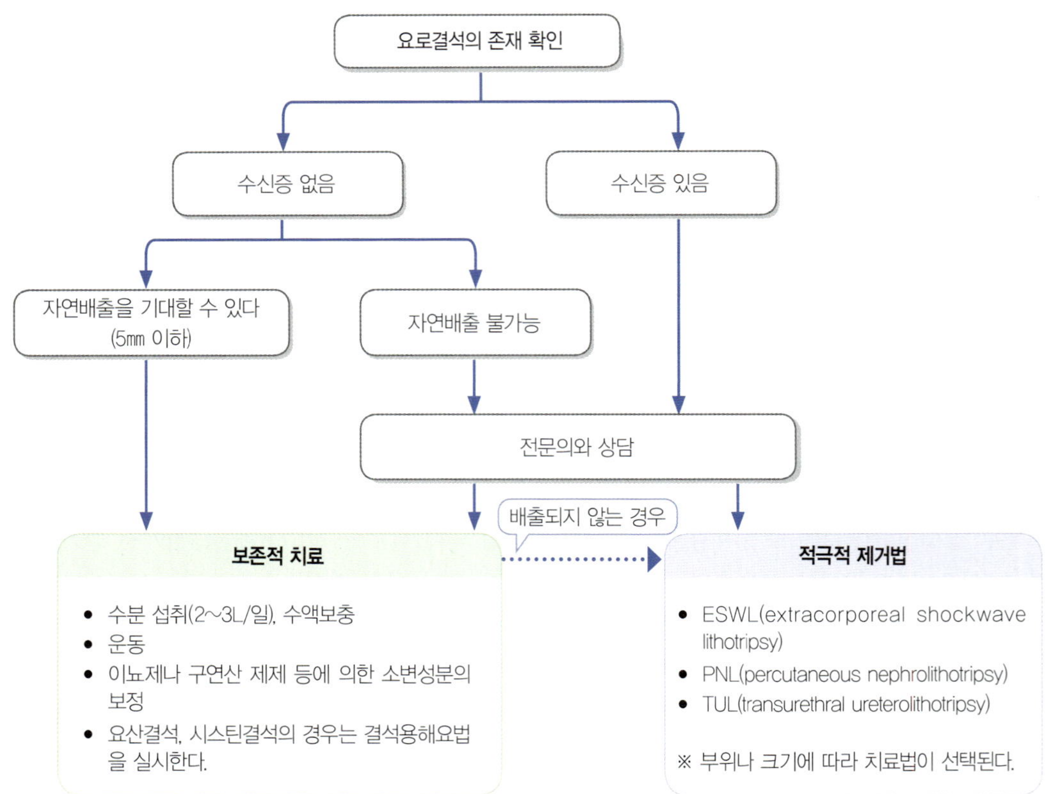

[그림 11-4] 치료의 흐름

2) 적극적 제거법

요로결석의 치료는 통증관리와 보존적 치료(음수 · 운동에 의한 자연배출 촉진, 약물치료)를 먼저 검토하지만, 아래와 같은 경우에는 외과적으로 적극적인 제거법을 실시한다(**표 11-2**).

- 통증조절이 잘 안 되는 경우
- 수개월 관찰해도 결석이 배출되지 않는 경우
- 수신증/물콩팥증이 동반되어 신장기능저하가 초래된 경우

ESWL은 침습성이 낮아 제1선택이다. ESWL로 치료가 곤란한 결석에 대해서는 PNL, TUL을 병용하는데, 경우에 따라서는 개복수술을 실시한다. 안전성이 높지만, 침습성이 완전히 없는 것은 아니므로 임산부, 출혈경향이 있는 사람, 결석보다 원위부에 요관협착이 있는 환자에서는 금기이다.

부위	적극적 제거술	부위	적극적 제거술
신장결석*	체외충격파쇄석술(ESWL), 피부경유신장쇄석술(PNL)	**중부요관결석**	체외충격파쇄석술(ESWL), 요도경유요관쇄석술(TUL)
상부요관결석	체외충격파쇄석술(ESWL), 요도경유요관쇄석술(TUL)	**하부요관결석**	체외충격파쇄석술(ESWL), 요도경유요관쇄석술(TUL)

* 20mm 이상의 신장결석은 PNL 단독이 제1선택이다. 경우에 따라서는 ESWL를 병용한다.

[표 11-2] 요로결석의 제거법

요로결석 핵심정리

병태생리로 보는 요로결석

소변 성분의 일부가 침전하고 결정화해서 요로 내(신장, 요관, 방광, 요도)에서 비정상적으로 침착하고 커져 돌 모양으로 형성된 구조물을 요로결석이라 한다. 대부분의 요로결석은 신장의 소변성분에 의해 만들어진다.

병 인	• 이물질의 결정형성 억제인자가 저하되어 결석이 형성됨. (억제인자 : 피로인산염, 인산염, 구연산, Mg 등) • 요중에 포화되어 있는 결정염을 더욱 과포화 상태에 이르게 하는 환경에 놓임. (과포화로 이끄는 환경인자 : 식이습관, 신장기능, 대사상태, 해부학적 이상 등) • 갑상선호르몬 과잉, 비타민 D, 오랜 부동자세, 가족력 등
병 태	• 20~50대에서 호발 • 신배/콩팥잔 결석(증상이 가볍다) • 신우/콩팥깔때기 결석 • 요관결석(상부) : 배부~측배부통 • 요관결석(하부) : 방광이 가까워지면 빈뇨 등의 방광염 증상을 나타낸다.
증 상	• 통증 - 결석의 크기가 작을수록 잘 움직여 통증이 심하다. - 일반적으로 예리하고 심한 통증이 갑자기 발생한다. - 허리 심부에서 시작하여 허리 옆쪽이나 주위로 방사된다. • 오심, 구토(복부통)

진 단 및 검 사	• 소변검사 • 요세관검사 • 혈청생화학검사 • 초음파 검사 • CT 검사 *** X-선 검사에서는 칼슘결석은 찍히지만 요산결석, 시스틴결석은 찍히지 않기 때문에 효과가 떨어진다.**
치 료	• 자연적 배출(물을 많이 마시고 운동을 함) • 외과적 요법 – 요도경유요관쇄석술 – 피부경유신장쇄석술(신장결석에 적용) • 체외충격파쇄석술 (ESWL) : 초음파를 사용하여 그 파를 한 점에 집중시켜 파쇄력을 발생시킴으로써 결석을 파괴하는 비침습적 치료. 피부절개나 마취가 필요하지 않으며 통원치료가 가능. • 호르몬 요법 : 에스트로겐 요법 • 약물 요법 : hydrochlorothiazide, allopurinol, 비타민 B_6, 중탄산나트륨, 구연산 투여

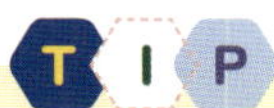

체외충격파 쇄석술(extracorporeal shock wave lithotripsy, ESWL)

– 비침습적인 시술로, 초음파, 레이저, 건성충격파 에너지 등으로 결석을 부순다.
– 시술 후 산통 호소 시 항경련제를 투여한다.
– 결석 배출 확인하기 위해 배뇨 시마다 소변을 거즈로 걸러낸다.
– 합병증은 드물지만 출혈(혈뇨), 핍뇨, 배뇨통, 장폐쇄, 발열, 패혈증, 옆구리 반상출혈 등이 나타날 수 있다.

XII 요로감염증

1. 단순 요로감염증과 복합 요로감염증

요로감염증은 기저질환을 가지고 있지 않은 환자에서 발생하는 단순 요로감염증과 기저질환을 가지고 있는 환자에서 발생하는 복합 요로감염증으로 분류된다. 단순 요로감염증은 해부학적인 이유로 여성에게서 발병하기 쉽고 복합 요로감염증은 비뇨기 질환을 가진 고령자나 선천기형을 가진 소아에서 남녀 관계없이 발병하기 쉽다(표 12-1).

2. 남녀의 발병빈도

요로감염증은 남녀 비뇨기의 해부학적인 차이로 인해 일반적으로 여성에게 많이 발생한다.

요로감염증은 세균이 외요도구로부터 요로에 침입해 상행성으로 감염하는 경우가 많기 때문에 외요도구의 오염 정도나 세균이 요도를 통과하기 쉬운 정도 등이 요로감염증의 발병에 관여한다.

남성의 경우 요도가 길기 때문에 외요도구의 세균이 방광 내까지 도달하기 어렵고, 외요도구가 항문과 떨어져 있기 때문에 오염되기 어렵다.

여성의 경우는 요도가 짧기 때문에 외요도구의 세균이 방광에 도달하기 쉬워 상부요로가 감염되기 쉽고, 또한 외요도구가 질구멍이나 항문과 가깝기 때문에 오염되기 쉽다.

3. 요로의 자정작용

요로에는 자정작용이 있어 세균감염이 방지되고 있다. 즉, 정상적인 상태에서는 요류(urinary flow)와 정기적인 배뇨에 의해 요로는 항상 세정되어 세균이 정착·증식할 수 없으며, 또한 면역능을 가진 점막도 세균의 정착과 증식을 막는 역할을 한다.

그러나 어떤 원인으로 요류나 배뇨가 장애를 받으면 요로가 세정되지 않으며, 세균이 정착하고 증식하기 쉬워진다. 즉, 점막이 물리적으로 장애를 받거나 면역능이 저하되면 점막의 기능이 약해져 세균이 정착하고 증식하기 쉬워지는 것이다.

다시 말해 세균의 점막부착성 강도가 요로의 자정작용에 의한 감염방어능보다 커지면 감염이 발생한다.

예를 들어, 탈수상태가 되면 요류가 저하되기 때문에 요로감염의 위험요인이 된다.

	단순 요로감염증	복합 요로감염증
호발	여성(특히 젊은 여성)	고령자, 소아
기저질환	없음	있음
병태	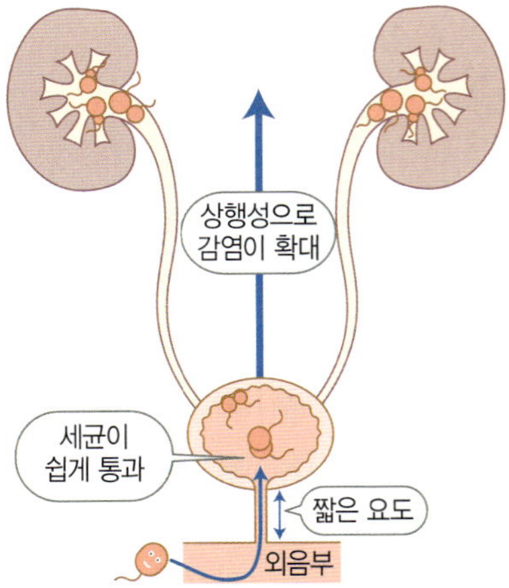 • 기저질환이 없기 때문에 요로의 감염방어기능은 정상이지만 요로부착성이 강한 세균(주로 대장균)이 외음부에서 침입하여 요로에 정착하면 발병한다.	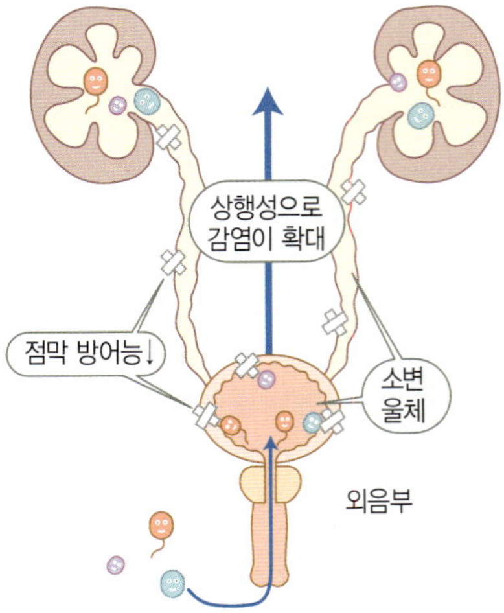 • 기저질환이 존재하기 때문에 요로의 감염방어기전이 충분하지 않아 대장균 등의 부착성이 강한 세균이 아니더라도 쉽게 정착해서 증식할 수 있다.
원인균	● 대부분이 대장균	● 대장균 ● 녹농균 ● 창자알균 등 ※ 복수의 감염 있음
증상	• 급격하게 강한 자각증상이 나타난다.	• 일반적으로 가볍거나 또는 무증상이다. • 급성으로 발병한 경우, 감염이 반복된 경우, 급성으로 악화된 경우에는 강한 증상이 나타난다.
경과	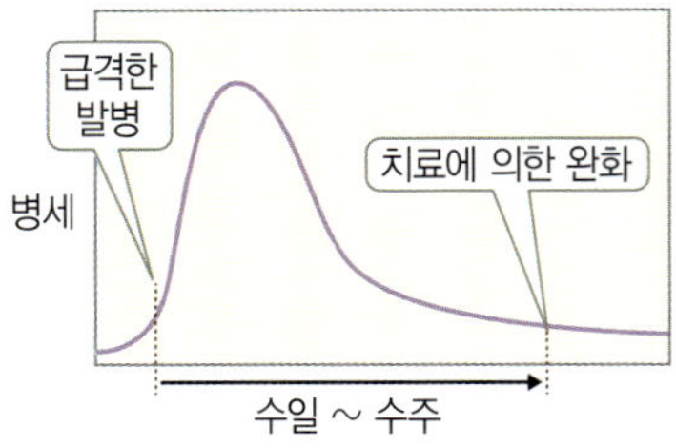 • 급성으로 경과되기 쉽다(급성 단순요로감염증).	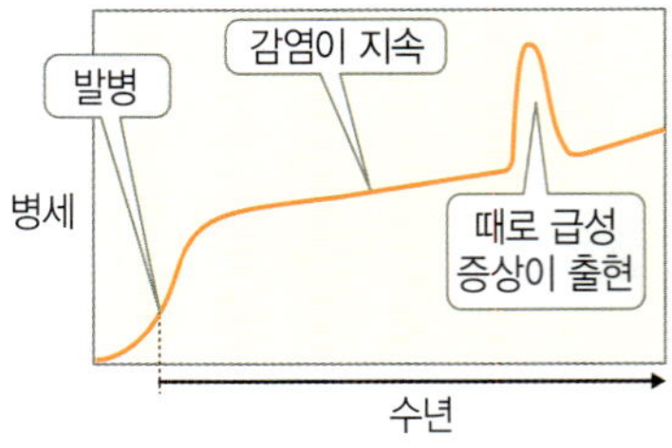 • 만성으로 경과하기 쉬워(만성 복합요로감염증) 감염이 지속되거나 치료해도 재발이 반복되는 경우가 많다.
치료	• 안정, 이뇨(수분 섭취 등)에 의한 요로세정, 항균제의 투여가 기본이 된다. • 항균제에 대한 반응이 양호해서 예후가 좋다.	• 무증상인 경우는 치료가 필요하지 않다. • 증상이 있는 경우에는 항균제를 투여하는데 근치하려면 기저질환의 치료가 필요하다.
대표질환	• 급성 단순신우신염 • 급성 단순방광염	• 만성 복합신우신염 • 만성 복합방광염

[표 12-1] 단순 요로감염증과 복합 요로감염증

따라서 요로감염이 발생했을 때는 수분을 섭취해서 이뇨를 촉진하여 요로를 세정하는 것이 중요하다.

요로감염증의 원인균으로 가장 많은 대장균은 type1 섬모나 P 섬모 등을 가지고 있어 요로상피의 수용체와 결합하기 때문에 부착성이 강하다.

4. 요로감염증의 항균제

요로감염증의 치료는 우선 추정되는 원인균에 대한 항균제를 투여하며 나중에 소변 배양검사나 약제감수성 검사의 결과에 따라서 변경한다(**표 12-2**).

치료제는 기본적으로 경구투여하지만 중증 신우신염인 경우에는 정맥주사하고 해열된 후에 경구투여로 변경한다.

	급성 단순성 신우신염	만성 복합성 신우신염	급성 단순성 방광염	만성 복합성 신우신염
경증 ~ 중등증	• 뉴퀴놀론계 • 세펨계	• 뉴퀴놀론계 • 세펨계 • 페니실린계	• 뉴퀴놀론계 • 세펨계 • 페니실린계	• 세펨계 • 뉴퀴놀론계 • 페니실린계
중증	• 세펨계 • 페니실린계 • 아미노글리코시드계 • 뉴퀴놀론계	• 세펨계 • 페니실린계 • 카르바페넴계 • 아미노글리코시드계		

[표 12-2] 요로감염증의 항균제

5. 바이오필름 감염증

이물이나 생체조직에 부착한 세균은 증식하면서 세균 자신을 덮듯이 균체외 다당을 생산해 바이오필름(biofilm)이라는 세균덩어리를 형성한다. 이것에 의한 난치성 감염증을 바이오필름 감염증이라고 한다.

세균이 이물이나 생체조직 표면에 부착해 균체외 다당(glycocalyx)을 생산하면 세균은 이것을 주성분으로 한 막으로 자신을 덮어 바이오필름을 형성한다. 세균은 바이오필름 내부에서 서서히 증식을 계속한다.

항균제나 생체방어 인자는 바이오필름에 막혀 세균까지 도달하지 못해 균을 완전히 제거하지 못한다. 바이오필름 형성의 토대가 되고 있는 이물을 제거하지 않는 한 계속 재발한다.

비뇨기과 영역에서는 유치 카테터, 요로결석 등의 이물 표면에 형성되는 경우가 많아 이들은 복합 요로감염증의 원인이 된다.

요로의 바이오필름 감염에서는 요류만 유지되고 있으면 급성 증상은 잘 나타나지 않아 임상적인 문제가 적기 때문에, 만성기에는 항균제를 사용하지 않고 요로 관리에 노력하는 것이 중요하다. 다만 급성 악화되었을 때에는 항균제를 투여해야 한다. 임상증상이 없어도 원내감염의 감염원이 되는 경우가 있기 때문에 주의가 필요하다.

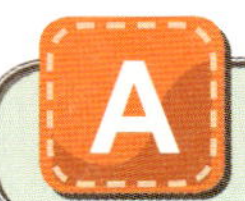

A 신우신염/깔때기콩팥염 Pyelonephritis : PN

1 정의

신우신염은 세균감염증의 하나로, 신우/콩팥깔때기(renal pelvis) · 신배/콩팥잔(renal calyx)계의 일반적인 감염증이다. 원인균으로 가장 많은 것은 대장균(*E. coli*)으로 대부분은 방광염 등의 하부요로 감염소로부터 상행성 감염에 의한 경로를 밟는다. 또한, 요류(urinary flow)가 방해를 받는 것도 신우신염 발병의 중요한 요인이 된다.

예를 들어, 요로기형 등에 의해 요관에 협착이 있거나, 요로결석, 요로종양이 있거나 또는 전립선비대나 임신 등의 경우에도 요류가 방해를 받기 때문에 신우신염이 발병할 수 있다.

모든 연령대에서 나타나지만 특히 20~40대(성적 활동기)에서 많이 나타나며, 성별로는 여성에게서 많이 나타난다(여성은 요도가 짧기 때문에 방광염에 걸리기 쉽다).

진행경과의 차이에 따라 급성, 만성으로 나뉘며, 기저질환의 유무에 따라 단순성과 복합성으로 나뉜다(**그림 12-1**).

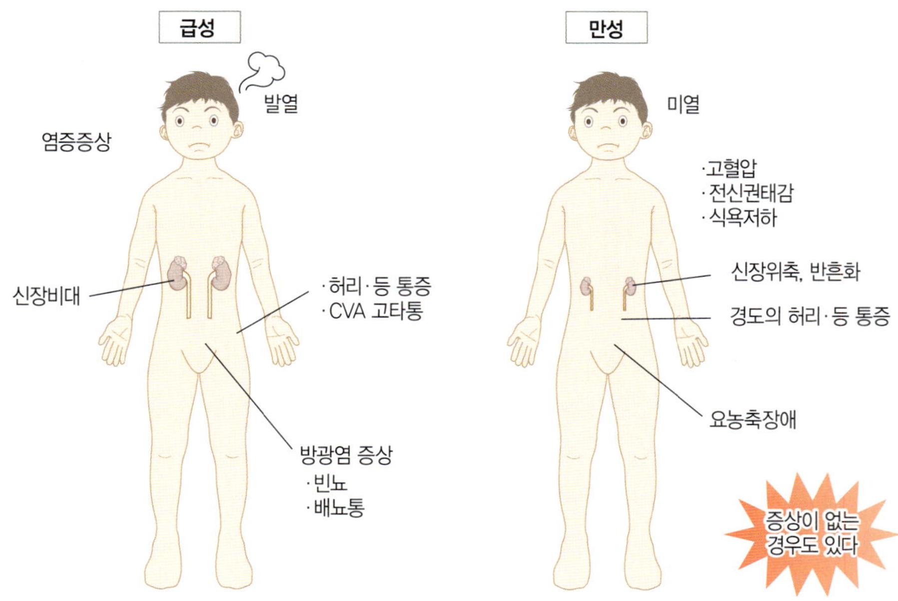

[그림 12-1] 신우신염의 전신증상

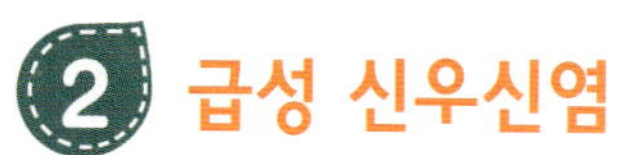

2 급성 신우신염

1. 개념

요로에 기저질환이 없는 환자에게 일어나는 신우신염으로, 성적 활동기의 여성에게 호발하며, 발열 등의 전신증상이 강하게 나타난다. 급성 신우신염은 원인의 80%가 대장균(*E. coli*)이며 요도로부터 상행성으로 감염이 일어난다. 그러나 그 염증의 정도는 요류장애의 유무 등에 따라서 다소의 차이가 있다. 일반적으로 신장은 육안으로 보아도 커져 있는 경우가 많다.

2. 증상

발열(고열), 오한, 전율, 허리와 등 통증, 메스꺼움 · 구토 등의 증상이 나타나며, 배뇨통, 빈뇨 등의 방광염 증상이 선행하기도 한다.

3. 검사 및 진단

급성인 경우에는 발열, 요통, 두들겨 맞는 듯한 통증, 방광염 증상이 나타나, 진단은 비교적 쉽다. 소변검사로 농뇨, 세균뇨가 확인되면 급성 신우신염으로 진단한다. 소변에서 백혈구 혹은 백혈구 원주를 발견하거나, 10^5CFU/mL 이상의 세균이 확인되면 원인균을 판정할 수 있어 확정진단을 내릴 수 있다.

늑골척추각(CVA)에서 고타통이 나타나며, 혈액검사에서 WBC↑, CRP↑ 등을 볼 수 있다.

신장의 염증은 주로 간질/사이질에서 나타나며 사구체/토리까지 미치지는 않는다.

경증인 증례에서는 영상검사를 실시해도 이상 소견이 보이지 않는 경우가 많아 임상증상이나 소변검사소견 등으로 진단한다. 중증화되어 영상에서 변화를 볼 수 있으면 급성 국한성 세균성 신장염이라고 한다.

4. 치료 및 간호

급성 신우신염은 원인균을 공격하는 항생물질을 투여함으로써 완치가 가능하다. 예를 들어, 대장균에 대해서는 페니실린계, 세펨계, 아미노글리코시드계 또는 합성 항균제인 뉴퀴놀론계의 항생물질을 사용한다.

요류장애가 있는 경우에는 이를 제거해야 한다.

또한 수분섭취를 하게 하여 이뇨를 촉진한다.

3 만성 신우신염

1. 개념

요로에 기저질환이 있는 환자에게서 발생하는 신우신염으로, 소아, 고령자에게 호발한다. 원인균은 다양하며, 증상은 가벼운 경우가 많다. 만성으로 경과하기 쉽고 방치하면 결국 신장기능이 저하되어 신장위축이나 반흔화를 나타내게 된다.

또한 만성 신우신염은 만성 요세관간질신장염의 원인이 된다. 요농축력 저하로 인해 다뇨 등을 초래하며, 심한 경우 신부전이 되기도 된다.

만성 신우신염의 경우도 급성 신우신염의 경우처럼 대장균이 원인인 경우가 많지만, 그 비율은 약 50%로 급성보다 적다. 병태가 서서히 진행되어가기 때문에 급성일 때와는 반대로 신장은 조금씩 위축되어 간다.

2. 증상

급성과 만성에서의 임상증상은 크게 다르다. 급성의 경우에는 염증증상이 중심인 데 비해 만성의 경우에는 자각증상으로는 비특이적인 증상밖에 없으며, 특징적인 소견으로는 조기의 요농축력 장애, 고혈압 등이 있다.

소아나 고령자에게서 남녀의 구별 없이 쉽게 볼 수 있으며 증상이 없거나 또는 경도인 경우가 많다. 급성 증상이 나타나지 않는 상태에서도 소변검사 시 농뇨, 세균뇨가 보인다.

요로 기저질환(요로기형, 종양, 결석, 카테터 유치, 전립선비대증, VUR 등)이 존재하거나 지속되는 감염에 의해 결국 신장기능이 저하되어 신장위축이나 반흔화가 나타나게 된다. 소아나 고령자에게서 미열이나 경도의 등과 허리 통증 등의 전신증상이 약하다.

이와 같이 만성 신우신염은 기본적으로는 증상이 가볍지만, 급성으로 발병한 경우나 만성 경과 중에 급성으로 악화된 경우, 감염을 반복하는 경우에는 급성 신우신염과 같은 임상적 특징을 보이며 강한 증상을 나타낸다.

- 급성 발병 시 : 갑작스러운 요로폐쇄(결석의 감돈 등)에 의해 급격히 발병한다.
- 급성 악화 시 : 악화되어 강한 증상을 나타낸다.
- 감염 반복 시 : 재발과 완화를 반복(소아의 VUR 등)한다.

3. 검사 및 진단

소변검사에서 농뇨, 세균뇨를 볼 수 있다.

CT, IVU, 초음파, 배뇨 시의 방광요도조영 등의 검사에서 요로의 기저질환이 확인된다(그림 12-2).

만성인 경우에는 증상이 전혀 없는 경우가 많으며, 증상이 있어도 전신권태감이나 식욕저하 등의 증상이므로 문진만으로는 진단을 내릴 수 없다.

또한, 소변검사를 해도 균이 검출되지 않는 경우가 있다. 따라서 유효한 진단방법으로서 신장기능검사를 이용하여 조기에 일어나는 소변농축력의 저하를 증명하거나, X-선 검사(복부단순촬영이나 신우조영 등)를 이용해서 환부쪽 신장의 위축과 신우의 변형, 좌우 비대칭 등을 증명하는 방법이 있다.

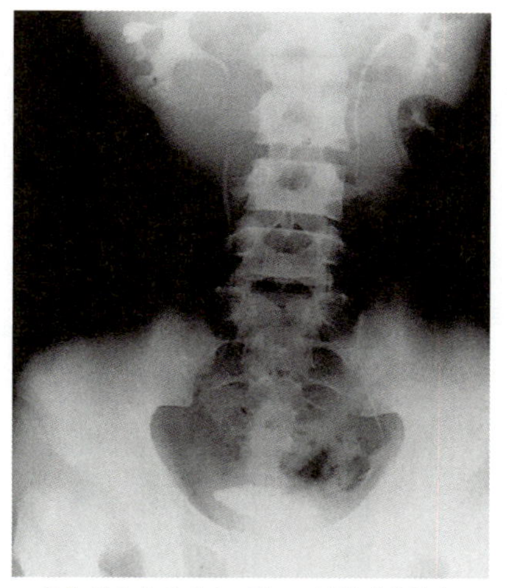

우측 신배가 막대기 모양으로 변형되어 있다

[그림 12-2] 신우신염의 IVP상

4. 치료 및 간호

기저질환의 치료를 실시한다. 급성 경과 시나 발열이 나타나는 경우는 항균제를 투여한다.

만성 신우신염으로 이행한 경우라도 재발했을 경우에는 항생제의 투여가 효과적이다. 단, 신부전으로 이행해 버린 경우에는 혈압강하제의 투여와 식사요법, 투석요법 등의 추가적 치료가 필요하다.

XII

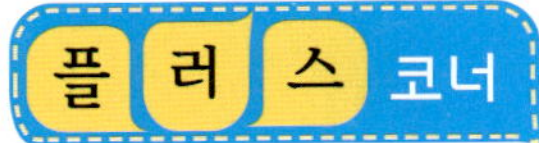

1. 특수한 중증 신장감염증

신장감염증 중에서 중증이며 난치성인 특수한 것으로는 기종성 신우신염, 황색육아종성 신우신염, 신장농양, 신장주위농양, 농신증/고름콩팥증, 신장유두괴사 등이 있다. 이들은 당뇨병 등의 면역력 저하를 초래하는 질환이나 요로의 기저질환이 원인이 되며, 감염이 극증화되거나 만성적으로 반복됨으로써 유발된다.

질환	신장농양 · 신장주위농양	기종성 신우신염	황색육아종성 신우신염
특징	• 신장실질이나 신장주위에 농양을 형성하는 것으로 신우신염에서 파급되거나 다른 장기에서 혈행감염으로 감염되어 발생한다.	• 신장실질이나 신장주위에 가스가 생긴다. 대장균이 원인균이 되는 경우가 많으며, 치사율이 높다.	• 감염결석에 의한 요로폐쇄 등에 동반되는 만성 염증의 결과, 신장실질이 파괴되고 종양이 형성된 것으로, 신장세포암과의 감별이 어렵다.

[표 A] 특수한 중증 신장감염증의 종류와 특징

요로감염증 핵심정리

병태생리로 보는 요로감염증

요로감염증은 기저질환을 가지고 있지 않은 환자에게서 발생하는 단순요로감염증(여성에게 많이 발병)과 기저질환을 가지고 있는 환자에게서 발생하는 복합요로감염증으로 분류된다. 요로는 자정작용이 있으나 어떤 원인으로 요류(urinary flow)나 배뇨가 장애를 받으면 요로가 세정되지 않으며 세균이 정착하고 증식하기 쉬워진다.

병 인	• 점막이 물리적으로 장애를 받거나 면역능력이 저하되면 점막의 기능이 약해져 세균이 정착하고 증식이 쉬워진다. • 탈수상태 : 요류가 저하되기 때문에 요로감염의 위험요인이 된다. • 요로감염증의 원인균인 대장균(*E. coli*) : 급성 신우신염의 80%를 차지함. • 성적활동기의 여성
병 태	• 바이오필름 감염증 : 세균이 자신을 덮듯이 바이오필름이라는 세균덩어리를 형성하여 난치성 감염증이 된다. • 신우신염 : 대장균이 방광염 등의 하부요로 감염소로부터 상행성 감염에 의한 경로를 밟는다.
증 상	• 급성 신우신염: 발열(고열), 오한, 전율, 허리 및 등 통증, 메스꺼움, 구토, 두통, 전신쇠약감, 백혈구 증가, 세균뇨, 농뇨 등 • 만성 신우신염: 심한 세균뇨, 조기의 요농축력, 고혈압, BUN↑, CCr↓ 등. 자각증상은 없거나 가벼운 경우가 많음.

진 단 및 검 사	• 소변검사(농뇨, 세균뇨가 확인되면 급성 신우신염으로 진단) • CT, IVU, 초음파, X-선 검사 • 방광요도촬영

치 료	• 요로감염 시 : 수분을 섭취해서 이뇨를 촉진하여 요로를 세정함(1일 3,000L 이상 섭취). • 비타민 C 섭취 증가 : 원인균 성장 저해 및 결석 예방 • 항균제의 경구 투여(중증 신우신염인 경우에는 정맥주사함) : 세펨계, 페니실린계, 카바페넴계, 뉴퀴놀론계 등

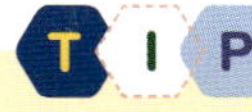

요로감염 환자에게 다량의 수분섭취를 권장하는 이유

- 소변의 희석으로 점막 자극을 감소시켜 통증을 완화할 수 있다.
- 잦은 소변 배출로 세균의 증식을 예방할 수 있다.
- 방광의 압력을 낮추어 소변의 역류를 방지할 수 있다.
- 방광의 과도신장으로 인한 조직의 국소빈혈을 방지할 수 있다.

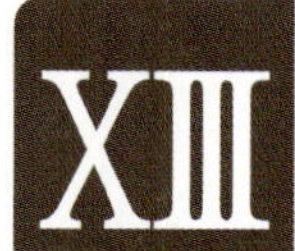

XIII 신장 및 요로종양

1 신장 및 요로종양의 종류 및 특징

임상증상은 발생부위나 진행양식 등에 따라 다르다. 상당히 진행될 때까지는 증상이 나타나지 않는 암도 있다(**그림 13-1**).

진단은 임상증상, 시진, 촉진, 직장수지검사/곧창자손가락검사(digital rectal examination), 소변의 세포진단, 영상검사, 생검 등으로 결정한다.

요로의 악성 종양에 대한 치료는 여러 가지가 있다. 진단결과와 함께 환자의 연령이나 치료 희망 여부 등을 고려해, 환자의 삶의 질(QOL)을 충분히 배려한 방법을 선택해야 한다.

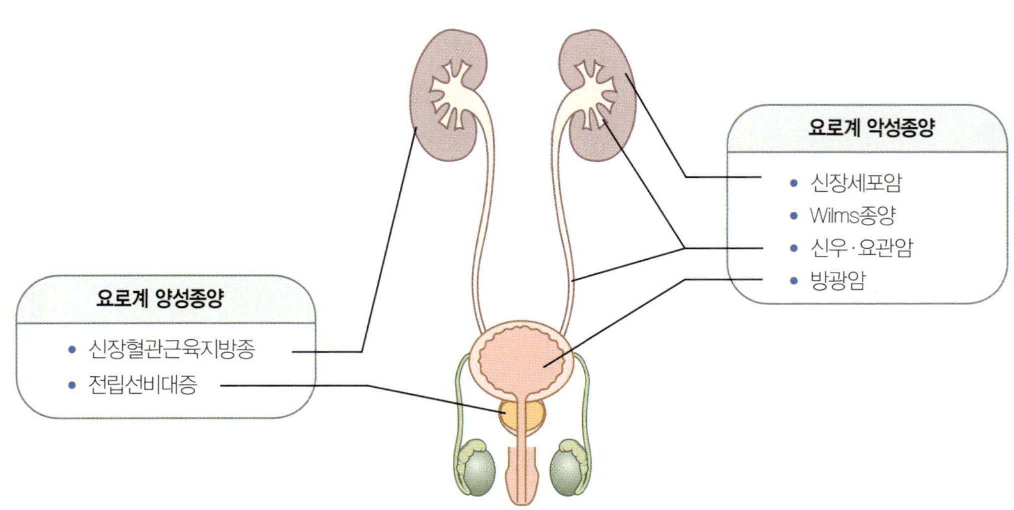

[그림 13-1] 주요 요로계 종양

XIII

요로종양 중에서 악성 종양은 **표 13-1**과 같은 특징이 있다.

	신장세포암	신우·요관암
호발연령	50세 이상	50 ~ 70대
남녀 비(남 : 여)	2 ~ 3 : 1	2 : 1
위험인자	• VHL병 • 장기혈액투석 • 흡연 • 비만	• 방향족 아민 (aromatic amine) • 흡연 • 의약품 • 발칸신병증(Balkan nephropathy)
증상	• 육안적 혈뇨 • 허리등 통증 • 복부종양 • 발열	• 무증상성 혈뇨 • 측복부통
조직형	• 대부분이 투명세포암	• 대부분이 요로상피암
종양표지자	• 특이적인 것이 없다.	• 특이적인 것이 없다.
전이형식	• 혈행성 전이 (폐나 뼈) • 림프행성 전이	• 관강내 파종 • 림프행성 전이 • 혈행성 전이
치료	• 외과적 치료 • 면역요법 (cytockine) • 분자표적약 치료 • 방사선요법	• 외과적 치료 • 화학요법 • 방사선요법

[표 13-1] 요로의 악성종양의 특징

2 신세포암/신장암 Renal cell carcinoma : RCC

1. 개념

Grawitz 종양, 신장암 등으로 불리고 있지만, 모두 신세포암(renal cell carcinoma)과 동의어이다. 신장실질 악성 종양의 약 90%를 차지하며, 모든 암 중의 약 2%를 차지한다. 근위요세관에서 유래하여 50대에 가장 많이 나타나며, 남성이 여성보다 1.5~3배 많이 나타난다. 양측성 다발성 신세포암을 발견했을 때에는 von Hippel-Lindau disease(상염색체 우성유전)를 생각하는 것이 중요하다.

신장의 근위요세관에서 유래하는 상피성 악성 종양으로 조직학적으로는 투명세포암이 가장 많다. 혈뇨, 측복부통, 복부종양은 고전적 3징후라고 불리지만, 현재는 증상이 잘 나타나지 않는 경우가 많아, 건강진단이나 다른 목적으로 행해진 영상검사에서 발견되는 경우가 많다. 화학요법이나 방사선요법에는 저항성을 나타내 외과적 치료 이외의 완전치유 방법이 확립되어 있지 않다.

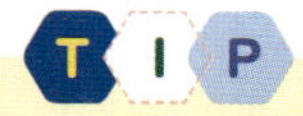

von Hippel – Lindau(VHL)병

모반증의 하나로 망막혈관종과 소뇌, 연수 등의 혈관모종을 합병한 것으로 피부에 색소성 모반이 나타나며 신장에서는 신세포암, 신장낭포, 갈색세포종 등이 발생하기도 한다

2. 역학

식사와 관련하여 우유, 설탕, 동물성 지방의 소비량이 RCC 사망과 상관관계를 나타내고 있다. 발생빈도에 좌우 차이는 없다. 병리학적으로는 섬유피막이 있고, 절단면은 육안으로 보면 광택이 있는 황색으로 출혈이나 괴사가 있으며 드물기는 하지만 석회화가 나타나는 경우도 있다(7~10%).

병리학적 분류는 3가지 유형으로 나눌 수 있는데 병리 유형과 예후 사이에 상관관계는 나타나지 않는다. 원격전이는 ① **폐**, ② **림프절(후복막)**, ③ **뼈**의 순서로 나타나는데, 이러한 전이가 있는 예(Stage IV)에서 5년 생존율은 30% 이하이다. 그러나 종양이 신장실질 내에 국한되어 있는 경우에는 약 80% 정도가 된다.

3. 증상 및 임상소견

신세포암은 발병 초기에는 무증상인 경우가 많고, 진행됨에 따라 여러 가지 증상이 나타난다. 폐, 뇌, 간, 뼈 등으로 혈행성 전이가 발생하고, 정맥내 종양색전으로 인해 정삭정맥확장, 다리부종이 나타나며, 고전적 3징후인 육안적 혈뇨, 측복부통, 복부종양이 나타난다.

전신증상으로는 체중감소와 발열, 전신권태감, 빈혈 등이 있다.

환자의 1/3은 원발 종양과는 관계가 없는 증상을 호소한다. 이전에는 **혈뇨(hematuria)**, **측부통(flank pain)**, **종양(abdominal mass)** 촉지를 3대 주요 징후라고 했는데, 실제로 이 3가지 중 2가지 이상의 징후를 나타내는 환자는 20% 이하이다. 따라서 이 3징후를 가지고 RCC를 찾아내려 한다면 반수 이상의 환자를 놓치게 될 것이다.

그 밖의 특징을 살펴보자.

- 빈혈은 대부분의 예에서 볼 수 있지만, 반대로 Hct가 50~60%가 되는 경우도 있다. 이것은 적혈구생성인자(erythropoietin)의 과다 생산 때문이다(erythropoietin 생산종양은 드물다). 약 5%의 예에서 적혈구 증가증이 나타난다.
- ACTH의 이소성 분비에 의해 Cushing형 증상을 나타내는 경우도 있다.
- PTH형 호르몬의 생산에 의해, 고칼슘혈증(hypecalcemia)이 약 10% 정도에서 나타난다.
- 특히 고칼슘혈증(hypercalcemia)은 뼈전이가 있으면 일어나므로 전형적인 증상은 아니

XIII

지만 주의할 필요가 있다.

- 고혈압(hypertension)의 존재는 약 40%로 높게 나타난다. 이것은 레닌의 생산과잉에 의한 것이거나 또는 종양에 의한 신장동맥 협착 등의 원인에 의한 것이다.
- Nephrogenic hepatopathy가 10~15%로 나타난다. 이것은 간전이나 간병변이 없음에도 불구하고 ALP와 PTT가 연장되는 것으로 신장종양의 절제에 의해 정상으로 회복된다.
- 종양색전은 하대정맥에 발생하면 복벽정맥 확장, 다리부종을 일으키고 고환정맥에 발생하면 정삭정맥확장(spermophlebectasia)을 일으킨다. **빈도로 보면 좌신장보다 우신장에서 종양색전이 발생하기 쉽다.**

4. 검사

혈액검사에서 CRP↑, ESR↑, LDH↑, Ca↑, ALP↑ 등이 나타난다.

배설요로조영술(예를 들면 정맥성 요로조영 : IVU)에서는 우선 병측 신장의 비대를 볼 수 있고 신배나 신우의 뒤틀림과 확대가 특징적으로 나타난다**(그림 13-2 A)**. 선택적 신장동맥 조영에서는 종양 부분에 불규칙한 혈관신생과 pooling이 나타난다**(그림 13-2 B)**.

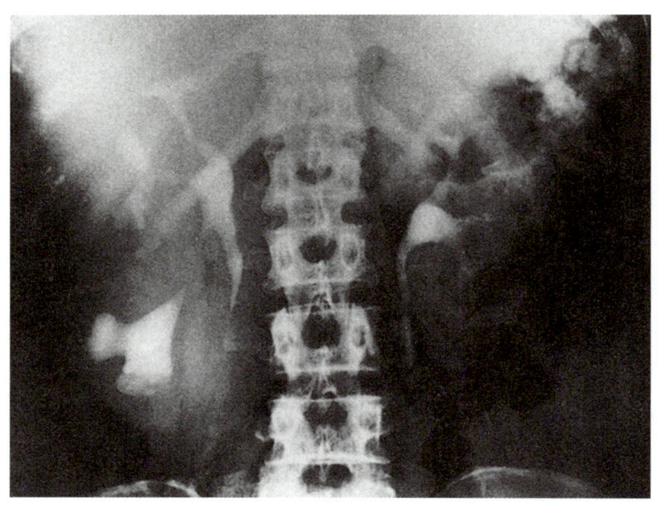

A. IVU 사진(41세, 여성)

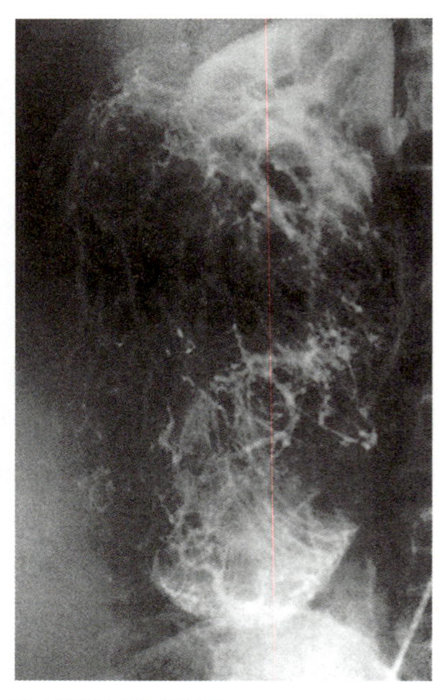

B. 선택적 신장조영사진

[그림 13-2] **신세포암**

1) 병리조직검사

신세포암의 70~80%는 투명세포암이며, 10~15%는 유두상 신세포암, 5%는 혐색소 신세포암이다. 투명세포암종은 근위요세관 상피유래로 약 60%에서 von Hippel-Lindau(VHL) 유전자의 이상을 볼 수 있다.

병리진단은 적출한 종양 표본으로 실시한다. 바늘생검은 파종 등의 위험이 있기 때문에 영상검사에서 진단이 곤란한 경우를 제외하고는 추천되지 않는다(**그림 13-3**).

2) 초음파상 (그림 13-4)

복부초음파검사는 침습이 적고 간편하여, 신세포암의 조기 발견에 유용하다는 이유로 선별검사로서 폭넓게 이용되고 있다.

신세포암에서는 내부 구조가 불균일한 충실성 종양성 병변으로서 찍히는 경우가 많다. 색 도플러(color Doppler)를 이용하면 혈류의 유무를 볼 수 있어, 혈류가 풍부한 투명세포암에서는 진단의 보조로 이용할 수 있다.

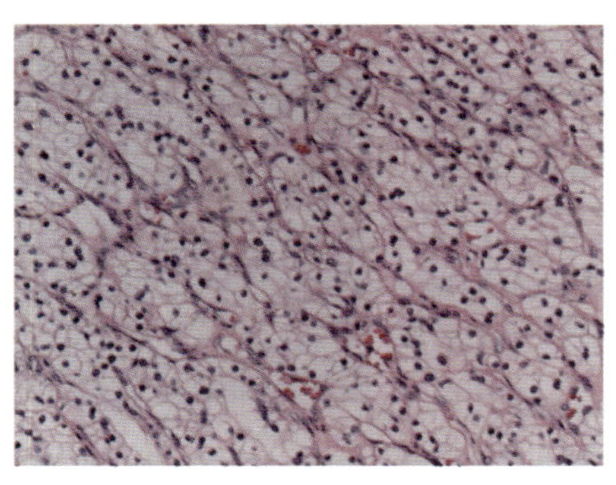

• 광학현미경으로 보면, 세포질이 밝고 경계가 뚜렷한 세포가 배열되어 있으므로 투명세포암이라고 한다.

[그림 13-3] 투명세포암의 병리조직상

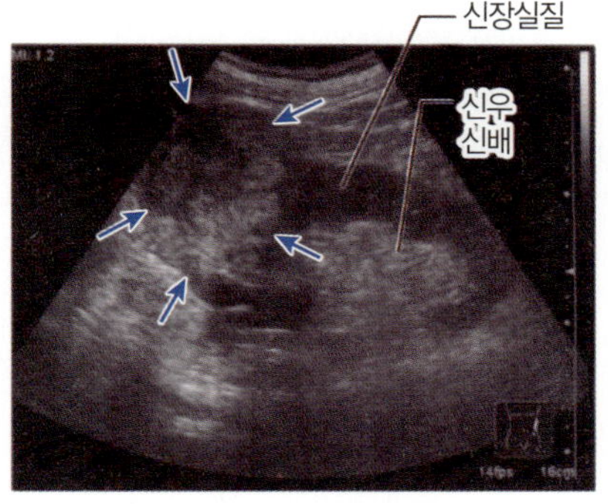

• 왼신장 상극에 신장에서 돌출한, 내부가 불균일한 종양성 병변이 보인다(→).

[그림 13-4] 초음파상

3) 조영 CT검사

조영 CT검사는 신세포암의 영상검사로서 가장 중요하다. 건강진단이나 정밀검사, 다른 질환의 선별검사 시 신장종양이 발견된 경우에, 신세포암의 확정진단으로서 실시된다.

그러나 알레르기나 신장기능장애에 의해 요오드 조영제를 사용할 수 없는 환자에서는 MRI를 실시하여 진단한다.

신세포암의 조영 CT에서는 종양이 조영제로 인해 어느 정도 증강 효과를 나타낸다. 특히 투명세포암에서는 혈류가 풍부하기 때문에 동맥상에서는 균일하지 않게 강하게 조영되며 배설상에서는 정상 신장실질보다 낮은 흡수를 나타내는 것이 특징적이다.

5. 병기분류 (그림 13-5)

신세포암의 병기(Stage)는 TNM 분류를 기본으로 해서 I~IV기로 분류되며 예후 예측과 치료법의 선택에서 중요한 정보가 된다.

TNM 분류는 종양의 크기 · 진행도(T), 림프절 전이의 유무(N), 원격전이의 유무(M)에 따라 분류된다.

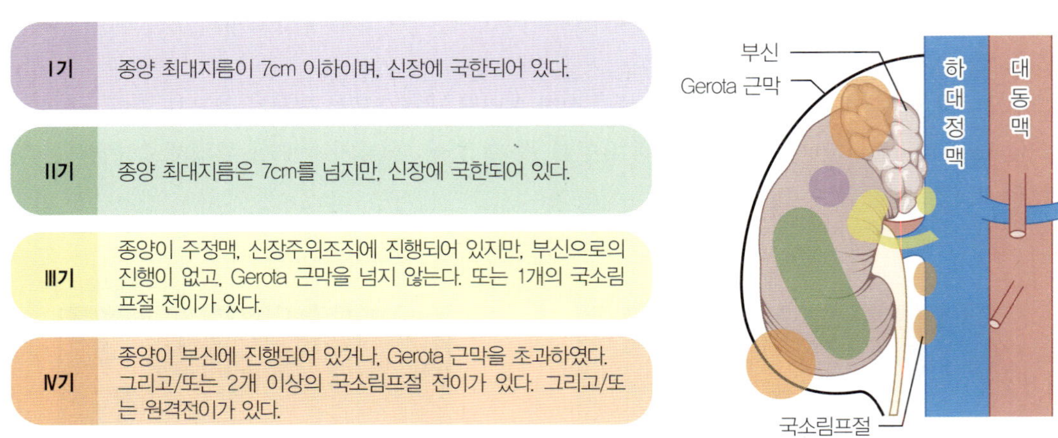

[그림 13-5] 신세포암의 TNM 병기 분류

6. 진단 및 치료 (그림 13-6)

신세포암은 건강진단이나 다른 질환의 검사목적으로 영상검사를 했을 때, 무증상 중에 우연히 발견되는 경우가 많다.

신세포암 발병의 위험인자인 비만, 고혈압, 흡연, 유전인자(von Hippel - Lindau [VHL]병, Birt - Hogg - Dube 증후군 등), 환경인자(중금속, 유기용매 등), 투석요법 등의 항목에 해당되는 환자는 주의가 필요하며, 정기검사에 의한 조기발견이 예후를 좌우한다.

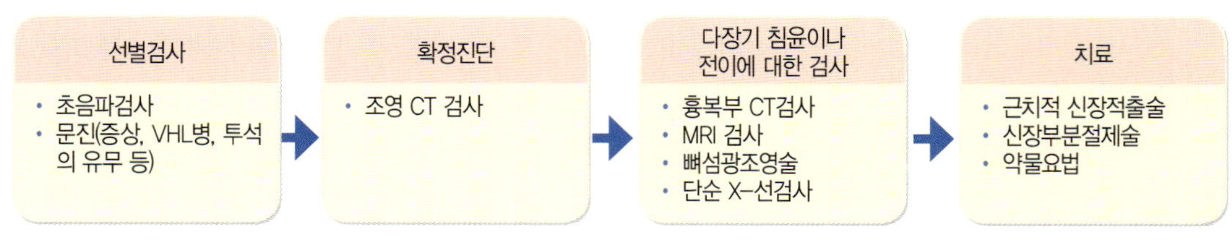

[그림 13-6] 치료의 흐름

종양수반증후군이 있을 때는 혈액검사에서 ALP, AST, ALT, Ca 등의 상승이 나타난다. 예후 예측인자로서 CRP나 ESR이 중요하며, 치료전 검사에서 이것을 측정하도록 장려하고 있다.

치료에는 외과적 치료법과 약물치료법이 있다. 신세포암은 방사선이나 항암제에 저항성을 나타내기 때문에 외과적 치료가 치료의 기본이다. 외과적 치료에는 근치적 신장절제술과 신장부분절제술이 있는데, 표준치료는 근치적 신장절제술이다. 술식이나 그 밖의 화학요법 등의 선택은 병기분류, 신장기능, Performance Status(PS) 등을 고려해 결정된다.

신세포암은 방사선이나 화학요법에 대해서는 감수성이 매우 낮으므로 가능한 한 수술에 의해 신장을 절제하는 것이 가장 좋다. 수술에서는 신장혈관을 조기에 박리하고 신장종양 부분은 같은쪽 부신을 포함하는 근육막 전체를 한 덩어리로 하여 절제한다. 4cm 이하의 작은 종양인 경우에는 신장부분절제술을 실시하며, 종양이 신장 내에 국한되고 림프절 전이가 없다면 복강경하수술도 고려할 수 있다. 최근, 개복수술보다도 복강경 수술이 많이 실시되고 있는데, 주위조직으로의 침윤, 림프절전이, 정맥내 종양색전이 없고 종양지름이 작은 경우에 적응증이 된다.

또한 하대정맥에 종양색전이 있는 예에서도 이러한 근치적 신장절제가 적용된다. 수술이 불가능한 예에 대해서는 약물요법을 실시하는데 interferon(IFN－α), IL－2(interleukin 2)(유효율은 15～30%), 분자표적제를 투여한다.

신세포암(신장암) 핵심정리

병태생리로 보는 신세포암(신장암)

신세포암(신장암, 콩팥세포암종)이란 신장의 근위요세관에서 유래하는 상피성 악성종양으로, 조직학적으로는 투명세포암이 가장 많다. 증상이잘 나타나지 않아서 건강진단이나 다른 영상검사에서 발견되는 경우가 많다. 화학요법이나 방사선 요법에는 저항성을 나타내 외과적 치료 이외의 완전치유 방법이 확립되어 있지 않다.

병 인	• 비만, 고혈압, **흡연**, 유전인자(VHL) • 환경인자(중금속, 유기용매 등) • 폐암이나 유방암으로부터의 전이

병 태	• 근위요세관에서 유래한다. • 여성보다 남성에게서 1.5~3배 호발한다. • 병리학적으로는 섬유피막이 있고, 절단면은 출혈이나 괴사가 있으며 드물게는 석회화가나타나는 경우도 있다. • 원격전이는 ① **폐**, ② **림프절(후복막)**, ③ **뼈**의 순서로 나타난다. • 신장암의 병기(Stage)는 TNM 분류를 기본으로 해서 Ⅰ~Ⅳ기로 분류한다.

증 상	• 발병 초기에는 무증상인 경우가 많다. • **3대 증상 : 혈뇨, 측복부통, 복부종양 촉지** • **전신증상 :** 체중감소, 발열, 전신권태감, 빈혈, 오심·구토, 뼈 통증 • 그 밖의 증상 : 고칼슘혈증(10%), 고혈압(40%), 종양색전 등

진 단 및 검 사	• 소변검사 • 혈액검사 : CRP↑, ESR↑, LDH↑, Ca↑, ALP↑ • 병리조직검사 • 복부초음파검사 : 침습이 적고 간편하여 조기 발견에 유용 • 조영 CT검사 : 신장암의 확정진단으로서 실시(요오드 조영제 사용을 할 수 없는 환자는 MRI 실시)
치 료	• 이 질환은 **방사선이나 화학요법에 대해서는 감수성이 매우 낮으므로** 가능한 한 수술에 의해 신장을 절제하는 것이 가장 좋다. **약물치료법** • 인터페론(Interferon), IL-2, 분자표적제 **외과적 치료법** • 신장부분절제술 : 일차적 치료법 *** 신장절제술 후 부신기능부전이 일어날 수 있음(저혈압, 핍뇨, 다량의 나트륨과 수분이 소변으로 소실)** **방사선 요법** **항암화학요법**

3 Wilms 종양

1. 정의

Wilms 종양은 **후신장 원기세포에서 유래하는 종양**으로 상피성분과 결합조직성분이 각기 다른 비율로 혼합되어 있다. 소아 신장종양 중에서 가장 빈도가 높고(약 90%) 전체 소아 악성 종양에서도 6%를 차지하는 대표적인 복부 악성 종양이지만 예후는 비교적 양호하다.

Wilms 종양의 약 10%에서 염색체이상을 동반한 기형 또는 기형증후군이 합병되며, WT1 유전자 또는 WT2 유전자의 이상을 종종 볼 수 있다.

신장모세포종(nephroblastoma)이나 악성 신장혼합종양은 모두 동의어이다.

2. 특징

소아과 영역의 문제에서 Wilms 종양은 아주 중요하다. 촉진의 소견에서 **신경모세포종(neuroblastoma)은 "정중앙선을 넘었고 표면에 요철이 있다"**는 표현으로 흔히 시험에 출제되는 데 비해, Wilms 종양은 **"정중앙선을 넘지 않았고 표면은 평활하다"**는 표현으로 출제된다. 1~3세에서 흔히 나타나기 때문에 자각증상이 부족하여 대부분 복부덩어리(abdominal mass)를 촉지함으로써 발견된다. 구토 등 비특이적 소화기증상이 나타나며, 증례의 60%에서 고혈압, 10~20%에서 육안적인 혈뇨를 볼 수 있다. 전이는 주로 ① 폐, ② 간, ③ 뼈 순으로 나타난다(**한편, 신경모세포종은 ① 뼈, ② 간, ③ 폐의 순이다**). 예후는 비교적 양호하다. 합병증으로는 WAGR 증후군(WT1, 유전자 이상), Beckwith-Wiedemann 증후군(WT2 유전자 이상)이 발생한다.

3. 검사

초음파, CT, MRI 등을 실시한다. 정맥성 요로조영 사진의 소견이 중요하다. 신장실질 내의 종양이기 때문에 신우는 압박되거나 또는 변형된다(한편 신경모세포종은 신장외종양이기 때문에, 신우는 옆으로 치우칠 뿐이다).

또한 신장동맥 조영소견에서는 RCC와는 달리 혈류가 풍부하지 않아 hypovascular pattern이고 혈관음영이 없는 것이 특징이다.

4. 치료 및 간호

중요한 것은 Wilms 종양은 RCC와는 달리 **방사선이나 화학요법에 감수성이 높다**는 점이다.

기본적으로는 근치적인 신장절제를 하는데, 수술 전후에 적극적으로 방사선을 쏘이고 화학요법을 실시한다. 화학요법으로는 황산 vincristine과 actinomycin D를 병용하는 경우가 많으며, 특히 수술 전에 사용하면 효과적이다(actinomycin D는 신경모세포종에서는 사용하지 않고 Wilms 종양에서 특이적으로 사용한다는 점을 꼭 기억하자).

혈관근육지방종 Angiomyolipoma

1. 정의

신장혈관근지방종(AML)은 성숙한 지방조직, 평활근(민무늬근), 벽이 두꺼운 혈관으로 구성된 양성 종양이다.

결절성 경화증에서는 40~80%가 AML를 합병하고 있으며, 30대의 여성에게서 양측성, 다발성으로 발생하는 경우가 많다. 결절성 경화증 증례 외에는 50세 이상의 여성에서 많이 볼 수 있다.

일반적으로 자각증상이 잘 나타나지 않지만, 종양지름의 증가와 함께 측복부통이나 육안적 혈뇨 등의 자각증상이 나타난다.

2. 진단

매우 드문 신장종양이지만, 혈뇨, 측복부 종양의 촉지, 발열 등이 있어 RCC와의 감별이 어려운데 비해, 종양 그 자체는 양성이므로 RCC와 정확하게 감별해야 한다는 점에서 중요한 질환이다. 감별에는 CT 스캔이 유용하다.

혈관근육지방종은 지방이 많으므로 CT나 초음파검사 등의 영상진단에서 지방성분을 확인하는 것이 중요하다. 지방성분으로 인해 CT에서는 low density로 보이는데, 이것이 RCC와의 감별에서 매우 중요하다. 또한 혈관조영에서는 혈관성분이 많은 부분은 hypervascular pattern으로, 지방성분이 많은 부분은 hypovascular pattern으로 보여, 전체적으로 hypovascular pattern으로 보이게 된다. 혈관이 풍부하기 때문에 드물게 대출혈을 일으키는 경우가 있지만, 그렇지 않은 이상, 가능하면 신장을 보존하여 **경과관찰**을 하는 것이 중요하다.

3. 치료 및 간호

무증상이며 종양이 작은 경우(종양지름 ≦ 4~5cm)에는 경과관찰을 실시한다.

증상이 있거나, 또는 종양이 크거나(종양지름 ≧ 4cm 또는 증가경향) 종양내 출혈이 있는 경우는 신장부분절제술이나 신장동맥색전술 등의 신장보존수술을 실시한다.

생명을 위협하는 급격한 출혈이 발생하는 경우는 신장절제술을 실시한다.

치료에서 중요한 것은 RCC로 착각하여 신장절제를 하지 말아야 한다는 것이다. 또한 혈관근육지방종은 모반증의 한 가지인 결절경화증(Bourneville-Pringle disease)에서 나타난다고 알려져 있다.

신장결핵 Renal tuberculosis

1. 정의

결핵균이 폐에 발생한 첫 감염소로부터 혈행성으로 신장에 이르고, 이어서 신장실질 → 신우 → 요관 → 방광에 순차적으로 병변을 일으키는 것을 말한다.

2. 증상

초기에는 발열, 체중 감소, 식욕 감퇴 등의 전신 증상이 나타나거나, 농뇨(pyuria) 또는 혈뇨만 나타나는 경우가 많고 뚜렷한 증상은 없지만, 병변이 방광에 미치면 방광자극증상을 보이게 된다.

3. 진단

Acidic sterile pyuria를 확인하는 것이 중요하다. 결핵균은 보통의 염색이나 배양법으로는 검출되지 않기 때문에, 무균성이 된다. 또는 요로결석을 합병하는 경우가 많으므로 X-선 검사가 진단의 단서가 되는 경우도 있다.

4. 치료

1) 화학요법

Streptomycin, PAS, INH의 3가지가 유효하지만, 그 외에 kanamycin, rifampicin, ethambutol 등을 사용하는 경우도 있다.

2) 수술요법

화학요법에 반응하지 않을 때에는 신장 부분절제술이나 공동절개술을 행하는 경우도 있다.

신장결핵 핵심정리

병태생리로 보는 신장결핵

결핵균이 폐에 발생한 첫 감염소로부터 혈행성으로 신장에 이르고, 이어서 신장실질 → 신우 → 요관 → 방광에 순차적으로 병변을 일으키는 것을 말한다.

병 인	• 결핵균의 신장감염
병 태	• 결핵균이 신장에 이르러 신장실질 → 신우 → 요관 → 방광에 순차적으로 병변을 일으킨다.
증 상	• 초기에는 농뇨(pyuria) 또는 혈뇨만 나타나고 뚜렷한 증상이 없음 • 병변이 방광에 미치면 방광자극증상이 나타남
진 단 및 검 사	• 산성무균농뇨(acid sterile pyuria)를 확인 (결핵균은 보통의 염색이나 배양법으로는 검출되지 않기 때문에 무균성) • X-선 검사(요로결석을 합병하는 경우가 많다)
치 료	• 화학요법: Streptomycin, PAS, INH의 3가지가 유효 그 외에 kanamycin, rifampicin, ethambutol 등을 사용하는 경우도 있다. • 수술요법: 화학요법에 반응하지 않을 때에는 신장 부분절제술, 공동절개술을 행하기도 한다.

TIP

신장결핵의 기전

신장결핵(Renal tuberculosis)은 원인균인 mycobacterium tuberculosis가 혈액을 통해 신장으로 이동하여 질환이 발생하는 것으로 주로 폐에서 전이된다. 초기 결핵에 감염된 부위는 초기에는 증상이 나타나지 않으므로 신장결핵의 병력을 확인하는 것이 어렵다. 거의 통증이 없기 때문에 말기가 될 때까지 발병 사실을 알지 못한다. 병변은 일반적으로 신추체/콩팥피라미드(Renal pyramid)에서 시작하여 신우/콩팥깔때기(renal pelvis)를 침범하며, 치료하지 않으면 신장조직에 치즈와 같은 건락화/치즈화 덩어리(caseating mass)를 형성하고 이 덩어리가 신장조직을 파괴하고 융합한다. 원인균은 신장의 다른 부분까지 침범되고 요로를 따라 전파되어 비뇨기계의 어느 부분에나 감염을 일으킨다.

하부 요로계에 도달한 균은 섬유화를 일으켜 유착을 형성하고 요관방광 밸브의 파괴를 일으킨다. 이런 과정으로 요관 협착이 일어나면, 감염된 신장으로부터 농과 소변의 배출이 억제되어 신장 파괴를 더욱 가속화시킨다. 하부로 내려간 결핵균이 남자의 생식기에 머무르게 되면 기능감소를 일으킨다.

XIV 선천이상

비뇨기의 선천이상에는 **그림 14-1**과 같은 것이 있다.

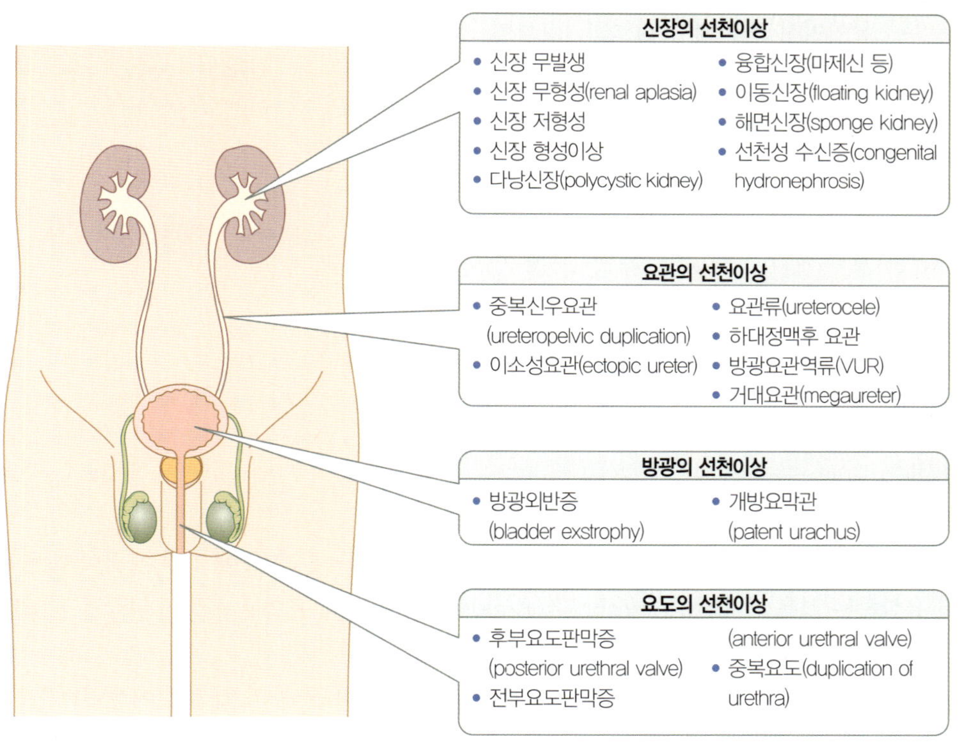

- 태아기에 중증의 비뇨기선천이상이 있는 경우는 무뇨로 인해 양수가 감소해, 발육부전을 초래하는 경우가 있다.
- 선천이상이 존재하고 있어도 무증상이나 증상이 경도이기 대문에 성인이 될 때까지 알아차리지 못하는 경우도 많다

[그림 14-1] **비뇨기의 선천이상**

A 신장의 선천이상

1. 해면신장 Sponge kidney

해면신장은 신추체 내의 집합관 원위부가 낭포 모양으로 확장되는 선천성 비유전성 질환으로, 보통 양측의 모든 신추체에서 발생한다(**그림 14-2**).

확장된 집합관 내에는 소변이 정체되어 결석 형성, 석회화, 감염증이 일어나기 쉬운데 평상시에는 무증상이어서 진단되기 힘들고, 결석이나 감염증에 동반해 통증, 혈뇨 등이 발생한 다음에 진단되는 경우가 많다. 보통, 30세 이후에 진단되는 경우가 많다.

무증상 환자에 대한 치료는 신장결석 예방을 위해 수분섭취를 많이 하게 하고 결석, 감염 등을 동반한 환자는 그에 따른 적절한 치료를 한다.

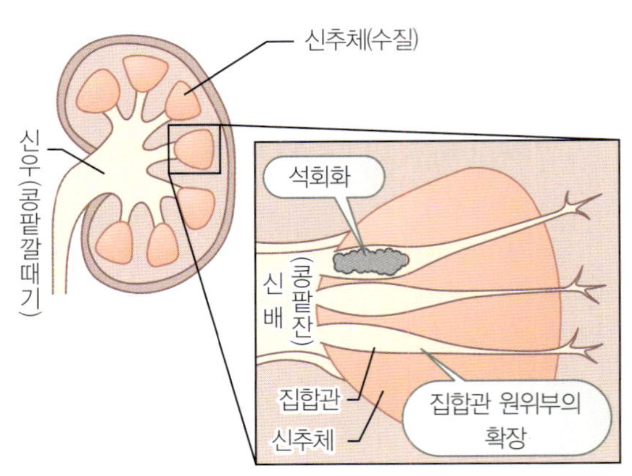

[그림 14-2] 해면신장의 병태

2. 마제신 Horseshoe kidney, 말굽콩팥

좌우의 신장이 융합되어 있는 형태이상을 융합신장이라고 한다. 그 중에 신장 하극이 대동맥 전면에서 유합하는 것을 마제신(Horseshoe kidney)이라고 하는데 유합된 신장이 말굽을 닮았다 하여 붙은 이름이다(**그림 14-3**).

약 400명에 1명 꼴로 발생하며, 남성에게 많다. Turner증후군 등의 염색체 이상이나, Wilms 종양 등에 합병되는 경우가 많다.

요관은 앞면의 이상혈관과 뒷면의 신장 사이에 끼어 통과장애를 일으키기 쉬워, 수신증/물콩팥증, 요로결석, 요로감염증을 합병하는 경우가 있다.

초음파, CT, IVU, 신장섬광조영술 등의 검사가 진단에 유용하다.

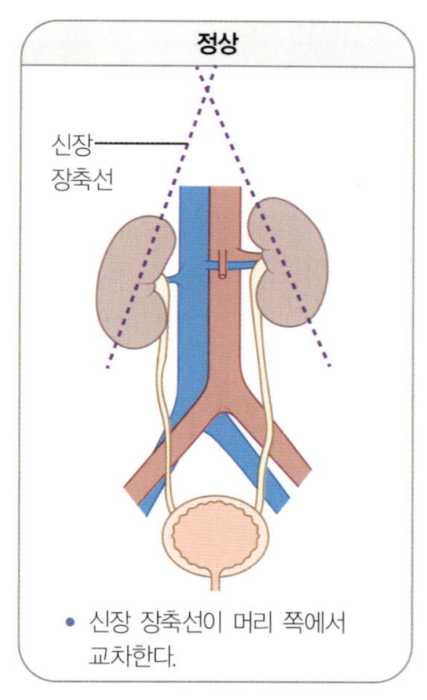

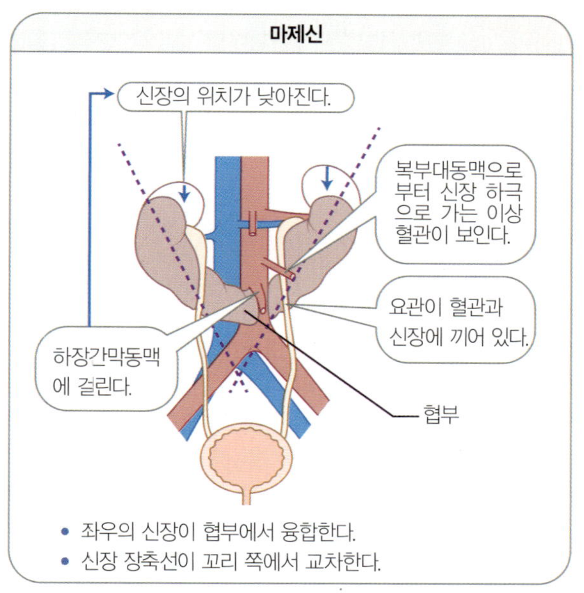

[그림 14-3] **마제신/말굽콩팥**

3. 선천성 수신증 (그림 14-4)

선천적인 신우요관이행부의 협착으로 인해 신우/콩팥깔때기 · 신배/콩팥잔가 확장되어 수신증/물콩팥증을 나타내는 질환으로, 약 10%가 양측성으로 발생한다.

최근 출생전 진단으로 태아기에 발견되는 경우가 많아졌지만, 무증상으로 경과해 나이가 들면서 개선되는 경우가 많아 생후 6개월~3세에 80%가 자연적으로 호전된다.

확장 정도가 경도이며 무증상인 경우는 치료하지 않아도 되지만, 확장 정도가 심한 경우나, 측복부통증, 육안적 혈뇨, 복부종양 등의 증상이 있는 경우(증상성 수신증), 또는 확장소견이나 신장기능이 악화되는 경우는 치료를 실시한다.

치료는 협착부의 절제와 신우성형술/깔때기성형술을 실시한다.

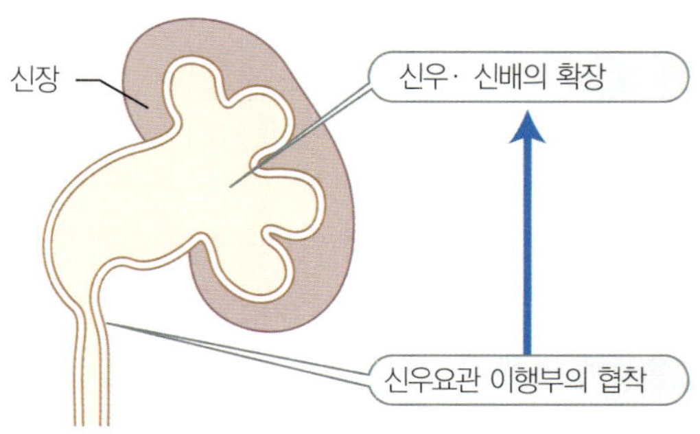

[그림 14-4] **선천성 수신증**

B 요관의 선천이상

1. 중복 신우요관

중복 신우요관이란 1개의 신장에 대해 신우 및 요관이 중복해 존재하는 선천 기형으로, 요관 기형 중에서 가장 빈도가 높다.

2개의 요관이 각각 방광으로 개구하고 있는 것을 완전형이라고 하며, 요관이 도중에 유합해 공통의 요관구를 가진 것을 불완전형이라고 한다.

불완전형은 무증상인 경우가 많다. 아래쪽 신우에서 오는 요관은 정상 또는 정상보다 머리 쪽에서 방광으로 개구하지만, 위쪽 신우에서 오는 요관은 정상보다 꼬리 쪽에서 개구해, 양쪽이 도중에 교차한다(Weigert-Meyer의 법칙).

2. 이소성 요관/딴곳요관 Ectopic ureter

이소성 요관/딴곳요관이란 요관이 방광경부에서 원위로 개구하는 선천기형이다. 여아에게 많으며, 지속적인 실금(요관성 요실금) 증상이 계기가 되어 발견되는 경우가 많다.

발생학적 차이로 남녀의 개구부가 다르고, 요도조임기전의 차이로 남녀의 증상이 다르게 나타난다.

남성의 경우, 개구부는 방광경부보다 원위에 있지만, 내요도괄약근의 범위가 넓기 때문에 요실금은 초래되지 않는다. 요로감염증이나 정낭염, 정소상체염 등의 발병에 의해 발견되며, 정관이나 정낭으로 개구하는 경우는 낭포를 형성한다.

여성의 경우는 방광경부의 내요도괄약근보다 원위에 개구부가 있기 때문에, 괄약근 기능이 상실되어, 지속적인 요실금을 초래한다. 소변이 정체되면 요로감염증이나 수신증을 초래한다. 방광경부에 개구하는 경우는 VUR를 동반하기 쉽고, 요실금을 초래하지 않는 경우도 있다.

3. 요관류

요관류란 요관의 하단이 방광점막 아래에서 주머니모양으로 확장된 선천기형으로, 여성에게 많다. 요관류가 방광 내에 국한되어 있는 것을 방광내(단순성) 요관류라 하며, 유아기 이후에 발견되는 경우가 많다. 단일 요관에 발생하기 쉽다.

요관류가 방광경부, 요도로 진행된 것을 이소성 요관류/딴곳요관류라고 하는데, 출생전 진단에서 태아에게 발견되거나, 요로감염증을 나타낸 유아에게서 발견되는 경우가 많다. 완전중복 신우요관의 위쪽 신장에서 오는 요관에 발생하기 쉽다.

여성은 요도가 짧기 때문에 이소성 요관류가 외요도구로부터 탈출하는 경우가 있는데, 이것을 요관류 탈출이라고 한다.

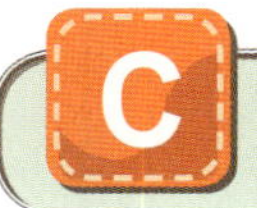

다낭신장병/뭇주머니콩팥병 Polycystic kidney disease : PKD

1) 개념

낭신장/주머니콩팥(cystic kidney)이라고도 한다. 다수의 낭포가 양측 신장에 발생해 신장기능이 서서히 저하되어 신부전에 이르는 유전성 질환이다. 다낭신장은 **상염색체우성 다낭신장**(ADPKD)과 **상염색체열성 다낭신장**(ARPKD)으로 분류된다.

증상이 나타나는 시기에 따라 ADPKD는 성인형, ARPKD는 유아형이라고도 한다.

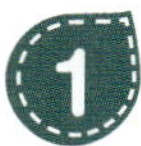

상염색체 우성 다낭신장병/뭇주머니콩팥병 Autosomal dominant polycystic kidney disease : ADPKD

1. 정의

ADPKD는 PKD의 하나로, PKD1(또는 PKD2) 유전자 이상으로 발생하는 상염색체우성유전 질환이다. 유전성이지만 발병이 느려 사춘기까지는 증상이 나타나지 않는다. 간혹 소아기에 초음파진단으로 발견되는 경우가 있다. 유전질환에 있어서 증상이 없는 소아기에 진단하는 의미를 가족이나 본인에게 설명하는 것은 매우 어려운 일이다. 낭포형성은 20세 전후에서부터 볼 수 있지만 증상이 나타나는 것은 40세 전후로, 약 10~15년 사이에 신부전이 되어 투석이 필요해지는 경우가 많다. 간낭포(60~70%), 뇌동맥류(20%)를 합병하기 쉽다.

일반적으로 임상에서의 증상은 낭포로부터 영향을 받는 것(예 : 허리부분의 불쾌감과 통증, 혈뇨, 요로감염증〈UTI〉, 신장결석증에서 유래하는 산통)으로 20~40대에 나타난다. 만성 감염증은 빈번하게 동반되는데 이것이 신부전을 진행시킨다. 증례의 33%에서 낭포는 간에도 발생하는데 간기능에는 영향을 미치지 않는다. 고혈압은 진단 시에 60%의 환자에게서 나타난다. 이상으로 임상증상을 정리하면 고혈압(hypertension), 혈뇨(hematuria), 단백뇨(proteinuria), 요통, 신부전 등이다.

합병증으로 나타나는 두개내동맥류나 대동맥의 기시부 확대 등을 포함한 특정 혈관계 기형은 동맥평활근육세포와 근육섬유모세포에 있는 PKD 유전자의 이상과 관련되어 있을 가능성이 있다. 젊은층 환자의 약 4%와 고령 환자의 거의 10%에서 두개내동맥류가 나타난다. 뇌동맥류의 파열은 질환을 가진 환자의 65~75%에서, 50세까지 발생하는데, 이것은 고혈압임에도 불구하고 치료하지 않는 환자에게서 볼 수 있다.

가족력을 조사하여 거미막밑출혈 증상을 나타낸 친족이 있다면 이 친족도 ADPKD일 가능성이 높다. 또한 ADPKD 환자의 25~30%에서 판의 이상(가장 많은 것이 승모판일탈과 대동맥판역류)을 볼 수 있다. 이것은 심장초음파 검사로 진단할 수 있다. 환자의 대부분이 무증상성이지만 심장병변은 진행되어 판을 치환해야 할 정도로 중증이 되는 경우가 있기 때문에 심장잡음이 들리는 환자에서는 감염성 심내막염 예방을 위해서 예방적 항균제의 투여가 권장된다.

2. 진단과 검사

진단 시에는 우선 가족력에 대해서 듣는 것이 중요하다. ADPKD 가계의 약 85%에서 16번염색체의 단완상의 α-globin 복합체 및 phosphoglycerate kinase라는 2가지 표지에 대해서 이미 특이적인 유전자변이(*PKD1*)가 나타나 있다. 남은 가계의 대부분은 4번 염색체에 유전자결손(*PKD2*)이 있는데 어떤 위치에도 관계가 없는 가계도 몇 개 나타난다.

*PKD1*과 *PKD2*는 예후와 관련된 인자로서 *PKD1*쪽이 신장장애의 정도가 크다고 알려져 있다. 진행된 증례에서는 신장이 극단적으로 비대해져 촉지할 수 있다.

소변검사에서는 경도의 단백뇨와 다양한 정도의 혈뇨를 나타내는데 적혈구원주는 별로 나타나지 않는다. 농뇨는 세균성 감염이 없더라도 일반적으로 나타난다. 소변에서는 간헐적으로 육안적 혈뇨를 나타내는 경우가 있다. 이것은 낭포의 파열이나 결석의 배출로 인한 출혈로 생각된다. 고질소혈증(azotemia)은 진행성이며, 정맥성 요로〈신우〉조영(IVU)에서의 소견은 다수의 낭포로 인해 큰 신장이 밥통 모양과 같은 외형을 나타내며 낭포는 신배, 신배 꼭대기, 신우를 압축했다가 늘린, 거미와 같은 외관을 나타내는 것이 특징적이다. 복부초음파검사와 CT에서는 낭포가 기능하는 조직을 치환해 버렸기 때문에 전형적으로 벌레먹은 모양의 외관을 나타낸다. 이들 소견은 전형적인 IVU의 변화가 나타나기 전인 질환의 초기단계에서도 나타난다.

표 14-1의 기준을 만족시킬 때 ADPKD라고 진단할 수 있다.

가족내 발병이 있는 경우	초음파에서 양쪽 신장에 각 3개 이상, CT · MRI에서 각 5개 이상의 낭포가 보인다.
가족내 발병이 없는 경우	초음파, CT · MRI에서 양쪽 신장에 각 5개 이상(15세 이하에서는 3개 이상)의 낭포가 보이며, 아래의 질환은 제외된다.
제외 질환	
다발성 단순성 신장낭포, 요세관성 산증, 다낭신장, 다방성 신장낭포, 수질성 낭포질환, 다낭포화 위축신장, ARPKD	

[표 14-1] ADPKD의 진단기준

3. 예후와 치료

앞에서 설명한 바와 같이 환자의 약 50%가 55~60세 사이에 요독증이 나타나는 데 비해 ADPKD가 아닌 환자의 경우에는 같은 비율에 이르는 것이 70세로, 차이가 있다.

요로감염증과 이차성 고혈압을 잘 조절함으로써 신부전으로 진행되는 것을 억제할 수 있다고 생각된다. 고혈압 치료로 이용하는 ACE억제제나 ARB의 투여가 낭포의 발육을 억제한다. 바소프레신 수용체 길항제의 사용도 시도되고 있다. 투석 도입 후에도 소변량이 유지되는 경우가 많아 기타 다른 투석 환자보다도 생명예후가 좋다.

단순성 다낭신장병

신장피질에 발생하는 후천성의 낭포로, 한쪽 신장에 한 개 또는 여러 개를 볼 수 있는 경우가 많다. 요세관 폐쇄에 동반되는 2차성 병변이라고 생각되고 있다.

30세 이후 나이의 증가와 함께 증가해, 50세 이후에서는 50%에서 볼 수 있다.

일반적으로 증상이 나타나지 않으므로 치료할 필요는 없다. 다만, 압박에 의한 합병증(수신증, 고혈압 등), 낭포내 감염 · 출혈을 초래한 경우는 수술을 포함한 치료가 필요하다.

검진 등의 영상검사에서 지적되는 경우가 많다. 초음파, CT, MRI 등에서, 물과 동일한 농도의 내부가 균일하고 경계가 명료한 종양을 볼 수 있다.

단순 CT상에서 물과 비슷한 농도의 경계가 명료한 종양이 보인다. 조영 CT를 실시해도 조영효과는 없다.

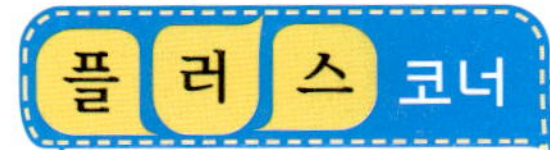

1. 다낭신장의 비교

	상염색체우성 다낭신장(ADPKD)	상염색체열성 다낭신장(ARPKD)
신장의 외관	• 요세관, 집합관 유래의 다양한 크기(수cm 이내)의 낭포가 다발하고 있다. • 신장 표면의 요철이 불규칙하다. • 신장이 종대되어 있고, 신장실질의 섬유화를 볼 수 있다.	• 집합관 유래의 2mm 이내의 미세한 낭포가 방사선 모양으로 다발해 있다. • 낭포의 요철이 작다. • 신장이 현저하게 종대되어 있고, 신장실질의 섬유화를 볼 수 있다.
원인 유전자	*PKD1*(16번 염색체 단완) : 85% *PKD2*(4번 염색체 장완) : 15%	*PKHD1*(6번 염색체 단완)
빈도	3,000~7,000명에 1명	10,000 ~ 40,000명에 1명
증상이 나타나는 시기	40세 전후에 많다	출생전 ~ 신생아기
발견 시의 증상	• 낭포내 출혈에 의한 육안적 혈뇨, 신장종대에 의한 허리등 통증, 신장기능저하에 의한 고혈압 · 단백뇨 등. • 요로감염증이나 요로결석을 합병하기 쉽다.	• 양수과소, 폐저형성에 의한 호흡기능부전, 복부종양 등(Potter 증후군 1형이라고 한다).
기타 합병증	• 간낭포 • 췌장낭포 • 두개내출혈 (뇌동맥류, 고혈압이 원인) • 대장게실/큰창자곁주머니 • 승모판일탈	• 장기 생존하면 간섬유화, 담낭관의 형태이상을 나타내며, 이로 인해 문맥압 항진, 식도정맥류, 간비장비대 등이 발생한다. • 신부전에 의해 저신장, 고혈압, 부종을 나타낸다.
치료	• 고혈압이나 합병증의 조절 • 말기 신부전에 이르면, 투석요법이나 신장이식을 고려한다.	• 효과 있는 치료가 없으며, 대증요법을 실시한다. • 말기 신부전에서는 투석요법이나 신장이식을, 간섬유증이 있는 경우에는 간이식을 고려한다.
예후	• 65~69세에 약 50%의 환자가 말기 신부전으로 이행한다.	• 신생아기에 사망하는 경우도 많지만, 중증 폐저형성을 동반하지 않는 경우는 장기생존이 가능하다. • 장기생존했을 경우, 신부전보다 간장애로 인한 문제가 중요해진다.

[표 A] 다낭신장의 비교

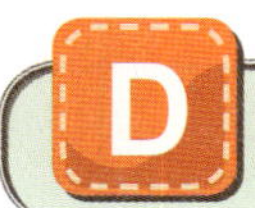

Alport 증후군 Hereditary nephritis : 유전성 신염

1. 개념

신부전, 감음성 난청, 시력장애를 보이는 유전성 질환이다. 상염색체 열성으로 변이는 나타나지만 가장 일반적인 유전성 신장염은 사구체기저막의 구성성분인 Ⅳ형의 콜라겐 α-5쇄를 코드하는 COL4A5 유전자의 변이가 관여해서 발생하는데, X염색체 우성유전이 85%, 상염색체 열성유전이 10%로 나타난다. 따라서 여성은 보통 무증상성으로서 기능장애도 거의 없는데 비해 남성은 20~30세까지 대부분이 신부전을 나타낸다. 변이된 Ⅳ형 콜라겐 사슬이 형성되고 사구체기저막에 공통된 항원은 소실된다. 대부분의 가계에서 사구체 및 요세관의 기저막 비대 및 비박화(얇아짐)가 나타나고 국소적으로 치밀층의 다층화가 나타난다.

2. 증상

최초의 증상은 사구체신염과 비슷하다. 신장장애에서는 무증상성 단백뇨 · 혈뇨, 만성 신증후군등이 나타나는데 90%의 증례에서 현미경적 혈뇨가 검출되거나 심한 혈뇨가 반복적으로 검출되지만 신증후군이 되는 경우는 드물다. 단백뇨는 경도~고도로 나타난다.

신장장애 외에 청력장애(감음난청), 눈증상이 동반된다. 청력장애는 고음역의 장애에서 시작되는 감음난청이 나타난다. 눈증상에서는 수정체아탈구, 백내장 등이 나타난다.

3. 검사

광학현미경소견에서는, 병태가 진행되면 사구체간질증식성 변화나 경화성 병변이 보이며 형광항체법소견에서는 IgA, IgM, C3의 침착이 나타나는 경우가 있다.

전자현미경에서는 사구체기저막의 비대와 기저막 내의 slit이 나타난다. 그다지 널리 사용되고 있지는 않지만 정상적인 피부의 α-5쇄의 면역조직 화학검사와 유전적 분석은 진단의 한 방법이 될 수 있다.

XIV

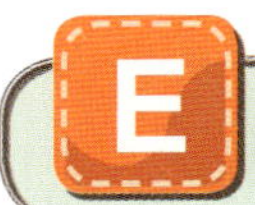

방광요관역류 Vesicoureteral reflux : VUR

1. 개념

방광이 충만되었을 때 또는 배뇨 시, 방광 내의 소변이 요관, 신우, 신장실질 안으로 역류하는 현상으로 원발성과 속발성이 있다. 원발성은 요관방광 접합부의 선천적인 형성부전에 의해서 발생하며, 속발성은 신경인성 방광이나 하부요로통과장애(전립선비대증, 후부요도판막증) 등에 의해 2차적으로 발생한다.

원발성은 소아에게서 호발하며, 경증인 경우 자연소실하는 경우가 많다(**표 14-2**). 요로감염증(특히 급성 신우신염)을 합병하기 쉬워, 이것이 발견의 계기가 된다.

소아나 성인 여성은 발열 등 요로감염증 증상으로, 성인 남성은 단백뇨, 고혈압 등의 신장기능장애로 발견되는 경우가 많다.

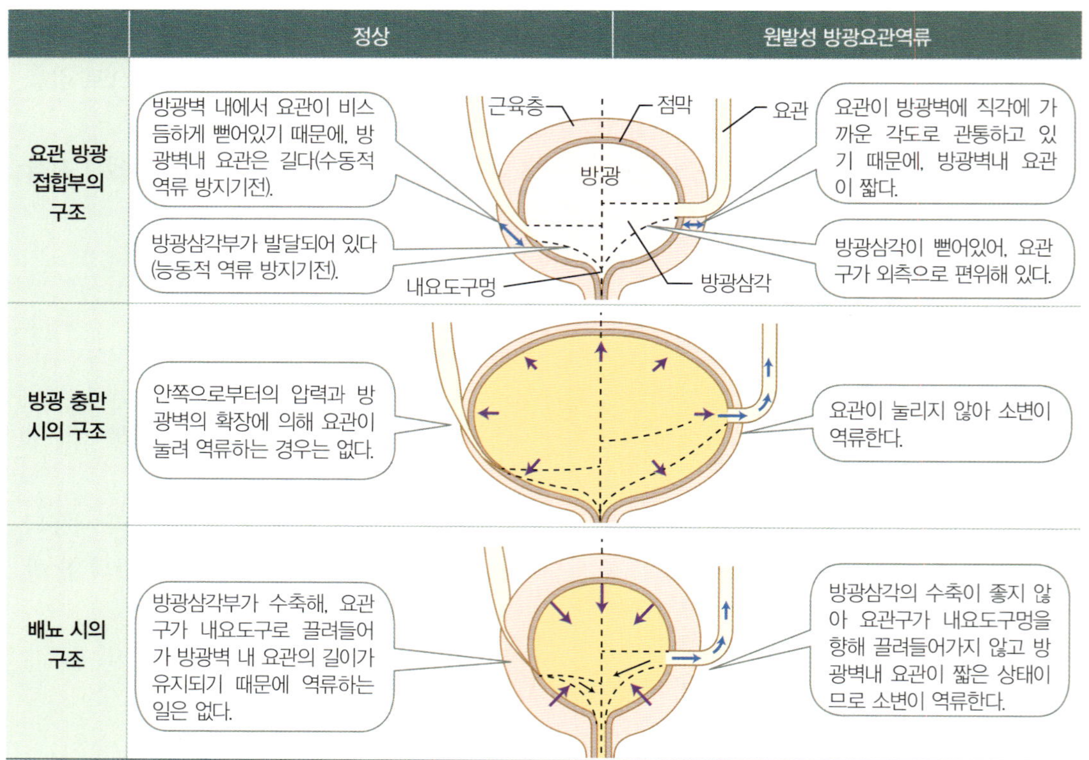

[표 14-2] 원발성 방광요관역류의 병태

2. 증상

영아(남아), 유아기 이후의 소아(여아)에게서 호발한다. 영아에서는 급성 신우신염으로 인해 발열 등의 비특이적인 증상을 나타낸다. 또한 선천적인 신장저형성을 나타내며 남아에게 많다. 고도의 역류, 신우신염이 발생하며, 비특이적 증상으로는 발열, 불쾌감이 나타나고, 소변검사에서는 농뇨, 세균뇨가 나타난다. 태아 초음파검사에서 수신증이 발견되고, 생후 배뇨 시에 방광요도 조영에서 VUR이 진단되는 증례가 많아졌다.

유아기 이후에는 급성 신우신염으로 인해 발열, 측복부통증 등을 나타내며, 빈뇨, 요실금 등도 나타난다.

방광요관역류(VUR)가 있으면 외요도구로부터 침입한 세균이 쉽게 요관이나 신우로 파급되기 때문에 신우신염을 발병하기 쉽다.

역류한 소변이 방광 내로 되돌아오기 때문에 가짜 잔뇨를 일으켜 방광염이 발병되기도 한다. 적절히 치료되지 않으면 이와 같은 요로감염증이 반복되기도 한다.

이와 같이 유아에게 발견되는 경우와 유아기 이후의 소아에게 발견되는 경우는 임상적 특징이 다르다.

3. 원발성 방광요관역류의 병태

원발성 방광요관역류는 요관방광접합부의 선천적인 구조이상으로 인해 발생한다. 좌우의 차이는 적고, 반수는 양측성이다

4. 검사

일반검사에서 농뇨, 세균뇨, 백혈구수↑, CRP↑ 등이 나타난다.

신장정태 섬광조영술(^{99m}Tc－DMSA)에서 신장의 반흔화나 형성이상을 볼 수 있다.

배뇨 시 방광요도조영에서 요관이나 신우에 조영제의 역류, 요관의 확장 · 굴곡, 신우의 확장 등이 나타난다.

5. VUR의 국제분류

국제분류란 방광요관역류(VUR)의 Grade 분류에서 일반적으로 사용되는 분류로 배뇨 시 방광요도조영의 소견으로부터 역류의 정도를 5단계로 분류한다(**표 14-3**).

단계	Grade Ⅰ	Grade Ⅱ	Grade Ⅲ	Grade Ⅳ	Grade Ⅴ
배뇨 시 방광요도조영의 모식도					
역류의 정도	요관까지	신우 · 신배에 이른다.			
신우·요관	정상		경도 확장	중등도 확장굴곡	고도 확장굴곡
신배	정상		정상～경도 둔원화	중등도 확장 · 둔원화, 신장유두는 존재	고도확장 · 완전 둔원화, 신장유두 소실

[표 14-3] VUR의 국제분류

6. 치료 및 간호

원발성인지 속발성인지에 따라 치료가 달라진다.

원발성에서 경증인 경우(요관 · 신우의 확장이 약한 경우 등)에는 자연 호전될 가능성이 높기 때문에 항균제 투여 등 보존적 치료를 실시하고 중증인 경우(반복되는 요로감염증, 신장기능저하, 고도의 역류 등)에는 방광요관신문합술, 내시경적 주입요법 등의 외과적 치료를 실시한다.

속발성인 경우에는 원인 질환의 치료를 실시한다.

원발성 VUR의 치료에 대해서 살펴보기로 한다.

1) 보존적 치료

요로감염증에 대해서 예방적으로 소량(1/3~1/5)의 항균제를 매일 투여(예방적 항균제 투여)하고 배뇨 시 방광요도조영을 1~3년별로 실시하면서 경과를 본다.

음부의 위생관리와 소변을 너무 참지 않도록 2~3시간마다 배뇨(정기배뇨)를 지도하여 요로감염증을 예방한다.

- 주요 적응증

① 소아

② 항균제 예방투여에 의해 감염증을 조절할 수 있는 증례

③ 신장정태 섬광조영술에서 신장실질에 이상이 없는 증례

④ 역류가 경도(Grade I~III)인 증례

2) 외과적 치료

역류가 지속되어 불가역적인 신장기능장애를 일으키기 전에 외과적 치료를 실시한다. 외과적 치료에는 방광요관신문합술, 내시경적 주입요법 등이 있다.

방광요관신문합술에는 Politano-Leadbetter법, Cohen법, Glenn-Anderson 등의 술식이 있는데 성공률은 모두 95% 이상이다. 중복신우요관, 이소성 요관, 요관류 등에 대해서도 요관, 방광의 위치관계를 정상화시킬 목적으로 실시하는 경우도 있다.

내시경적 주입요법은 방광요관신문합술에 비해 효과는 떨어지지만 침습이 낮고 입원기간이 짧은 장점이 있다.

- 주요 적응증

① 학령기 이후에도 VUR이 존재하는 증례

② 항균제를 예방투여해도 요로감염증이 반복되는(breakthrough infection) 증례

③ 고도의 역류(Grade IV~V) 증례

④ 신장정태 섬광조영술에서 신장실질에 이상이 있는 증례

찾아보기

P

R

S

T

U

V

W

기호